Schmerz – interdisziplinäre Perspektiven

Schmerz –
interdisziplinäre Perspektiven

**Beiträge zur 9. internationalen Fachkonferenz
Ethnomedizin in Heidelberg vom 6.5. – 8.5.1988**

Herausgegeben im Auftrag der
Arbeitsgemeinschaft Ethnomedizin
von
Katrin Greifeld
Norbert Kohnen
Ekkehard Schröder

V

Friedr. Vieweg & Sohn   Braunschweig / Wiesbaden

Der Verlag Vieweg ist ein Unternehmen der Verlagsgruppe Bertelsmann International.

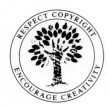

Druck und buchbinderische Verarbeitung: W. Langelüddecke, Braunschweig
Printed in Germany

ISBN 3-528-07996-7

Inhalt

IV. Beiträge aus der medizinischen Forschung und Praxis

V. Anthropologische Aspekte

Vorwort der Herausgeber

Schmerz, das Thema dieser 9. Internationalen Fachkonferenz Ethnomedizin der AGEM, sollte nach mehreren Konferenzen mit der Betonung auf kulturvergleichende Sichtweisen wieder im Rahmen unseres interdisziplinären Arbeitskonzeptes einem universellen Phänomen menschlicher Erfahrung gewidmet sein und in einem fruchtbaren methodischen Diskurs neue Antworten für ein klareres Verstehen von Schmerz in seiner anthropologischen Dimension und für therapeutische Richtlinien geben. Das Thema entstammt aus der vorausgesetzten nichtwissenschaftlichen Handlungsebene, die wir im Sinne Husserls als Lebenswelt bezeichnen können. Wir gehen von der Kommunizierbarkeit des Schmerzes aus, gerade weil dieser ein abstrakter Begriff ist. — Schmerz beruht anscheinend überall auf einem breiten Spektrum verschiedenster Empfindungen, wird in sehr unterschiedlicher Weise bezeichnet und differenziert und in einem jeweils spezifischen soziokulturellen Kontext zum Ausdruck gebracht.

Die Tagung wurde innerhalb von zwei Jahren von uns vorbereitet und unter Beteiligung von 26 Wissenschaftlern aus unterschiedlichen Fachrichtungen vom 6.—8. Mai 1988 in den stilvollen Räumen des Heidelberger Völkermuseums unter reger Beteiligung von Mitgliedern und Gästen der seit 1970 bestehenden Arbeitsgemeinschaft Ethnomedizin gestaltet. Die Stiftung Volkswagenwerk ermöglichte dies durch die finanzielle Förderung. Der vorliegende Referateband will die Ergebnisse, Anregungen und Fragestellungen einer breiteren Öffentlichkeit vorstellen. Die Herausgeber haben sich entschlossen, die ursprünglich zweisprachig durchgeführte Tagung in deutscher Fassung vorzulegen und erhoffen sich ein reges Echo.

Katrin Greifeld   Norbert Kohnen   Ekkehard Schröder
Frankfurt   Köln   Saarbrücken

Programm der 9. Internationalen Fachkonferenz Ethnomedizin der AGEM
Schmerz — Interdisziplinäre Perspektiven Heidelberg 6. bis 8. Mai 1988

Freitag, den 6. Mai 1988: **Schmerz und seine subjektiven Ausdrucksformen**

Vormittags: Tagungsvorsitz W. Schiefenhövel

H. Figge: Schmerz — Urerfahrung oder kulturspezifisches Konstrukt? Eine ethnopsychologische Untersuchung
H. Faller: Schmerzerleben und Schmerzverarbeitung bei Patienten mit akutem Herzinfarkt
R. Schenda: ‚Schmerzensmann' und ‚Pietas'. Zur andächtigen Bewältigung von ‚Leiden' in der christlichen Erbauungsliteratur
E. Leyer: Der Schmerz im therapeutischen Dialog mit türkischen Patienten der Psychosomatischen Klinik

Nachmittags: Tagungsvorsitz N. Kohnen

S. Fainzang: The Hidden Meaning of Pain
J. F. Thiel: Zur Sozialisierung des Schmerzempfindens bei den Bayansi, Zaire
T. Grynaeus: Zur Manifestation des seelischen und körperlichen Schmerzes in Menschenzeichnungen
W. Schiefenhövel: Perception, Expression and Social Function of Pain — A Humanethological Synopsis

Abends:
H. Reintjens-Anwari: ‚dard': Gift und Gegengift. Der Stellenwert des Schmerzes im Spiegel der persischen Dichtung
E. Rudolph: Das ‚Schmerznehmen' im mitteleuropäischen Volksbrauch, eine ethisch problematische Methode der Symptombehandlung

Samstag, den 7. Mai 1988

Vormittags: **Soziokulturelle Dimensionen**

Tagungsvorsitz: K. Greifeld

M. Houseman: Pain and Paradox in Male Initiation
B. Ravololomanga: The Social Expression of Pain among the Tanala (Ifanadiana/Madagaskar)
M. Hirst: Pain and Ritual: The Perspective of Xhosa-speaking Diviners in Grahamstown, Southafrica
N. Kohnen: "Experiencing Pain" among the Cabutogueños: Aspects of Pain in a Fishing Community in the Philippines

Nachmittags: **Anthropologische Perspektiven**

Tagungsvorsitz: E. Schröder

A. Favazza: Pain and Self-Mutilation
M. Schmitz: Der Zwang zur Grausamkeit. Der Schmerz als Konflikt und seine anthropologische Bedeutung
L. Kuntner: Beeinflussung des Schmerzerlebens durch Veränderung des Bewußtseins mittels Spannungsregulation und Körperwahrnehmung
M. Wriedt: ‚Schmerz' als Thema der Theologie. Gibt es eine Solidarität mit den Leidenden

Sonntag, den 8. Mai 1988: **Beiträge aus der medizinischen Forschung und Praxis**

Tagungsvorsitz: Th. Hauschild

K. Ma: Concept and Practice for Treating Pain in Traditional Chinese Medicine
Th. Ots: Meaning of ‚Pain' as Variable of Cultural and Linguistic traded Expression. A Survey with Turkish, German and Chinese Patients
L. Pöllmann: Warum werden Schmerzen nachts vermehrt wahrgenommen?
W. Larbig: Transkulturelle Untersuchungen für Schmerzbewältigung an verschiedenen kultischen Schmerzritualen
D. Kallinke: Chronische Schmerzpatienten. Medizinhistorische Spekulationen zur Entwicklung eines neuen Patiententyps in den westlichen Industrienationen. Fragen an die Ethnomedizin

I.
Schmerz – interdisziplinäre Perspektiven

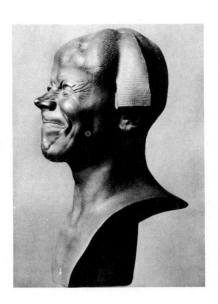

Einleitung

Katrin Greifeld

Das Thema Schmerz stand im Mittelpunkt der 9. Internationalen Fachkonferenz Ethnomedizin, zu der die Arbeitsgemeinschaft Ethnomedizin e.V. vom 6. bis 8. Mai 1988 Wissenschaftlerinnen und Wissenschaftler verschiedener Disziplinen aus dem In- und Ausland nach Heidelberg eingeladen hatte. Die Ergebnisse dieser Tagung werden hier einer breiteren Öffentlichkeit zugänglich gemacht.

Im Rahmen unseres interdisziplinären Arbeitskonzeptes und im Zuge sich mehrender ‚Schmerzkonferenzen‘ seitens der Medizin stellte sich die Frage und das Bedürfnis nach einem fruchtbaren methodischen Diskurs, um neue Antworten für ein klareres Verstehen von Schmerz zu finden.
Schmerz wird überall empfunden, bezeichnet und in einen sozialen und kulturellen Kontext gesetzt. Doch insbesondere seit Anfang der siebziger Jahre ist er zum Thema medizinischer und physiologischer und zunehmend auch psychologischer Forschung in Europa und den USA geworden. Schmerz ist wie ein ‚Puzzle‘[1], das sich aus vielen sehr verschiedenen Teilen zusammensetzt und daher so schwer von nur einer Disziplin als Phänomen zu fassen ist. Viele Faktoren fliessen ein, so daß nur interdisziplinäre Forschungsansätze und Konferenzen mehr Struktur in dieses Puzzle bringen können. Insbesondere die von R. Melzack und P.D. Wall (MELZACK und WALL 1965) vorgestellte *gate-control-theory* brachte neue Impulse in die Forschung.

Schon im Jahre 1928 erschien die „Deutsche Zeitschrift zur Erforschung des Schmerzes und seiner Bekämpfung“, weltweit die erste, die ‚Schmerz‘ in ihrem Titel trägt. Mit ihr wurde damals die Anästhesie als ärztliches Spezialgebiet eingefordert, so daß als ihr Nachfolgeorgan 1953 „Der Anästhesist“ gegründet wird (ZIMMERMANN et al. 1987).

Doch seither haben sich die Zeiten geändert, mehr und mehr wird die grundlegende Bedeutung des Schmerzes entdeckt, auch sozusagen in einer ‚chemiefreien Zone‘ (SCHENDA 1988), abseits von Analgetika, Zytostatika und Psychopharmaka und den daran beteiligten Wissenschaften.

Dieser Zuwachs an Aufmerksamkeit hängt m.E. auch damit zusammen, daß im Laufe dieses Jahrhunderts die ‚westlichen Kulturen‘ dem Schmerz eine andere, erweiterte emotionale Bedeutung zumessen, der z.T. schon bis zur Algophobie, der Furcht vor dem Schmerz, reicht, statt sich darüber klar zu werden, daß der Schmerz ein Mahner und ein Warnsignal von Körper und Seele ist, um zu zeigen, daß das Wohlbefinden gestört ist, aus dem bei Nichtbeachtung Mißbefindlichkeit Krankheit resultieren kann.

Der Bedeutungszuwachs in den letzten zwanzig Jahren läßt sich gleichfalls an einigen Daten ablesen: 1973 wurde die „International Association for the Study of Pain“ (IASP) gegründet, die seither im dreijährigen Zyklus die „Weltschmerzkonferenzen“ abhält, zuletzt 1987 den 5. Weltkongreß in Hamburg. Die Internationale Mediziner Arbeitsgemeinschaft (ima) führte bereits im Jahre 1978 eine interdisziplinäre Tagung mit dem Titel „Der Schmerz“ durch[2].

Zunehmend wird Schmerz als fachübergreifendes Phänomen erkannt, auch wenn praktisch alle medizinischen Gebiete die Kompetenz zur Behandlung des Schmerzes für sich reklamieren. Für die ‚therapieresistenten‘ Patienten, die z.T. mit Verstümmelungen aus den verschiedenen Behandlungen hervorgehen, bedeutet dies einen großen Fortschritt.

In deutscher Sprache gab es bisher kaum Veröffentlichungen, die sich diesem überaus wichtigen Thema und dieser menschlichen

Grunderfahrung aus interdisziplinärer Perspektive nähern. Das vorliegende Buch will in diese Lücke einen Stein einfügen.

Ärzte, Theologen, Neurophysiologen und Psychologen trugen ihre Erkenntnisse ebenso bei wie Philosophen, Hebammen und Ethnologen. Ein fruchtbares wissenschaftliches Gespräch entstand aus den in den einzelnen Beiträgen sehr unterschiedlichen Zugangs- und Sichtweisen über den Schmerz und seine Kontributionen und Attribute.

Immer wieder wird deutlich, daß Schmerz einerseits eine sehr persönliche Erfahrung ist, die aber andererseits ihren Ausdruck findet in soziokulturell vorbestimmten Formen[3]. Mal wird Stoizismus gefordert – wie früher bei den Plains- und Prairie-Indianern in den USA –, mal ein ‚spontanes Ausleben' des Schmerzes, wie z.B. in Teilen der Psychoszene der Bundesrepublik Deutschland.

Das persönliche Erleben fällt nicht in das Gebiet etwa der Ethnologie, die sich als Sozial- und Kulturwissenschaft begreift. Hier zählen die allgemeinen Wertsetzungen und Normen. Dennoch haben sich auch viele Ethnologen mit dem Thema Schmerz auseinandergesetzt, wenn auch unter ganz verschiedenen Gesichtspunkten: Landvertreibung, Dauerexil, Hunger, Krieg, Genozid und Ethnozid – all dies ist mit Schmerz verbunden, und wird dennoch kaum unter diesem Gesichtspunkt thematisiert.

Pierre Centlivres, der Direktor des Instituts für Ethnologie an der Universität von Neuchâtel in der Schweiz, hat anläßlich eines Kataloges für die Ausstellung „Le Mal et la douleur" im dortigen Ethnographischen Museum (1986) einmal nachgeforscht, wie es mit dem diesbezüglichen Begriffsinventar in der Ethnologie bestellt ist. Dazu untersuchte er acht französische und englische Wörterbücher der Ethnologie, Wörterbücher ganz unterschiedlichen Umfanges, wie etwa Laplantine's „Fünfzig Schlüsselworte der Anthropologie" („50 mots clés de l'anthropologie", LAPLANTINE 1974) oder Charles Winick's „Dictionary of Anthropology" (WINICK 1972), das immerhin eintausend Eingangsworte verzeichnet. Keines von diesen weist den Begriff Schmerz, *douleur* oder *pain* auf.

Auch in den deutschsprachigen ethnologischen Wörterbüchern kommt Schmerz nicht vor.

Einerseits mag das an der Allgemeinheit des Begriffs liegen, obschon andere sehr allgemeine Begriffe wie: Geschichte, Gesellschaft, Wirtschaft, die nicht nur ethnologische sind, dort verzeichnet sind. Andererseits, und hier stimme ich mit Pierre Centlivres voll überein, kann das am subjektiven Gehalt dieses Begriffes liegen. Der könnte ein Wörterbuch oder ein Nachschlagewerk sprengen, nicht jedoch eine ausführliche Monographie über eine Gruppe oder Ethnie und der Weise, wie sie ihr Leben von der Geburt bis zum Tod organisiert. Auch hier findet sich eher beiläufig etwas zum Thema Schmerz.

Dabei ist es ein Aspekt der menschlichen Existenz, der vielen Ethnologen fast zwangsläufig unter die Augen kommen muß.

In Mexiko z.B. gibt es heute keine schmerzbeladenen Initiationsfeiern mehr, verbunden mit Tatauierungen, Skarifikationen etc. Auch die hinlänglich bekannten Blut- und Menschenopfer der Azteken sind Geschichte.

Anders dagegen, ganz akut, stellt sich die Situation etwa in Papua-Neuguinea dar, wo noch heute blutige, und das sind schmerzhafte Initiationsfeiern stattfinden[4]. Doch der Blick muß nicht erst außerhalb Europas wandern: Vor unserer eigenen Haustür finden solche Blutopfer statt, in den Initiationen der schlagenden Burschenschaften.

Über Ablauf und Symbolgehalt dieser Riten wurde einiges publiziert, nichts jedoch über den dabei allfälligen Schmerz der Initianden. Das subjektive Gefühl der Betroffenen – und das ist der Schmerz auch – wurde bisher immer ausgeklammert. Dabei drängt sich doch die Frage geradezu auf, wenn man Bilder oder Filme von Initiationsfeiern betrachtet. Wie lassen sich diese Schmerzen ertragen, was sollen sie bewirken oder auch beispielsweise, wie unterscheiden sie sich von einem Zahnarzt-Besuch hierzulande?

Die Tagung und das vorliegende Buch möchten dazu beitragen, diese Lücken zu schließen. Aus unterschiedlichen Gründen konnten nicht alle Konferenzbeiträge in diesen Sonderband aufgenommen werden. Zur Vorbereitung der Fachkonferenz wurden in der *curare* 11,1 (1988) zum Teil ältere Beiträge zum Thema Schmerz veröffentlicht, so etwa von Johann Jacobus BUYTENDIJK „Über den Schmerz" und Rudolf BILZ „Von den Schmerzen der Tiere". Sie zeigen uns, daß auch schon früher die Eingleisigkeit in den einzelnen Disziplinen bemängelt wurde. Was uns heute neu gedacht und ausgesprochen erscheint, hat tatsächlich u.a. in ihnen seine Vorläufer. Pierre CLASTRES „Über die Folter in primitiven Gesellschaften" ist ein ethnologischer Klassiker. Raymond PRINCE's Beitrag „Shamans and Endorphins" zur Rolle der Endorphine im schamanischen Tun diskutiert den möglichen Einfluß der Endorphine zur Wahrnehmung einer wie immer gearteten ‚anderen' Realität[5]. Der letzte Beitrag des Vorbereitungsbandes stammt von Gunter HILDEBRANDT und Ludwig PÖLLMANN zur „Chronobiologie des Schmerzes", der auf der 9. Fachkonferenz in wenig veränderter Form gehalten wurde. Insofern gehören dieser Sonderband und das Vorbereitungsheft zur Tagung zusammen und sollten auch zusammen gelesen werden.

Der vorliegende Tagungsband gliedert sich in fünf Teile, die in sich logisch gefächert sind von einer Meta-Ebene der *Problem- und Infragestellung* bis zu den *anthropologischen Perspektiven*. Dazwischen liegen die *psychosozialen Ausdrucksformen*, die *soziokulturellen Dimensionen* und die *Beiträge aus der medizinischen Forschung und Praxis*.

Die Problem- und Infragestellung geschieht von zwei entgegengesetzten Punkten aus, die sich hier ergänzen. Dieter Kallinke als Nervenarzt, Psychologe und Verhaltenstherapeut konstatiert die zunehmende Zahl von Schmerzpatienten in den USA und Europa und macht dafür u.a. die sog. Westliche Medizin verantwortlich, die mit immer mehr speziellen ‚Schmerz-Angeboten' wie Schmerztherapie, -kliniken und -spezialisten reagiert. Über Dieter Kallinke hinausgehend, und in die Beiträge selbst einzulesen, läßt sich hier die Frage anschliessen, ob nicht die von ihm angesprochene ‚Erziehung zum Schmerzertragen' analog einer ‚Erziehung des

Herzens' viele dieser Patienten gar nicht erst zu Patienten machen würde, die heute auf der Suche nach Linderung ihrer Beschwerden von einem zum andern medizinischen Spezialisten laufen. In den vorliegenden Beiträgen geht es weniger um solche frustranen Patientenkarrieren, als vielmehr um die Frage einer neuen Einstellung zum Schmerz und möglicher Konsequenzen, wozu die partielle Entmedikalisierung des Schmerzes neue Perspektiven für diese Patienten ergeben könnte. Andererseits sollten Ärzte eine differenziertere Wahrnehmung von der Vielzahl der Symptome entwickeln.

Solche ‚Erziehung zum Schmerzertragen' ist, wie Dieter Kallinke betont, hierzulande wenig ausgeprägt; andere Kulturen haben zur gleichen Zeit aber Wege entwickelt, um auch mit stärksten und sogar bewußt zugefügten Schmerzen umzugehen (siehe dazu u.a. die Beiträge von Michael Houseman und Bodo Ravololomanga, Wulf Schiefenhövel und Armando Favazza).

Der Psychologe Horst Figge geht das Phänomen von der anderen Seite an: er fragt, ob Schmerz eine Urerfahrung oder ein kulturspezifisches Konstrukt ist. Dazu untersucht er den Gebrauch des Wortes in der Alltags- und in der Fachsprache und kommt zu dem verblüffenden Ergebnis, daß bis heute gar nicht geklärt ist, wie ‚Schmerz' nun eigentlich wissenschaftlich zu definieren sei. Anders gesagt: Der Begriff Schmerz wird mit je verschiedenen Bedeutungen eingesetzt; obwohl in seiner vorliegenden Studie alle untersuchten Autoren von Schmerz sprechen, meinen sie je etwas Anderes und tragen damit zu einer großen Begriffsverwirrung bei.

Möglicherweise produziert die hiesige Medizin ihre Schmerzpatienten selbst, wenn sie nicht imstande ist, die ganz unterschiedlichen vorgebrachten Befindlichkeiten adäquat aufzunehmen, einzuordnen und entsprechend zu reagieren, wie Thomas Ots dies sehr eindrücklich zeigt. Wie ein roter Faden zieht sich durch alle Beiträge das breite Bedeutungsspektrum von Schmerz als einem Wortfeld, das auf eine einzige gültige Definition möglicherweise gar nicht zurückgeführt werden kann. Kulturelle und sozial geprägte

Dimensionen greifen Platz, die sich in der subjektiven Befindlichkeit ausdrücken und die zum Teil als ‚Schmerz' etikettiert werden. Daß dies nicht immer der Fall sein muß, wird in vielen Beiträgen deutlich, die von Initiationen oder von Feuerläufern oder anderen im hiesigen landläufigen Sinne schmerzhaften Praktiken handeln.

Schmerz ist demnach nicht überall gleich Schmerz; er ist sozial und kulturell geformt. Eine allgemein gültige Definition wird dadurch unmöglich. Diese für die weitere Schmerz-Forschung bedeutende Erkenntnis wird im gesamten Buch an sehr unterschiedlichen Beispielen dokumentiert und weist die interdisziplinäre Arbeitsweise als zwingend auf.

Die psychosozialen Ausdrucksformen werden an vier Beispielen dargestellt. Die Psychologin Emanuela Leyer thematisiert den persönlichen Schmerz anhand eines therapeutischen Dialoges mit einem türkischen Patienten. Der Mediziner Hermann Faller bringt ganz konkrete Beispiele, wie Herzinfarkt-Patienten mit ihrem Schmerz in der Klinik und im Alltag umgehen. Die französische Ethnologin Sylvie Fainzang berichtet über ein portugiesisches Mädchen in Paris und deren sehr unterschiedliche Wahrnehmung und Ausdrucksweise von Schmerz je nach Erlebniszusammenhang, und der ungarische Psychiater Tamás Grynaeus deutet Schmerz in Menschenzeichnungen, die Betroffene von sich selbst angefertigt haben.

Weniger heterogen hinsichtlich der wissenschaftlichen Disziplinen stellt sich der dritte Abschnitt *Soziokulturelle Dimensionen* dar. Kulturwissenschaftlerinnen und Kulturwissenschaftler aus dem In- und Ausland kommen hier zu Wort und tragen ihre Sichtweise zum Phänomen Schmerz bei. Aber auf sehr unterschiedliche Weise: Während der französische Ethnologe Michael Houseman auf die verborgenen Bedeutungsdimensionen während derInitiationsfeiern in Kamerun eingeht und jenen unsichtbaren, von Zeugen nicht wahrnehmbaren, doch in die Initianden sich tief einmeißelnden Schmerz darstellt, also das Innerlich-Inerte des Rituals nach außen kehrt[6]), beschreitet der deutsche Eth-

nologe Josef-Franz Thiel einen anderen Weg. Wie bei Houseman wird Schmerz als ein nicht nur äußerliches Phänomen gesehen, wie etwa das Aufschreien bei Hautverletzungen. Thiel aber stellt die Frage heraus, wer wann überhaupt wie einen Schmerz ausdrücken, d.h. ja auch für andere mit Sinnen erfahrbar, hörbar, sichtbar machen darf. Dies ist soziokulturellen Gesetzen unterworfen, die sich u.a. auch mit den Stichworten Ehre und Schande umreißen lassen. J.-F. Thiel führt in seinem Beitrag das Beispiel der Bayansi in Zaire an und schildert, wie bei ihnen das Empfinden und der Ausdruck des Schmerzes sozialisiert werden; wie Frauen und Männer bei körperlichen Schmerzen das Jammern vermeiden, um nur ja nicht zur Zielscheibe des Spotts zu werden. Bei Todesfällen jedoch sind bestimmte Personen geradezu dazu angehalten, laut und anhaltend zu jammern. Hier verwischen sich Schmerz, Trauer und Leid.

Die madegassisch-französische Ethnologin und Hebamme Bodo Ravololomanga führt Beispiele von den Tanala in Madagaskar an und zeigt, wie auch bei ihnen der Ausdruck von Schmerz soziale Sanktion erfährt abhängig davon, inwieweit sie schon analog ihrer Kultur sozialisiert sind. Entsprechend finden sich Unterschiede bei Mädchen, Jungen, Frauen und Männern, je nach den traumatisierenden Erfahrungen während Übergangsriten, die Jungen zu Männern und Mädchen zu Frauen machen.

Der deutsche Medizingeschichtler und Internist Norbert Kohnen führte zum Schmerzerleben eine Studie in einer philippinischen Fischergruppe, den Cabutogueños, durch. Er zeigt, daß vor allem chronische Krankheiten als schmerzvoll erlebt werden, aber auch solche, bei denen Hilflosigkeit erlebt wird. Kann Kontrolle über eine Krankheit erlangt werden, dann verkleinert sich, so Kohnen, das Schmerzempfinden. Die soziale Kontrolle über das Schmerzempfinden wird auch sehr eindrücklich am alt-mitteleuropäischen Brauch des ‚Schmerznehmens' durch Ebermut Rudolph, Volkskundler und evangelischer Pfarrer, dargestellt. Der anerkannte Experte kann im spezifischen Kontext den Schmerz durch eine entsprechende Behandlungsweise erfolgreich bannen.

Trotz der Homogenität hinsichtlich der wissenschaftlichen Provenienz der Beiträge dieses dritten Teils sind sie doch in Zugangsweise und Schlußfolgerungen höchst unterschiedlich. Zusammen gelesen zeigen sie deutlich die unterschiedlichen soziokulturell bedingten Dimensionen von Schmerz und Schmerzerleben.

Der vierte Teil dieses Buches widmet sich den *Beiträgen aus der medizinischen Forschung und Praxis*. Der Humanethologe und Arzt Wulf Schiefenhövel diskutiert die Wahrnehmung, den Ausdruck und die soziale Bedeutung von Schmerz in unterschiedlichen Kulturen und plädiert – wenn auch nicht expressis verbis – für eine ‚Erziehung zum Schmerzertragen‘, um im Falle tatsächlichen Schmerzerlebens mit diesem adäquat umgehen zu können.

Wolfgang Larbig als Psychologe und Nervenarzt erläutert an Feuerläufern Nordgriechenlands und anläßlich des Hakenschwungzeremoniells in Sri Lanka seine transkulturellen Untersuchungen zur Schmerzbewältigung, die mit physiologischen Verfahren durchgeführt wurden.

Möglichkeiten des alltäglichen Umgangs mit Schmerz und Wege zu seiner Verminderung zeigt die Physiotherapeutin Liselotte Kuntner anhand verschiedener, im ‚Westen‘ und ‚Osten‘ entwickelten Techniken und weist indirekt auf eine Entmedikalisierung hin, die in den einleitenden Beiträgen von Kallinke und Figge implizit thematisiert worden ist.

Über die Rolle des Medizinsystems bei der Produktion chronischen Schmerzes, sozusagen über den ‚hausgemachten‘ Schmerzpatienten, äußert sich kritisch der Gynäkologe und Sinologe Thomas Ots; er zeigt eindrücklich, wie mangelhafte Kommunikation zwischen Arzt und Patient hierzulande zur ‚Allround‘-Diagnose ‚Schmerz‘ führt und belegt mit einer Untersuchung aus China, wie ‚Schmerz‘ als Diagnose in den Hintergrund rückt, wenn ein gegebenes Medizinsystem viele verschiedenartige Beschwerden zuläßt. Der so viel zitierte türkische Patient, der angeblich wehleidig ist, wenn er auf seine Schmerzen weist, ist damit Opfer der mangelnden Sprachkompetenz sowie zugleich des medizinischen Systems, dem das Gehör für viele verschiedene Befindlichkeiten fehlt.

Der fünfte Teil des vorliegenden Buches thematisiert mögliche *anthropologische Perspektiven*. Auch hier sind wieder sehr unterschiedliche Beiträge zu finden, die alle auf ihre Weise die subjektive, die soziale und die kulturelle Dimension des Schmerzes beleuchten.

So umkreist der Philosoph Hermann Schmitz als Phänomenologe den Schmerz als vielgestaltigen Ausdruck eines dynamischen Konflikts im leiblichen Befinden. ‚Schmerz‘ als Thema in der Theologie umreißt der evangelische Theologe Markus Wriedt und überführt den historischen Überblick in die höchst aktuelle Frage, wie das heutige Christentum mit dem Leiden in der Welt umgeht. Der US-amerikanische Psychiater Armando Favazza gibt zunächst einen Überblick über verschiedene schmerzhafte Rituale in der Welt, um dann auf seine Untersuchungen von ‚Selbstverstümmlern‘ in den USA zu kommen; deren ritualisierte vorbereitenden Verhaltensweisen führten zu einer verminderten Schmerzwahrnehmung. In der Ritualisierung von Schmerzerleben finden Gruppen und Ethnien Wege, dem Schmerz in der Alltagserfahrung einen Platz zuzuweisen; aber ebenso ist die individuelle Ritualisierung von wiederholten Schmerzerfahrungen der tragische Weg vereinzelter schwerkranker Menschen, die keine sozial und kulturell geformten Wege finden, sich Gehör für ihren Schmerz zu verschaffen.

Den Abschluß bildet der Beitrag der niederländisch-deutschen Kulturforscherin Hortense Reintjens-Anwari, der ein um das andere Mal zeigt, wie Schmerz, *dard*, in der persischen Dichtkunst und im Alltag seinen Platz hat und dem Leben erst seinen Sinn gibt. Dort findet sich, neben vielen anderen Beispielen, folgendes von RUMI, das sich als Schlußwort ganz besonders eignet:

„Verstehe, oh du Wahrheitssuchender, dieses Prinzip:
Nur der, der Schmerz hat, kann verstehen".

Eine Konferenz und ein Buch wie das vorliegende ist immer das gemeinsame Werk vieler. Den Referentinnen und Referenten sei hiermit gedankt für ihren Beitrag zum Gelingen der Tagung. Herr Dr.phil. Walter Böhning, der Leiter der Völkerkundlichen Sammlungen der von-Portheim-Stiftung, stellte uns freundlicherweise für die Konferenz die stilvollen Räume des Museums zur Verfügung. Die Stiftung Volkswagenwerk übernahm dankenswerterweise die Finanzierung der Reisekosten der Referenten, so daß wir Kollegen aus dem In- und Ausland einladen konnten. Herrn Dr.med. Norbert Kohnen sei gedankt für die Mithilfe bei der Vorbereitung der Tagung und des Buches, Herrn Ekkehard Schröder für die umsichtige organisatorische Unterstützung der Tagung sowie bei der Endredaktion dieses Sonderbandes der *curare*. Gedankt sei auch ganz herzlich Frau Beate Dillmann M.A., die die Konferenzbeiträge trotz Termindrucks mit großer Sorgfalt und Geduld in die nun hier vorliegende Buchform brachte.

Anmerkungen

1) Das Wort vom ‚Puzzle‘ in Bezug auf Schmerz wird immer wieder gerne aufgenommen, seit R. Melzack sein bekanntes Buch *The Puzzle of Pain* (1973) veröffentlichte. Das Editorial von Louwrens J. Menges „Pain; still an intriguing puzzle“ in der Zeitschrift *Social Science and Medicine* vol.19 (1984) mit dem Titel „Chronic Pain“ nimmt gleichfalls diesen das Schmerzphänomen in seiner Vielschichtigkeit gut beschreibenden Ausdruck wieder auf.
2) s. dazu Internationale Mediziner Arbeitsgemeinschaft (1978-1979): *Kongreßhefte*: Der Schmerz. Wien.
3) Die kulturelle Perspektive des Schmerzerlebens zeigte in den USA erstmals Zborowski (1952) auf, womit sich in der Folge Lipton und Marbach (1984) sowie Bates (1987) weiter auseinandersetzten.
4) Eindrucksvoll wird eine Initiationsfeier in Papua Neu Guinea in dem Film von H. Schlenker mit J. Wassmann „Yatmul/Neuguinea/Mittlerer Sepik. *Männerinitiation in Japanaut: Tod der Novizen*“ dargestellt (prod. 1973, publ. 1984). Göttingen, Institut für den Wissenschaftlichen Film. Siehe dazu auch Jürg Wassmann (1987).
5) Dies beschreibt auch Michael Harner eindrücklich in seinem Buch *The Way of the Shaman* (1980).
6) s. dazu auch den sehr interessanten Artikel von Morinis (1985).

Literatur

BATES M.S. 1987: Ethnicity and Pain: A Biocultural Model. *Soc. Sci. Med.* vol.24:47-50.
CENTLIVRES P. 1986: Les mots et les maux: sur les traces du mal dans les dictionnaires d'ethnologie. In: J. Hainard und R. Kaehr (Hrsg.): *Le Mal et la Douleur*: 9-44. Neuchatel: Musée d'Ethnographie.
curare 11/1 1988. Vieweg: Braunschweig, Wiesbaden.
HARNER M. 1980: *The Way of the Shaman. A Guide to Power and Healing*. Harper and Row: San Francisco.
INTERNATIONALE MEDIZINER ARBEITSGEMEINSCHAFT 1978-1979: *Kongreßhefte*: Der Schmerz. Vervielf. MS.: Wien.
LAPLANTINE F. 1974: *Les 50 mots-clés de l'anthropologie*. Privat: Toulouse.
LIPTON J.A. und MARBACH J.J. 1984: Ethnicity and the Pain Experience. *Soc. Sci. Med.* 19:1279-1298.
MELZACK R. 1973: *The Puzzle of Pain*. Basic Books: New York.
-- and P.D. WALL 1965: Pain Mechanisms: A New Theory. *Science* 150:971.
MENGES L.J. 1984: Pain; Still an Intriguing Puzzle. *Soc. Sci. Med.* 19:1257-1260.
MORINIS A. 1985: The Ritual Experience: Pain and the Transformation of Consciousness in Ordeals of Initiation. *Ethos* 13:150-174.
SCHENDA R. 1988: Schmerz, Pein und Weh im Kulturvergleich. *Neue Züricher Zeitung* 17. Mai 1988.
WASSMANN J. 1987: Der Biß des Krokodils: Die ordnungsstiftende Funktion der Namen in der Beziehung zwischen Mensch und

Umwelt am Beispiel der Initiation (Nyaura/ Mittelsepik). In: M. Münzel (Hrsg.): *Neuguinea – Nutzung und Deutung der Umwelt* Bd.2:511-557. (Roter Faden zur Ausstellung Bd. 13). Frankfurt: Museum für Völkerkunde.

WINICK Ch. 1972: *Dictionary of Anthropology.* Littlefield, Adams & Co.: Totowa, New Jersey.

ZBOROWSKI M. 1952: Cultural Components in response to pain. *J. Soc. Issues* 8:16-30.

ZIMMERMANN M. und BERGMANN H. 1987: Editorial. *Der Schmerz* 1:1-2.

‚Chronische Schmerzpatienten‘
Spekulationen zur Entwicklung eines neuen Patiententyps in den westlichen Industrienationen
Fragen an Medizinhistoriker und Ethnomediziner

Dieter Kallinke

Zusammenfassung

Ausgerechnet in den medizinisch und analgetisch optimal versorgten westlichen Industrienationen ist die Behandlung von Schmerzen zum Problem geworden. Vielfältige Ursachen sind dabei zu diskutieren: z.B. Mängel im medizinischen System, das sich mit der Handhabung von Beschwerden ohne pathologisch-anatomisches Substrat schwer tut, unerwünschte Auswirkungen von Leistungsorientierung und Sozialversicherungsschutz in den westlichen Industrienationen, und last not least, eine veränderte Einstellung zum Schmerz, der sich in dem Bestreben äußert, Schmerzen um jeden Preis zu vermeiden („Algophobie") etc. Es scheint also eine Vielzahl von Faktoren zu geben, die das zivilisierte Individuum gegenüber Schmerzen weitaus hilfloser machen, als dies sog. Naturvölker zu sein scheinen. Die westliche Medizin als Teil einer arbeitsteiligen Gesellschaft versucht das Problem durch eine weitere Ausdifferenzierung ihrer Leistungsangebote (Schmerztherapie, Schmerzspezialisten) zu lösen. Die Ethnomedizin könnte durch einen ‚Blick von außen' Anregungen zu einer grundsätzlichen Analyse und Lösung des beschriebenen Problems geben.

Summary

In the last few years we have been witnessing an increasing professional, public and political concern for a sort of pain epidemic which seems to have stricken the industrial countries of the world. The pertinent discussions have centered almost exclusively on how to manage this new group of so-called chronic pain patients by new methods of pain treatment dispensed primarily by pain specialists. By now, almost nobody has asked the question why such a problem should have arisen just in those countries, in which modern medicine with its armamentarium of treatments and pain killers is available to practically every member of the population. Some new hypotheses are presented. A final answer, however is expected from historians of medicine, and last but not least, from practitioners of ethno-medicine who might, better than ourselves, be able to have a sober look from the outside on our medical system as a whole.

1. Das Problem chronischer Schmerzen

In den vergangenen Jahren ist deutlich geworden, daß es in der BRD wie in anderen medizinisch sehr gut versorgten Industrienationen eine wachsende Zahl von schwer behandelbaren sog. chronischen Schmerzpatienten gibt.

2. Vorherrschende Erklärungsversuche

Zur Erklärung dieses Phänomens haben Sachverständige auf den Unterschied zwischen akuten und chronischen Schmerzen verwiesen:

Akute Schmerzen seien in der Regel Ausdruck einer körperlichen Schädigung, sie hätten die Funktion, auf eine behandlungsbedürftige Störung hinzuweisen. Diese Funktion werde hinfällig, der Schmerz werde sinnlos, wenn es nichts ursächlich zu behandeln gebe bzw. wenn der Schmerz nach einer erfolgreichen ursächlichen Behandlung fortbestehe. Unter diesen Umständen sei der anhaltende Schmerz nicht länger Symptom einer Krankheit, sondern die oft nur von Spezialisten zu behandelnde Krankheit selbst. Dies träfe insbesondere dann zu, wenn es auf dem Boden der chronifizierten Beschwerden zu einer Sucht bzw. zur Entwicklung einer Behinderung mit zunehmender sozialer Ausgliederung und depressiven Verstimmungen gekommen sei.

3. Lösungsansätze

Das skizzierte therapeutische und sozialmedizinische Problem (Belastung der Versicherungsträger durch Arbeitsunfähigkeit, vorzeitige Berentung, Umschulung etc.) führte in den betroffenen Ländern zu einer typischen Abfolge von Problemlösungsschritten wie parlamentarischen Anfragen, der Anhörung von Experten, der Formulierung von Forderungskatalogen zur Verbesserung der Versorgung und zur Förderung der Forschung. In unserem Lande ist es durch vielfältige fachliche und gesundheitspolitische Aktivitäten bei Fachleuten und Laien zu einem Problembewußtsein, zu Bemühungen um eine Verbesserung der Schmerzdiagnostik und zur Bereitschaft gekommen, in der Schmerztherapie auch unkonventionelle Behandlungsverfahren zu erproben bzw. ggf. Opiate weniger restriktiv zu verordnen.

Im einzelnen zielen die hierzulande diskutierten Lösungsvorschläge schwerpunktmäßig auf die

— Verbesserung der Primärversorgung durch Fortbildung der Hausärzte in der Schmerzdiagnostik (Schmerzkonferenzen etc.) und in den modernen Verfahren der medikamentösen und nicht-medikamentösen Schmerztherapie.
— Institutionalisierung von z.T. bereits ‚gewachsenen‘ Spezialeinrichtungen der Schmerztherapie, in denen Anästhesiologen als Fachleute für Schmerzanalyse und -ausschaltung Schmerzen diagnostizieren, wirksam behandeln bzw. in interdisziplinärer Zusammenarbeit der angemessenen fachlichen oder multidisziplinären Therapie zuführen (Vorbild: US-amerikanische Schmerzzentren).
— Schaffung der Voraussetzungen für die ambulante Tätigkeit von Schmerzspezialisten (Algesiologen).

Diese Lösungsansätze sind vorwiegend technokratischer Natur, weil sie sich in Übereinstimmung mit dem Problemlösungsverhalten arbeitsteilig und vorrangig technologisch orientierter Industrienationen auf die Bereit-

stellung neuer Behandlungstechniken bzw. die Definition neuer Spezialisten konzentrieren.

Vergeblich wird man im Hauptstrom der Fachdiskussion ein Wort der Verwunderung darüber suchen, daß diese ‚Schmerzepidemie‘ und dieser neue Patientenrtyp ausgerechnet in jenen Ländern aufzutreten scheinen, in denen die Errungenschaften der modernen Medizin praktisch jedermann zugänglich sind. Nur in den Randzonen der Medizin sind vereinzelte Stimmen zu hören, die dem Problem grundsätzlichere Seiten abgewinnen: Da ist einmal die Fachgruppe der Psychosomatiker, in deren Augen viele sog. chronische Schmerzpatienten mit häufig rezidivierenden oder anhaltenden Schmerzen unter psychogenen funktionellen Schmerzsyndromen oder ‚psychisch überlagerten‘ somatogenen Schmerzzuständen leiden, die jahrelang nicht erkannt und deren Botschaft von Patient und Arzt nicht verstanden werden (vgl. 4.2).

Bei aller Verbundenheit zu meinem eigenen Fachgebiet muß ich mich allerdings fragen, ob die psychosomatische Position genügt, um das Auftreten dieser ‚Schmerzepidemie‘ ausgerechnet in jenen Ländern zu erklären, in denen die abendländische Medizin im Gegensatz zu sog. Entwicklungsländern oder sog. Naturvölkern zu ihrer weitestgehenden Entfaltung gelangt ist bzw. um zu verstehen, warum dies zu einem bestimmten Zeitpunkt der Medizin-Geschichte passiert.

Wichtige Anregungen für eine Meta-Analyse des Problemes sind m.E. in den sozialwissenschaftlich geprägten Randzonen der Medizin zu gewinnen, in denen etwa die Zunahme der Zahl von chronischen Schmerzpatienten in Abhängigkeit von der Möglichkeit der Krankschreibung bzw. Berentung wegen schmerzhafter Beschwerden gesehen wird (FORDYCE 1984; HADLER 1987 etc.). Den eigentlichen meta-analytischen Rahmen können m.E. allerdings vor allem Medizingeschichte und Ethnomedizin bereitstellen.

Deshalb schließe ich mit einigen Thesen, mit denen ich die Medizinhistoriker und Ethnomediziner auf den Plan rufen möchte, die besonders befähigt erscheinen, unser eigenes System von außen zu betrachten bzw. vergleichend zu studieren.

4. Einige Hypothesen zu den Ursachen der modernen Schmerzepidemie

4.1 Die morphologische Orientierung der abendländischen Medizin führt zu einer Vernachlässigung von nicht-organischen, d.h. funktionellen Schmerzursachen und damit zu deren Chronifizierung:
— Der Schmerz ist über Jahrtausende abendländischer Geschichte hinweg als integraler Bestandteil des menschlichen Lebens angesehen worden. Ihm sind viele Bedeutungen und Funktionen zugeschrieben worden, die bis auf den heutigen Tag in Umgangssprache und Literatur, kaum mehr jedoch im medizinischen Denk- und Sprachgebrauch geläufig sind (der Schmerz bei Verlusten, Abschieden, Enttäuschungen, Reifungskrisen etc.).
— Seit sich die Medizin bevorzugt für die anatomische Lokalisation von Krankheiten interessiert, werden eher morphologisch begründbare als funktionelle Krankheiten erkannt und behandelt.
— Entsprechend oft sind chronifizierte funktionelle Schmerzzustände in Schmerzambulanzen zu sehen. Dies gilt gleichermaßen für psychiatrische, psychosomatische und orthopädische Störungen ohne bzw. ohne ein der Schwere des Schmerzes entsprechendes organisches Substrat.

4.2 Die Reduktion des Schmerzsinnes auf die Funktion eines Hinweises auf Organpathologie führt zu einer Vernachlässigung des reichen Informationsgehaltes des Schmerzes. Im Gefolge der morphologischen Orientierung der Medizin wird der Schmerz zunehmend als Signal für organische Läsionen angesehen, während andere Bedeutungen und Funktionen eher übersehen werden. Gab es also in früheren, stärker theologisch geprägten Zeiten (TOELLNER 1971) eher eine Sinnübersättigung des Schmerzes (Schmerz als Hinweis auf die Vergänglichkeit des

Lebens bzw. als Aufforderung, Buße zu tun, d.h. sein Leben zu ändern, nach neuen Wegen zu suchen), so ist heute eher eine Sinn-Verengung festzustellen (Schmerz als Symptom, das auf eine Organstörung etc. hinweist).

Damit werden aber viele Menschen auf den Weg in die Chronifizierung / Entwicklung einer komplexen Behinderung entlassen, bei denen der Schmerz aus funktionellen Störungen, körperlichen oder seelischen Fehlhaltungen, herrührt bzw. gleichsam als Warnsignal für eine Überlastung des Organismus fungiert.

Dies finden wir bei Menschen in biographischen Übergangssituationen (Krisen) und vor allem auch in lange andauernden Belastungssituationen. Hier läßt sich verkürzt die Frage nach der Behandelbarkeit chronischer Schmerzen stellen. Hier könnte aber auch ein sich anhaltend überfordernder Mensch aus seinen ‚streßbedingten‘ schmerzhaften Körpersymptomen lernen, daß ‚es nicht weiter geht wie bisher‘. Ebenso könnten Menschen, die den Zeichen einer sich entwickelnden Erschöpfungsdepression keine Beachtung schenken, wenigstens dann aufhorchen, wenn sich die Depression mit heftigen Schmerzen in Erinnerung bringt (BLUMER 1982).

Und genauso könnten sehr viele Zeitgenossen, die ihren Körper in künstlichen Lebens- und Arbeitswelten überwiegend als verschleißanfälliges Gerät ansehen und behandeln, lernen, ihre Schmerzen im Bereich des Skelettsystems als Aufforderung verstehen, Körperhaltungen und Bewegungsmuster wiederzuentdecken, die mit Anmut und Wohlbefinden einhergehen statt mit Fehlhaltung und Schmerzen (HANNA 1988).

4.3 Die Reduktion des Schmerzes auf seine physiologischen Aspekte (4.2) führt in Verbindung mit den verfügbaren Möglichkeiten der Schmerzausschaltung zu einer abnehmenden Bereitschaft unserer Zeitgenossen, Schmerzen zu ertragen bzw. zu einer zunehmend phobischen Einstellung der sinnentleerten unangenehmen Erfahrung ‚Schmerz‘ gegenüber (BUYTENDIJK'S „Algophobie"):
— Die Sinnlosigkeit eines anhaltenden

Schmerzes steigert sich, wenn ‚chronischer Schmerz‘ nur noch als andauernde Erregung des physiologischen Schmerzleitungssystems angesehen wird, das prinzipiell manipulierbar und damit auch ein zu manipulierendes ist. Entsprechend groß ist die Hilflosigkeit sog. zivilisierter Menschen, wenn sie Schmerz dennoch erleben müssen, bzw. ihre Angst vor Schmerzen, denen sie sich eventuell nicht entziehen können. Die Sinnlosigkeit des Schmerzes steigert sich ins Unerträgliche, wenn er sich trotz eines Arsenals von analgetischen Möglichkeiten als nicht beherrschbar erweist.

— Wiederholt ergebnislose Untersuchungen und analgetische Behandlungsversuche verzehren auf dem Hintergrund von wachsender Hoffnungslosigkeit und Verzweiflung des Patienten das große Kapital des positiven Plazeboeffekts, der über fünfzig Prozent der analgetischen Wirkung von Schmerzmitteln ausmachen kann (EVANS 1985).

4.4 Die mangelnde Konfrontation mit Schmerzen fördert eine passive Einstellung dem Schmerz gegenüber und verhindert den Erwerb von Fertigkeiten der aktiven Schmerzbewältigung (im Gegensatz etwa zur Gewöhnung an Schmerzen in Sparta, zu Initiationsriten bei sog. Naturvölkern bzw. zu psychologischen Schmerzimmunisierungstechniken etc.).

4.5 Die insbesondere in Industrienationen verbreitete ‚Medikalisierung‘ von häufig vorkommenden schmerzhaften Erfahrungen (Beschwerden im Bereich des Skelettsystems, Geburtsschmerzen etc.) bzw. deren Bewertung als Ursache für ggf. finanziell auszugleichende Arbeitsunfähigkeit (HADLER 1987), führt zu einer Sensibilisierung für Schmerzen.

4.6   Nicht unmittelbar schmerzbezogene Charakteristika des Lebens in modernen Industriegesellschaften führen zu einer erhöhten Schmerzempfindlichkeit, so z.B.

4.6.1 die insbesondere in Industrienationen

zunehmend häufigeren Depressionen (GASTPAR 1986) bzw. autonom-nervösen Beanspruchungssyndrome als Ausdruck einer Verschiebung des hedonistischen Gleichgewichts zu einem Überwiegen unlustvoller Erregungszustände (auf die BRESLER 1979 mit der provozierenden Bemerkung eingeht, daß wahrscheinlich nicht der Schmerz unser Leben unerträglich macht, sondern unser Leben den Schmerz).

4.6.2 Verhaltensgewohnheiten, die möglicherweise zu einer Hemmung der körpereigenen Schmerz-Hemm-Mechanismen führen: mangelnde körperliche Aktivität, Analgetika-Abusus etc.

Einige der angerissenen Fragen lassen sich innerhalb unserer Kultur wissenschaftlich untersuchen und für die Therapie nutzbar machen. Die grundlegende Frage jedoch, ob unsere Schmerzepidemie ‚hausgemacht‘ ist, ob wir Abendländer vielleicht immer mehr verlernt haben, den Schmerz als etwas Natürliches anzunehmen, uns ihm zu stellen, auf seine Botschaften zu hören und aus ihnen zu lernen, ist m.E. allein medizinhistorisch und vor allem ethnomedizinisch zu beantworten.

Literatur

BLUMER D. 1982[2]: Psychiatric aspects of chronic pain: nature, identification and treatment of pain-prone disorder. In: Rothman R.H. und Simone F.A. (Hrsg.): *The Spine*. W.B. Saunders Co.: Philadelphia.

BRESLER D. und TRURO R. 1979: *Free yourself from pain*. Simon & Schuster Inc.: New York.

BUYTENDIJK F.J.J. 1957: *Over de pijn*. Het Spectrum: Utrecht und Antwerpen.

EVANS F.J. 1985: Expectancy, Therapeutic Instructions, and the Placebo Response. In: White L., Tursky B. und Schwarzt G.E. (Hrsg.): *Placebo, Theory, Research, and Mechanisms*: 215-228. The Guilford Press: New York, London.

FORDYCE W.E. 1984: Back Pain, Compensation, and Public Policy. Manuskript zur Publikation. In: Rosen F. (Hrsg.): *Proceedings of the Vermont Conference on Primary Prevention of Psychopathology.*

GASTPAR M. 1986: Epidemiology of Depression (Europe and North America). *Psychopathology* 19, Suppl. 2:17-21.

HALDER N.M. (Hrsg.) 1987: *Clinical Concepts in Regional Musculoskeletal Illness.* Grune and Stratton Inc.: Orlando, Florida.

HANNA T. 1988: *Somatics, Reawakening the Mind's Control of Movement, Flexibility, and Health.* Addison-Wesley Publishing Company: Reading, Massachusetts.

TOELLNER R. 1971: Die Umbewertung des Schmerzes im 17. Jahrhundert in ihren Voraussetzungen und Folgen. *Med Hist J* 6:36-44.

Schmerz – Urerfahrung oder kulturspezifisches Konstrukt?

Horst H. Figge

Zusammenfassung

Mit dem Wort ‚Schmerz' werden wissenschaftlich verschiedenste Phänomene bezeichnet. Es wird empfohlen, seinen Gebrauch auf das Bewußtseinsphänomen zu beschränken, und zwar im Sinn der individuellen Beurteilung von Wahrnehmungsqualitäten.

Summary

Pain – Natural Experience or Culture Specific Construct?
The German word ‚Schmerz' (*pain*) is used scientifically to signify most different phenomena. The author recommends to restrict its use to the conscious phenomenon of individual judgement on qualities of perception.

1.1 Das deutsche Wort ‚Schmerz'

Das deutsche Wort ‚Schmerz' ist ein Wort der Alltagssprache. Als ich mich, angeregt durch das Thema unserer Fachkonferenz, distanziert mit dem Thema ‚Schmerz' zu beschäftigen begann, habe ich mich deshalb zunächst einmal gefragt, was ich selbst meine, wenn ich dieses Wort verwende. Dabei stellte ich fest, daß es immer um Bewußtseinsinhalte geht, und zwar sehr verschiedenartige. Auch die zugrunde liegenden Auslöser dessen, was ich im Alltag Schmerz nenne, haben anscheinend nichts miteinander zu tun. Da ist die Schnittverletzung der Haut, der Krampf im Bein, ein schrilles Geräusch. Ich reagiere auch verschieden bei Schmerz: mal jammere ich und suche Trost oder Ablenkung, mal verkrieche ich mich und meide jede Möglichkeit, angesprochen oder berührt zu werden. Meine Schmerzen kann ich verschiedenartig beeinflussen oder auch nicht, der eine verschwindet durch Aspirin, der andere nicht. Besonders merkwürdig fand ich bei der Selbstbeobachtung, daß situative und andere Einflußfaktoren bewirken, daß ich einen Erlebnisinhalt mal als Schmerz empfinde und bezeichne, mal nicht. Unter anderem hat dies anscheinend mit der davon ausgehenden Beunruhigung zu tun. Ich bin geneigt, bereits bei einem leichten Druck in der Magengegend von ’Leibschmerzen' zu sprechen; bei jeder minimalen Rückmeldung aus der Herzgegend von ‚Herzschmerzen'. Dagegen würde ich sauren Geschmack, auch wenn er mich hin und her reißt, niemals als ’schmerzhaft' bezeichnen; dasselbe gilt z.B. für das Brennen einer sehr scharf gepfefferten Speise.Bei einer Darlegung meiner Überlegung im kleinerem Kreis wandte ein Zuhörer ein, daß er scharf gewürzte Speisen durchaus als schmerzhaft empfände. Genau dies ist aber, was ich sagen will: Mit dem deutschen Wort ‚Schmerz' bezeichnen Deutsche subjektive und völlig verschiedenartige Phänomenkomplexe. Die gleiche Begriffsverwirrung findet man in der gegenwärtigen Fachliteratur wieder. Autoren sprechen zum Teil über grundsätzlich verschiedene Themen, obwohl sie dasselbe Wort verwenden. Ja, es wird das Wort ‚Schmerz' in einzelnen Arbeiten unreflektiert mal mit dieser, mal mit jener Bedeutung verwendet, so daß es zu Aussagen kommt, die, nebeneinandergestellt, unvereinbar sind oder sich sogar widersprechen. Gelegentlich geben Autoren sogar selbst zu, daß sie gar nicht wissen, worüber sie eigentlich schreiben.

1.2 Paradoxien

Im folgenden möchte ich zunächst eine Reihe von Paradoxien aus nach 1980 veröffentlichten wissenschaftlichen Büchern nennen.

2.1 Zur Schmerzdefinition

Ein Autor sagt „Schmerz ist ein subjektives Erleben" (KEESER 1982: 191). Im selben Buch überschreiben andere ein Kapitel mit „Schmerz als erlerntes Verhalten" (ebda.: 336). Weiterhin soll dann aber für den Neurophysiologen Schmerz „meist eine spezifische Aktivität im sensorischen System" sein (ebda.: 299). Mal wird also mit dem Wort ‚Schmerz' ein Bewußtseinsinhalt bezeichnet, mal ein Verhalten, mal eine sensorische Aktivität. Es liegt bereits auf diesem Hintergrund die Annahme nahe, daß die immer wieder beklagte Komplexität des sogenannten Schmerzproblems zunächst einmal weniger mit objektiven Sachverhalten zu tun hat, als mit semantischer Verwirrung. Ein Autor glaubt, die Lösung gefunden zu haben, wenn er schreibt: „Schmerz kann als eine Reaktion aufgefaßt werden, die auf drei Ebenen des Organismus abläuft: der subjektiv-psychologischen, der motorisch-verhaltensmäßigen und der physiologisch-organischen Reaktionsebene." In dieser Aussage liegt selbstverständlich keine Definition des Begriffs Schmerz.

Im Gegenteil wird seine Bedeutung noch unklarer, wenn der Autor bei der anschließenden Charakterisierung der drei Ebenen aussagt, daß sich ‚Schmerz' über sie nur äußert (MILTNER 1986:113). Wenn irgend etwas über drei Ebenen abläuft oder sich über drei Ebenen äußert, muß es unabhängig davon existieren. Was das dann aber sein soll, was der Autor also meint, wenn er von Schmerz als solchem spricht, bleibt im Dunkeln.

Ein anderer Autor kommt zu Beginn eines längeren Aufsatzes über Schmerz zur Auffassung, daß „eine Übersicht über Schmerzphänomene zeigt, daß diese oder jede andere Definition unangemessen ist" (KEESER 1982:193). Offenbar merkt er nicht, daß es aufgrund dieser Aussage dem Leser völlig unbegreiflich bleiben muß, von was denn in seiner Arbeit überhaupt die Rede ist. Wissenschaftliche Aussagen zu undefinierbaren Sachverhalten gibt es schließlich nicht. Wenn der Autor tatsächlich zur Über-

zeugung gekommen sein sollte, daß jede Schmerzdefinition unangemessen ist, hätte er seine Beschäftigung mit dem Thema umgehend einstellen müssen.

2.2 Zur Entstehung von Schmerz

Angesichts der Schwierigkeiten mit dem Begriff einerseits und den drängenden Problematiken leidender Menschen andererseits, liegt es anscheinend nahe, in Physiologismen auszuweichen und ungeachtet der extremen Subjektivität des Schmerzerlebens und seiner subtilen Vielschichtigkeit von ‚Mechanismen' zu sprechen. R. Melzack und P.D. Wall nennen Schmerz eine Modalitätsklasse, „die nur ein sprachliches Etikett für eine Vielzahl von Erlebnissen und Reaktionen ist" (ebda.:29). Daß sie daraus keinerlei Konsequenzen ziehen, sondern nichtsdestoweniger ihre physiologische „Gate-Control"-Theorie entwickeln, gehört unter die hier zu nennenden Paradoxien. Wenn Schmerz ein sprachliches Etikett ist, besteht die erste Aufgabe eines wissenschaftlichen Zugangs m.E. darin zu untersuchen, was im Einzelnen als ‚Schmerz' etikettiert wird. Die zweite Frage wäre dann, ob und inwieweit im einzelnen definierbare Phänomene vorliegen, die irgendeiner wissenschaftichen Fachdisziplin als Gegenstand zugänglich sind.

Und erst wenn definierte und mit separaten Bezeichnungen versehene, wissenschaftsfähige Sachverhalte erarbeitet sind, kann es um die Erstellung von Theorien gehen.In einer Betrachtung zum Thema „Der Schmerz als medizinisches und philosophisches Problem" meint ein Autor: „Eine einheitliche und allgemein anerkannte Schmerztheorie steht jedoch noch aus, was angesichts unserer Wissenslücken in der Physiologie, Anatomie und Biochemie des Schmerzes verständlich ist" (KURTHEN 1984:33f). Der erste Schritt zu einer Theorie ist aber doch wohl nicht die Anhäufung von irgendwelchem Wissen, sondern die Definition dessen, worauf sie sich überhaupt beziehen soll. Daß hier ein Philosoph seine Hoffnung auf die Chemie setzt, finde ich besonders bemerkenswert. Ein

Autor, der aussagt „die physiologischen Bedingungen des chronischen Schmerzes sind... noch wenig erforscht", schreibt einige Zeilen später nichtsdestoweniger: „Schmerzen beruhen praktisch immer auf der Erregung von spezialisierten Rezeptoren, den Nozizeptoren, oder ihren afferenten Fasern" (KEESER 1982:46f).

2.3 Zum Schmerzverhalten

Auch bezüglich der Frage, ob es Schmerzverhalten gibt und was darunter verstanden werden soll, herrscht noch keine Klarheit.

Ronald Melzack und Patrick D. Wall analysieren im Rahmen der Vorstellung ihrer Schmerz-Theorie eine angebliche Schmerzreaktion, indem sie schreiben: „Auf die plötzliche und unerwartete Verletzung der Haut folgt a) das Überraschtsein, b) ein Beugereflex, c) das Wiedereinnehmen der normalen Haltung, d) der Schmerzschrei" usw. (ebda.: 24). Zunächst einmal werden hier alltäglichste Erfahrungen von Hautverletzungen unbeachtet gelassen, bei denen nicht ein einziges Glied der angegebenen Reaktionskette auftritt. Dann scheint mir eine Folge von Reaktionen, wie die genannte, normalerweise bei Schreck zu erscheinen. Das Überraschtsein bei Schmerz tritt, wenn nicht generell, dann doch in der Regel später auf als der Reflex. Der Beugereflex bei der Berührung eines heißen Gegenstandes hat m.E. ebensowenig mit Schmerz zu tun wie etwa das Zurückziehen des Unterschenkels bei Schlag gegen die Kniesehne.Ein anderer Autor schreibt dann auch: „Aber für den Schmerz ist gewiß, daß hinsichtlich der Abschätzung seiner Stärke keine ärztlich praktikable Methode existiert. Er ist beim Menschen... von außen unerkennbar, unerschließbar, seine Existenz entzieht sich dem quantifizierenden Zugriff" (THOMS 1980:15).

Deshalb stellt die sogenannte Schmerzmessung ein m.E. besonders seltsames Kapitel dar. In einem Aufsatz über „Die Messung von Schmerz beim Menschen" heißt es: „Hauptprobleme für die Schmerzmessung sind einerseits eine allgemein anerkannte Definition von Schmerz, und andererseits fehlende Kentnisse über die Natur der adäquaten Schmerzreize" (KEESER:113). Wenn ich das richtig verstehe, geht es also in dem 35seitigen Aufsatz um die exakte Messung von etwas, von dem nicht bekannt ist, um was es sich handelt. Der Autor schreibt, „daß elektrische Schmerzreizung vielleicht die am meisten benutzte Technik der experimentellen Schmerzauslösung ist, doch die elektrisch ausgelöste Reaktion ist eher eine des Unbehagens, als eine des 'Schmerzes'" (ebda.:115). Das hindert ihn aber nicht daran, die betreffenden Experimente trotzdem als Schmerzexperimente zu bezeichnen.

In Lexika findet man für das Wort 'au' die Definition „Ausruf des Schmerzes". Dem wird man spontan zustimmen; die ethnologischen Belege sprechen sogar dafür, daß es sich um die Variante einer allgemein menschlichen Schmerzäußerung handelt. Das trifft auch für 'weh' zu. Das 'au' hat anscheinend etwas mit einem Schrei zu tun, das 'weh' mit Schluchzen und Weinen (Ewe: *ao* oder *ae*; Umbundu: *we*; Ketschua: *way*). Sieht man nun aber genauer hin, so treten diese Wörter weder spezifisch bei Schmerz auf, noch bei jedem oder irgendeinem bestimmten Schmerz. Gerade das uns so deutlich an Schmerz erinnernde Wort 'au', ist tatsächlich wohl zunächst eine Reaktion auf eine bestimmte Form von Überraschung oder Schreck.

Das populäre Schmerzvokabular hat semantische Bedeutung und seine Erfassung kann der Verbesserung der Arzt-Patient-Kommunikation dienen. Für die naturwissenschaftliche Sicht von Schmerz ist daraus keine Erhellung zu erwarten. Wenn sich ein Arzt nach Schmerzen erkundigt, bedeutet dies, genau besehen, daß er wissen will, was einen Patienten zur Annahme bringt, daß er krank ist. Und wenn ein Arzt als Beschreibung des Schmerzes die Auskunft erhält ‚es sticht' oder ‚es brennt', so hat dies die gleiche Qualität, wie wenn jemand sagt ‚Ich habe keinen Appetit mehr' oder ‚Ich fühle mich matt'. Daraus den wissenschaftlichen Schluß zu ziehen, es gäbe 'stechenden Schmerz' oder 'brennenden Schmerz' hat dieselbe Qualität, wie von 'appetitraubener Krankheit' oder 'passivierender Krankheit' zu sprechen.

2.4 Zur Funktion von Schmerz

Es wird immer wieder ausgesagt, Schmerz sei ein Signal. Gefahrensignale haben aber die Funktion, eine nahende oder mögliche Gefahr und damit die Schädigung vermeidbar zu machen. Wenn ein Schmerz z.B. bei einer Verletzung auftritt, ist die Schädigung aber bereits gegeben. Würden Reaktionen in schmerzauslösenden Situationen erst dann gezeigt, wenn Schmerz als Signal auftritt, würde niemand alltäglichste Gefahrensituationen lange überleben.

Schmerz ist wohl zum einen als Indiz, als Anzeichen der Schädigung zu verstehen, zum anderen als negative Konsequenz, die zum Lernen von Vermeidungsverhalten führt. Auch z.B. ein Spannungskopfschmerz ist im üblichen Wortsinn kein Signal, sondern ein Indiz. Der Schmerz signalisiert nichts Kommendes, sondern er weist auf bestehende Belastung hin. Vollends paradox ist, wenn einerseits Schmerz als Gefahrensignal bezeichnet wird und andererseits an seiner Beseitigung, also an der Beseitigung des angeblichen Signals, nicht an der Beseitigung der Gefahr gearbeitet wird.

2.5 Zur Schmerztherapie

In bezug auf die Therapie ist offensichtlich, daß die Unklarheit des Schmerzbegriffs Hilfen im Fall konkreter Leiden behindern und verhindern kann. Sie führt in Einzelfällen sogar zu katastrophalen Fehlbehandlungen. Ich möchte dazu nur ein Beispiel zitieren. „Ursprünglich handamputiert, blieb einem Patienten mit Phantomschmerzen nach zehn weiteren Operationen nur noch ein Oberarmstumpf. Trotzdem verlangte er nach einem erneuten Eingriff" (JORES 1981: 360). Daß Schmerzen psychologischer Einflußnahmen zugänglich sind, ist eine jedermann bekannte Tatsache. Statt von dieser Grundlage auszugehen und Schmerz auch als psychosoziales

Problem ernstzunehmen, reduzieren manche Psychologen selbst dies wieder auf die Chemie. In einer „Einführung in die Psychologie" lese ich zur Schmerztherapie: „Vielleicht wirken auch Verfahren wie Hypnose und Entspannung durch unmittelbare Freisetzung von Endorphinen" (KRECH und CRUCHFIELD 1985: 129).

Der massenhafte Konsum chemischer Schmerzmittel muß zum Teil auf das verbreitete mechanistische Verständnis des Schmerzes und seine Interpretation als Funktionsstörung zurückgeführt werden.

3. Schmerzprobleme

Das sogenannte Schmerzproblem entpuppt sich also zunächst einmal als ein Problem der Schmerzforschung, die nicht von real vorfindbaren Phänomen ausgeht, sondern zum einen von einem vorwissenschaftlichen Begriff, zum anderen von mechanistischen Prämissen. Wulf Schiefenhövel hat 1980 auf die Ethnozentrizität der Schmerzforschung hingewiesen (SCHIEFENHÖVEL 1980:219). Nun muß Ethnozentrizität für konkrete Hilfen nicht notwendigerweise ein Manko darstellen, weil und solange der Notleidende und der Helfer aus derselben Ethnie stammen. Wenn übereinstimmende Attributionen vorgenommen werden oder die Attribution des Helfers als letztlich gültig angesehen wird, mag Ethnozentrizität sogar hilfreich sein; denn sie konstituiert Selbstverständlichkeiten, deren Existenz für die Beseitigung vieler Leiden sine qua non sind. In bezug auf das, was wir Schmerz nennen, gibt es bei uns aber, wie gezeigt, gegenwärtig kein gültiges Konzept der Helfer; genauer gesagt, bestehende Konzepte divergieren so stark, daß sie von den Hilfebedürftigen nicht in ausreichendem Maße als gültig akzeptiert werden.

Es können sich aufgrund dessen bei uns bereits im Alltag groteske Situationen ergeben. So kann jemand, der ein Leiden mit dem Wort Schmerz belegt und sich deshalb an einen Spezialisten zur Beseitigung von Schmerzen wendet, implizit oder sogar explizit zu hören bekommen, daß er überhaupt keine Schmerzen habe. Es kann umgekehrt jemand auf etwas hin behandelt werden, was ein solcher Spezialist Schmerzen nennt, obwohl ein vom Behandelten selbst so bezeichnetes Phänomen überhaupt nicht vorliegt. Wenn mich ein Zahnarzt fragt: „Tut es weh?", weiß ich tatsächlich nicht, was er meint. Ich kann dann ebenso gut ‚Ja' wie ‚Nein' antworten. Wenn er wissen will, ob mir das Bohren unangenehm ist, muß ich gegebenenfalls ‚Ja' sagen; wenn er aber wissen will, ob es die Grenze des Erträglichen zu erreichen beginnt, muß ich im selben Fall ‚Nein' sagen.

Gelegentlich wird die Wahrnehmung plötzlich sehr intensiv und ich zeige eine heftige Reaktion, indem ich vielleicht aufschreie. Es liegt nahe, das als Schmerzäußerung zu bezeichnen. Wenn ich aber darauf vorbereitet bin, daß dieser Intensitätsgrad auftreten wird, zeige ich die Reaktion tatsächlich nicht. Das kann nur bedeuten, daß es also falsch ist, hier von Schmerzreaktion zu sprechen, weil es sich um eine Folge des Schrecks handelt. Der ‚Schmerz' ist von der Medizin zu einem wesentlichen Krankheitssymptom und damit diagnostisch verwendeten Indiz gemacht worden. Paul Ridder spricht 1979 vom „Schmerz als symbolischem Medium sozialer Interaktion und Kontrolle". Dafür möchte ich hier ein weiteres Alltagsbeispiel geben: Wenn ich unangemeldet zum Zahnarzt komme, fragt die Sprechstundenhilfe: „Haben Sie Schmerzen?" Ich kann dann entscheiden: Wenn ich sage: „Ja, ich habe Schmerzen", werde ich sofort behandelt, wenn ich sage: „Nein, ich habe keine Schmerzen", bekomme ich einen Termin genannt und muß nochmal wiederkommen. Um also sofort behandelt zu werden, wie es ja doch mein Wunsch ist, muß ich zunächst einmal Schmerzen haben. Abgesehen von der suggerierten Anregung zur Lüge, wird dadurch meine Tendenz verstärkt, eine gegebenenfalls vorhandene Wahrnehmung in der Zahnregion als Schmerz zu definieren, während ich gleichzeitig vorhandene gleiche oder stärkere Wahrnehmungen in oder an anderen Körperteilen nicht so bezeichnen würde. Eine ‚Schmerz' genannte Wahrnehmung ist eben nicht mehr irgendeine Wahrnehmung, sondern eine, die fortwährend die angstbedingte Aufmerksamkeit auf sich zieht und nicht sein darf.

3.1 Zur Schmerzdefinition

Es braucht nicht betont zu werden, daß die mit dem deutschen Wort ‚Schmerz' bezeichneten Phänomene unabhängig von der Sprache bestehen. Trotzdem enthält die auch in wissenschaftlichen Veröffentlichungen immer wieder gestellte Frage „Was ist Schmerz?" einen Fehler in sich; denn sie müßte richtig lauten: „Was wird im Deutschen mit dem Wort ‚Schmerz' bezeichnet?" Daß mit dem deutschen Wort ‚Schmerz' und Zusammensetzungen wie ‚Schmerzempfindungen' keineswegs irgendwelche ‚Naturtatsache' (WITTGENSTEIN nach KURTHEN 1984:57) und damit ein per se wissenschaftsfähiger Sachverhalt gemeint ist, zeigen besonders deutlich Sprachen, in denen parallele Wörter in anderen Assoziationszusammenhängen stehen oder in denen Wörter, die auch nur einigermaßen zum deutschen ‚Schmerz' passen, völlig fehlen. Bereits das englische *pain* hat ein etwas anderes Bedeutungsfeld wie das deutsche Wort ‚Schmerz'. Im Deutschen ist ‚weh tun' und ‚krank sein' etwas weitgehend Verschiedenes und zwar auch, wenn es um körperliches Wehtun geht. Kaum jemand wird auf den Gedanken kommen, bei Kopfschmerzen zu sagen, sein Kopf sei krank. Im Russischen dagegen ist ’ich habe Kopfschmerzen' dasselbe wie ’mir ist mein Kopf krank', denn es gibt nur ein Wort für ’weh tun' und ’krank sein' (*bolet*). Im westafrikanischen Ewe wird ein und dasselbe Wort je nach Zusammenhang verstanden als ’Hunger, Mühe, Not' oder eben ‚Schmerz'.

Zum deutschen Wort ‚Schmerz' ist zu bemerken, daß es in der Alltagssprache erstaunlich selten verwendet wird; das Verb ‚schmerzen' fast überhaupt nicht. Wir sagen in aller Regel nicht, ‚es schmerzt', sondern ‚es tut weh'. Das ist insofern interessant, als das Gegenteil von ‚es tut weh' ja ‚es tut gut' bzw. ‚es tut wohl' ist. Damit kommt bereits in der Alltagssprache zum Ausdruck, daß es meist nicht um Wahrnehmungsinhalte geht, sondern um deren Beurteilung. Wir können z.B. sagen „Es tut weh zu sehen, daß es schlechten Menschen gut geht".

Weil es in der Schmerzforschung eine Rolle spielt, wähle ich das Erleben von Wärme als Beispiel. Normalerweise merken wir nichts von der Temperatur der uns umgebenden Luft. Wir nehmen sie fortwährend wahr; die unbewußt ablaufende Beurteilung auf der aktuellen psychischen Gesamtsituation verhindert aber den Eintritt ins Bewußtsein. Erst wenn die Gesamtsituation so ist, daß die Wärme irgendwie bedeutsam wird, tritt sie als Inhalt ins Bewußtsein, wir merken, daß es warm ist. Der unbewußte Beurteilungsprozeß wird dann durch einen bewußten ergänzt und führt gegebenenfalls zu Reaktionen, die den Zweck haben können, den Inhalt wieder aus dem Bewußtsein zu schaffen, um anderem Platz zu machen. Gelingt es nicht, den Inhalt relativ bald aus dem Bewußtsein zu bekommen, so daß er das Auftreten anderer Inhalte behindert, bekommt er die Assoziation des Unangenehmen. Dies ist erreicht, wenn wir im Deutschen von ‚heiß' sprechen. Sobald dann die Hitze unerträglich wird, nennen wir den gleichen Bewußtseinsinhalt ‚Schmerz'. Wo die Grenzen zwischen angenehm warm, unangenehm heiß und schmerzhaft liegen, hängt von unzähligen kulturellen, individuellen und situativen Momenten ab.

Ich bin der Meinung, daß immer dann, wenn es um die direkten Folgen der Reizung von Nozizeptoren geht, konsequent von Nozizeption oder Noxenwahrnehmung gesprochen werden sollte. Der Begriff ‚Schmerz' wird dann wissenschaftlich brauchbar, wenn mit ihm eine Qualität von Wahrnehmungserlebnissen und anderen Bewußtseinsinhalten bezeichnet wird.

3.2 Zur Entstehung

Bewußtseinsinhalte sind stets das Produkt eines vorangegangenen unbewußten Verarbeitungs- und Bewertungsprozesses. Dabei werden Nozizeptionen unter bestimmten

Umständen zu Schmerz, z.B. nämlich dann, wenn sie aufgrund des subjektiven Bewertungsprozesses mit Angst verknüpft sind. Sie tendieren dann dazu, das Bewußtsein zu überwuchern, d.h. andere Inhalte zu verdrängen. Ein in irgendeiner Form mechanistisches Verständnis von Schmerz ist damit seiner Grundlage beraubt.

Eine Feststellung, die Medard Boss in bezug auf die Geschichte der Psychotherapie trifft, gilt m. E. auch für das Problem der wissenschaftlichen Schmerzforschung. Er schreibt von der Notwendigkeit „der strengen Unterscheidung zwischen einer Ursache in naturwissenschaftlichem Sinne und einer Motivation als einem menschlichen Phänomen. Daß diese Unterscheidung... aufs übelste vernachlässigt wurde und immer noch wird, ist die Quelle schlimmster Verwirrungen innerhalb der Psychologie und Psychopathologie im ganzen... Das Kausal-Denken läßt sich mit großem manipulativen Erfolg auf Materielles anwenden. Zu einem Verstehen von Phänomenen des menschlichen Existierens jedoch vermag es nichts beizutragen" (BOSS 1979:691).

Es ist allgemein bekannt, daß man Schmerzen bei Kindern durch Ablenkung beseitigen kann. Ebenso allgemein bekannt ist, daß man sich auch als Erwachsener verletzen kann, ohne es zu merken, und daß dann Schmerzen in dem Augenblick auftreten, in dem man auf die Verletzung aufmerksam wird. Bei Kindern sind Schmerzen unter Umständen suggestiv durch Blasen wegzubekommen; bei Erwachsenen durch Plazebos.

Ob eine Nozizeption als Schmerz erlebt wird oder nicht, hängt von unbewußten Beurteilungsprozessen ab. Diese beziehen sich zum einen auf die echten oder vermeintlichen Ursachen, zum anderen auf die echten oder vermeintlichen Folgen. Die subjektiven Überzeugungen in bezug auf die Ursachen werden Attributionen genannt. Wenn eine bestimmte Rückmeldung vom Magen vorliegt, die auf Hunger oder vorangegangenes Essen zurückgeführt wird, wird sie wahrscheinlich nicht als Schmerz erlebt. Wenn die gleiche Rückmeldung dagegen auf ein befürchtetes Magengeschwür zurückgeführt wird, wird sie wahrscheinlich als Schmerz erlebt.

Dem liegt wohlgemerkt ein subjektiver Prozeß zugrunde, der mit objektiven Gegebenheiten überhaupt nichts zu tun zu haben braucht.Konkrete Attributionen sind nun selbstverständlich nicht restlos individuell bedingt, sondern beruhen weitgehend auf tradierten Attributionsmustern, d.h. sie sind kulturabhängig. Es kann deshalb ein direkter Zusammenhang zwischen der anscheinend zunehmenden Schmerzproblematik in unserer Gesellschaft und der Medizinisierung populärer Attributionen gesehen werden. Die Möglichkeit, eine Nozieption auf ein Magengeschwür zurückzuführen, setzt einen gewissen Grad an medizinischen Kenntnissen voraus.

Mit der Unterscheidung von Nozieption und Schmerz wird auch verständlich, daß das Schmerzerleben in hohem Maße rollenabhängig ist. Die Beurteilung einer Nozieption findet auf dem Hintergrund des gegenwärtigen Selbstverständnisses und der damit verbundenen Beurteilung der Gesamtsituation statt. Berichte über Selbst- und Fremdbeobachtung belegen, daß das Nichtauftreten von Schmerz auch bei massivsten Verletzungen nicht ausschließlich durch Ablenkung erklärt werden kann, sondern etwas mit anstehenden Aufgaben zu tun hat, deren Bewältigung nicht möglich wäre, wenn die Nozieption als Schmerz zum Bewußtsein zugelassen würde. Ich habe bei Besessenheitsmedien beobachtet, daß sie Nozieptionen offenbar nicht bemerkten oder vorsichtiger ausgedrückt: nicht beachteten, solange sie sich in einer bestimmten Geistrolle (z.B. der eines Teufels) befanden, daß sie aber sogleich Schmerzverhalten zeigten, wenn sie aus der Geistrolle in ihre Alltagsrolle zurück kamen. Dieselben Medien zeigten dagegen heftige Schmerzreaktionen in anderen Geistrollen (z.B. der eines Kindes).

3.3 Zum Verhalten

Daß erzieherische Einflußnahmen auf die Schmerzempfindlichkeit versucht werden und möglich sind, ist allgemein bekannt. Eine

unserer Erziehungsmaximen lautet: „Ein Junge weint nicht"; das heißt, männliche Kinder werden aufgefordert, Äußerungen von Leid und auch Schmerz nach Möglichkeit zu unterlassen. In arabischen Sprachen wird sogar kategorisch ausgesagt: „Einem Jungen tut nichts weh". Dementsprechend scheint bei Jungen allgemein eine Tendenz zu bestehen, sich gegenseitig Schmerz zuzufügen, ohne entsprechende Reaktionen zu zeigen. Berichte Wulf Schiefenhövels über Eipo-Buben (SCHIEFENHÖVEL 1980:224) erinnerten mich daran, daß wir uns als Zehn- oder Elfjährige im Kreis nach Kräften an den Haaren gerissen haben und derjenige verlor, der als erster ein Schmerzzeichen von sich gab.Es muß also offensichtlich auch zwischen Noxenreaktion und Schmerzreaktion unterschieden werden.

3.4 Zur Funktion

Die derzeit bei uns noch vorherrschende Sichtweise von Schmerz führt notwendigerweise zur Frage des Warum (aus welchem Grund) und läßt die Frage nach dem Wozu (zu welchem Ziel) gar nicht erst aufkommen. Die Psychosomatik hat hier eine Verschiebung der Blickrichtung mit sich gebracht. Obwohl Schmerz ein Erlebnisinhalt ist, den wir normalerweise nicht bewußt anstreben und los sein wollen, sobald er auftritt, gehört er doch zu denen, die am leichtesten erreichbar sind. Es ist kaum etwas leichter, als sich selbst Schmerz zuzufügen. Menschen fügen sich Schmerz nicht nur zu, wenn und weil sie ihn masochistisch erleben. Da Schmerzreize ins Bewußtsein drängen, haben sie auch die Qualität von Weckreizen; mit selbst zugefügten Schmerzreizen kann man seine Bewußtseinshelligkeit steigern.

Da Schmerzen andererseits dazu tendieren, das Bewußtsein zu überschwemmen, können sie aber auch das Bewußtwerden von Inhalten verhindern. Das heißt, sie können die Funktion eines Abwehrmechanismus annehmen. Und da Schmerzen passivierende Wirkung haben, kann der Mensch sich über Schmerzen selbst zwingen, Verhaltensweisen zu unterlassen oder sich aus Arbeitsprozessen zurückzuziehen, gewissermaßen ohne dabei vor sich selbst das Gesicht zu verlieren.Mit der Unterscheidung der physiologischen Nozizeption vom psychologischen Schmerz verschwindet auch die Paradoxie der Aussage, daß Schmerz lustvoll erlebt werden kann. Nozizeptionen können schmerzhaft erlebt werden oder in Grenzfällen auch lustvoll.

Ich möchte aus ethnopsychologischer Sicht nicht unerwähnt lassen, daß die Rede von ‚Schmerzmechanismen‘ in klassischer Weise magische Züge hat. Etwas Bedrohliches wird mit einem Namen belegt, der schlichte Bewältigbarkeit suggeriert. Angesichts extremen Leidens kann es für alle Beteiligten entlastend wirken, statt von psychosozialen Problemen, fehlendem Lebenssinn und dergleichen, von Nervenfasern und dergleichen zu sprechen. Das tatsächlich vorliegende Leiden kann dadurch aus dem Blick geraten und unter Umständen erträglicher werden.

3.5 Zur Therapie

Aufgrund des Gesagten muß der bei uns vorherrschenden Meinung entgegengetreten werden, daß Schmerzen generell ein im engeren Sinn medizinisches Problem darstellen. „Ein 34jähriger Patient sollte wegen einer Anästhesia dolorosa im Bereich der Sacralsegmente... chordotomiert werden. Nach einer sechswöchigen Psychotherapie, die auch das Problem der Iatrogenie berücksichtigte und einer klärenden Konfrontation mit dem verantwortlichen Arzt nicht auswich, milderten sich die Schmerzen... der Patient war ein Jahr später wieder aktiv berufstätig" (JORES 1981:360).Tatsächlich ist also der konkrete ärztliche und psychologische Umgang mit Schmerzen stellenweise den Überlegungen von Schmerztheoretikern weit voraus. Beispielsweise unterscheidet F. Beyme (JORES 1981:216) im Bereich dessen, was im Alltag Kopfschmerzen genannt wird, zwischen organischen und funktionalen, wobei er diese unterteilt in vier Formen von vaskulären Kopfschmerzen, in die Muskel-kontraktions- bzw. Spannungskopfschmerzen und in die Neuralgie. Zu jeder dieser Kopfschmerzarten sind ganz verschiedenartige, spezifische Auslöser, Symptome, Verläufe und Therapiemöglichkeiten herausgearbeitet worden.

Charles T.Tart hat Postulate der orthodoxen Psychologie der westlichen Welt zusammengestellt; darunter führt er an: „Während die orthodoxe Psychologie des Westens einerseits durchaus anerkennt, daß es sich beim Schmerz um ein nützliches Signal handeln kann, das uns vor einer psychischen Krankheit oder einer bedrohlichen Situation warnt, betrachtet man ihn andererseits als etwas, das unter allen Umständen vermieden werden sollte... Beiden spirituellen Psychologien begegnen wir in der Regel einer ganz anderen Einstellung: Sie betonen, daß gerade durch das Bestreben, dem Schmerz auszuweichen und ein Maximum an Lustgewinn zu erzielen, menschliches Leiden erst zum Problem wird. Da in unserer unvollkommenen Welt zwangsläufig jeder Mensch ein gewisses Maß an Schmerz und Unglück ertragen muß, werden wir durch unser Ausweichen vor dem Schmerz... zu Opfern des Schmerzes, wenn wir ihm einmal absolut nicht mehr ausweichen können" (TART 1978:159f).

Sieht man das Problem ‚Schmerz‘ unter diesem Gesichtswinkel, so kommen Dimensionen der Leidensfähigkeit und des Sinns von Leiden in den Blickwinkel. Dann geht es nicht mehr in jedem Fall primär um die Beseitigung von Schmerz, sondern um die Akzeptierung von Schmerz als Lebensäußerung. In einem Aufsatz über Schmerz ist von der Verzärtelung die Rede, die nach Nietzsche charakteristisch sei für die Gegenwartssituation in Europa (THOMS 1980:20). Ich habe das Wort ‚Verzärtelung‘ kurioserweise einmal als ‚Verärztelung‘ gelesen und meine, daß auch dies zutrifft. Es darf nicht übersehen werden, daß die Unfähigkeit oder Unwilligkeit, Unannehmlichkeiten des Lebens zu ertragen, mit dem Angebot von Auswegen zunimmt.

4. Zusammenfassung

Zusammenfassend komme ich zu dem Ergebnis, daß der Begriff ‚Schmerz' die gleichen Dimensionen besitzt wie der Begriff ‚Krankheit'. Das heißt, allgemeine Aussagen gleich welcher Art über ‚den Schmerz' haben die Qualität von allgemeinen Aussagen über ‚die Krankheit'. Versuche, ‚den Schmerz' zu definieren entsprechen Versuchen, ‚die Krankheit' zu definieren. Wenn Schmerztheorien die Qualität von Krankheitstheorien haben, so bedeutet dies, daß es müßig ist, aus naturwissenschaftlicher Sicht über eine umfassende Schmerztheorie nachzudenken. Das heißt, es kann nur je spezifische Schmerztheorien geben, die auf den Begriff ‚Schmerz' ebenso verzichten, wie irgendeine Krankheitstheorie eine einzelne Krankheit beim Namen nennt, den Begriff ‚Krankheit' selbst aber nicht verwendet. Die Abgrenzung zwischen Schmerz und Nozizeption läßt deutlich werden, daß der Arzt es zwar fortwährend mit Schmerz zu tun hat, daß es im engeren Sinn medizinische Mittel aber nur gegen Noxen und Nozizeption geben kann. Schmerz dagegen ist der Psycho- und Soziotherapie zugänglich.

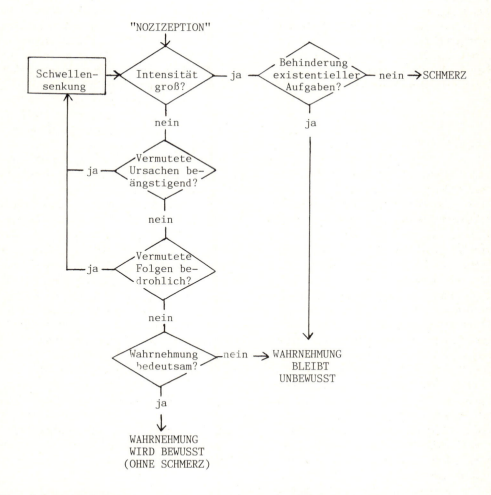

Abb. 1: Schmerz als Ergebnis des unbewußten Prozesses der Beurteilung einer „Nozizeption"

Literatur

BOSS M. 1979: Das Irrationale in der psychotherapeutischen Behandlung. In: Condrau G.: *Transzendenz, Imagination und Kreativität*. Die Psychologie des 20. Jahrhunderts Bd. XV:687-696. Zürich.

BULLINGER M. 1983: *Kognition und Aktivation in aversiven Situationen*. Ansätze zu einer psychosomatischen Grundlagenforschung am Beispiel von Streß und Schmerz. Phil.Diss. Saarbrücken.

JORES A. 1981: *Praktische Psychosomatik*. Stuttgart/Wien.

KEESER W., PÖPPEL E., MITTERHUSEN P. (Hrsg.) 1982: *Schmerz*. München u.a.

KRECH D. und CRUTCHFIELD R.S. et al 1985: Grundlagen der Psychologie Bd. 2 Wahrnehmungspsychologie. Bearb. u. hrsg. v. Benesch H.. Weinheim/Basel.

KURTHEN M. 1984: *Der Schmerz als medizinisches und philosophisches Problem*. Anmerkungen zur Spätphilosophie Ludwig Wittgensteins und zur Leib-Seele-Frage. Würzburg.

LARBIG W. 1982: Schmerz. *Grundlagen Forschung Therapie*. Stuttgart u.a.

MELZACK R. 1978: *Das Rätsel des Schmerzes*. Stuttgart.

MILTNER W., BIRBAUMER N., GERBER W.-D. 1986: *Verhaltensmedizin*. Berlin u.a.

SCHIEFENHÖVEL W. 1980: Verarbeitung von Schmerz und Krankheit bei den Eipo, Hochland von West-Neuguinea. *Med. Psychol.* 6:219-234.

TART C.T. 1978: *Transpersonale Psychologie*. Olten/Freiburg i.Br.

THOMS, H. (Hrsg.) 1980: *Diagnose und Therapie des Schmerzes*. Uelzen.

WÖRZ R. (Hrsg.) 1986: *Pharmakotherapie bei Schmerz*. Weinheim.

II.
Schmerz – psychosoziale Ausdrucksformen

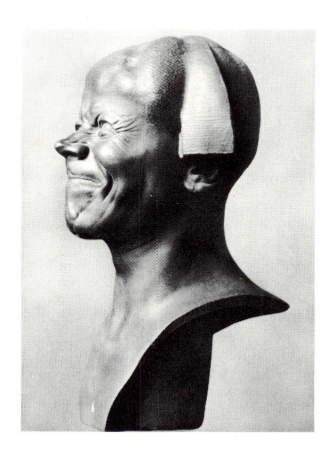

„Ein schmerzhaft stark verwundeter"[1]

Mit diesem Charakterkopf von Franz Xaver Messerschmidt (*6.2.1736 in Wiesensteig/Württ., †19.8.1783 in Preßburg) hat die Arbeitsgemeinschaft Ethnomedizin in ihrem Organ „curare" das Thema dieser Tagung angekündigt. Die hier ausgewählte Bleiplastik zeigt in universeller Gültigkeit eine elementare Gefühlsregung. Messerschmidt, einst gefeierter Bildhauer in Wien (Büsten von Maria Theresia und Franz I.), ist heute wegen seiner Charakterköpfe bekannter. An einem rätselhaften Leiden plötzlich erkrankt — einer „zuweilen irrescheinenden Vernunft" —, verlebte er seine letzten Jahre in kauzig-abwehrender Zurückgezogenheit und umgab sich mit seinen in den Fenstern stehenden und Grimassen ziehenden Köpfen aus Gips. Interpretationen und Vermutungen geben heute neben Kunsthistorikern auch Psychologen und Psychiater. Letzteres behelligt jedoch nicht die unmittelbare Wirkung dieser menschlichen Dokumente und Zeugnisse auf den Betrachter. Messerschmidt hält Affekte allgemeingültig fest und weist uns schöpferisch auf eine transkulturell gültige Sprache des Ausdruckes und der Gefühle in Mimik und Gestus hin.

1 Vgl. Abb. 85 aus S. 251 in „Franz Xaver Messerschmidt", Monographie mit dem kompletten Werk beschrieben von Maria Pötzl-Malikova, Verlag Jugend und Volk, Wien / München 1982 (ISBN 3-7141-6794-3). Vgl. hier auch Curare 9 (1986), Heft 1.

Der Schmerz im therapeutischen Dialog mit türkischen Patienten der Psychosomatischen Klinik

Emanuela Maria Leyer

> Dem Gekränkten, Zurückgesetz-
> ten geht etwas auf, so grell wie
> heftige Schmerzen den eigenen
> Leib beleuchten.
> ADORNO, Minima Moralia

Zusammenfassung

Im Rahmen eines konsiliarischen Angebots auf Krankenstationen im Klinikum und ambulant in einer am Zentrum für Psychosomatische Medizin der Universität Gießen durchgeführten poliklinischen Ambulanz für türkische Familien wurden von 1984 bis 1987 türkische Patienten psychosomatisch untersucht und auch behandelt. Dies geschah mit Hilfe von türkischen Dolmetscherinnen. Chronische Schmerzen als leibnaher Ausdruck psychosozialen Leidens sind in dieser Gruppe sehr häufig. In dem Referat sollen die türkischen Schmerzkranken anhand von Zitaten und szenischen Schilderungen aus den psychosomatischen Gesprächen selbst zu Wort kommen und Momente eines Behandlungsverlaufs skizziert werden.

Summary

From 1984 to 1987 turkish patients and families were seen for psychosomatic examination and treatment as inpatients and outpatients. This study was carried out within the frame of the psychosomatic consultation service for all wards of the university hospital and in a special outpatient ward for turkish people. This treatment was carried out with the help of turkish translators. Chronic pain as a bodily expression of psychosocial suffering is found very often in patients from the community of turkish migrant workers. In this report turkish patients, suffering from chronic pain, shall be presented through their own words. In addition some aspects of a treatment will be described.

In den vergangenen vier Jahren habe ich im Rahmen eines vom Hessischen Sozialministerium geförderten Modellprojektes türkische Patienten psychosomatisch untersucht und Einzel-, Paar- und Familientherapien durchgeführt. Dies geschah in Zusammenarbeit mit türkischen Studentinnen der Psychologie und Pädagogik, die als Übersetzerinnen in das Projektteam integriert waren. Es bestand ein konsiliarisches Angebot auf den Krankenstationen im Klinikum sowie eine speziell für türkische Familien eingerichtete poliklinische Ambulanz am Zentrum für Psychosomatische Medizin der Universität Gießen.

Bei der Mehrheit der türkischen Patientinnen und Patienten standen vielfältige Schmerzen im Vordergrund ihrer Beschwerden oder begleiteten somatische und psychosomatische Erkrankungen. Viele Patienten litten seit Jahren unter heftigen Schmerzen, teilweise seit der Migration. „Kopfschmerzen haben wir alle, das ist nichts Besonderes", sagte eine Frau, die im Erstgespräch *nicht* auf ihre Schmerzen hinwies. Es scheint, daß für viele Türken das Leben in der Fremde bzw. der unvermeidliche Anpassungs- und Veränderungsprozeß im sozialen und kulturellen Wandel eine Erfahrung von schmerzlicher Intensität ist.

Ich will in meinem Beitrag anhand von Ausschnitten aus der Behandlung eines türkischen Schmerzpatienten darstellen, wie der Schmerz im therapeutischen Dialog, in der therapeutischen Beziehung zwischen Patient, Übersetzerin und Therapeutin, von seiner sprachlosen schmerzenden Beengtheit zu seiner kreativen Entfaltung in unterschiedlichen und vielfältigen Konfliktkonstellationen und Gefühlszuständen gelangen kann. Die vorgestellte Behandlung gehört zu den geglückten Versuchen. In ihrer Besonderheit enthält sie doch viele typische Momente aus den psychosomatischen Gesprächen mit türkischen Patienten.

Bernhard (BERNHARD 1986) stellt in seiner Arbeit über „Schmerzempfindung und Schmerzerleben" fest, daß es keine Schmerzpersönlichkeit gibt. Jeder Patient muß individuell analysiert und behandelt werden. Schmerzempfindung und Schmerzausdruck sind ein höchst komplexes Geschehen, von vielfältigen Faktoren, nicht zuletzt ethnokulturellen Einflüssen geprägt (vgl. ZBOROWSKI 1969). Vor allem narzißtische Kränkung, aber auch Aggression, Angst und Schuldgefühle können in Körperschmerzen zum Ausdruck kommen.

Schmerz als Symptom sagt allein noch wenig darüber aus, welches Leiden, welcher Konflikt ihm zugrunde liegt. Wie unter einer Tarnkappe verbergen sich hinter den zunächst gleichförmig erscheinenden Schmerzen individuell unterschiedliche Affekte und Konflikte: Enttäuschung und Wut, Ohnmacht und Hoffnung, sexuelles Begehren und Verbot, Rebellion und masochistische Unterwerfung.

Schmerzdiagnostik und -therapie kommt bei türkischen Patienten ein hoher Stellenwert zu, kann aber in der Praxis der ärztlichen und psychotherapeutischen Gesundheitsversorgung aufgrund von Sprach-, Schicht- und Kulturbarrieren selten angemessen durchgeführt werden. Körperliches *und* seelisches Leiden werden in der Regel körpernah erlebt und vorgetragen. Auf die Berücksichtigung des subjektiven lebensgeschichtlichen Hintergrundes und der Einflüsse von Lebens- und Arbeitswelt ist unser Gesundheitssystem bisher schlecht vorbereitet. Viele der überwiesenen türkischen Schmerzpatienten hatten daher eine lange Krankenkarriere hinter sich und wurden häufig als chronifizierte und hoffnungslose Fälle vorgestellt. In der Regel waren sie gründlich organmedizinisch untersucht und organpathologische Ursachen ihrer Schmerzen ausgeschlossen.

Für die Zunahme von Depressionen und psychosomatischen Erkrankungen, zu denen ich den Schmerz rechne, macht die Weltgesundheitsorganisation (WHO) den schnellen Wandel von Traditionen, den Zerfall von Familie und Religion sowie Beziehungslosigkeit und Vereinsamung in der industriellen Massengesellschaft verantwortlich. Die Situation der türkischen Patienten mit Schmerzen und psychosomatischen Beschwerden ist nach meiner Erfahrung gekennzeichnet durch einen *dreifachen Verlust:* den Verlust von Lebenssinn und Orientierung, den Verlust an zwischenmenschlichen Beziehungen und Kontakten und den Verlust von Kompetenz und Handlungsfähigkeit.

Ich stelle die These auf, daß die türkischen Familien damit ein gesellschaftliches Problem von höchster Relevanz für uns alle in zugespitzter Form erleben und erleiden. Und, eine weitere These, daß viele Türken, im Unterschied zu uns angepaßten Einheimischen, *schmerzlich* unter diesen Verlusten leiden und ihr Leiden eigensinnig und störend in unser Behandlungszimmer tragen.

Ich bin überzeugt, daß psychosomatische Leiden vieler Türkinnen und Türken Folge ihrer Ausgrenzung aus gesellschaftlichen Beziehungen, ihrer Randständigkeit, ihrer Sprach- und Rechtlosigkeit sind. Vielen bleibt dann nur der Ausweg, sich enttäuscht und gekränkt mit ihren auf Objektbeziehungen angewiesenen narzißtischen, libidinösen und aggressiven Strebungen auf ihren Körper zurückzuziehen. Anpassung und Veränderung der in familiären und soziokulturellen Sozialisationsprozessen erworbenen Ichfunktionen und sozialen Verhaltensmustern an die neue Lebenswelt geschieht ja immer in zwischenmenschlichen Beziehungen (vgl. GARZA-GUERRERO 1974). Wie gestalten sich diese Beziehungen wohl für einen türkischen Arbeiter, der an seinem Arbeitsplatz und beim Arzt nur „Maschine kaputt" sagen kann (vgl. LEYER 1988)?

Wie es in der psychotherapeutischen Beziehung gelingen kann, dem in seinem Schmerzerleben wie in einem Gefängnis eingesperrten türkischen Patienten einen Zugang zu den ihn bewegenden und zugleich lähmenden Motiven (d.h. dem Abgewehrten und seiner Abwehr) zu eröffnen, möchte ich nun am Beispiel der Behandlung mit einem 35jährigen türkischen Arbeiter zeigen.

Ein Erstgespräch

Herr K. litt ,erst' seit vier Jahren unter chronischen Körperschmerzen und hatte sich noch nicht, wie manche anderen Patienten, mit seinen gekränkten Gefühlen ganz auf seine Schmerzen im Körper zurückgezogen. Er ist verheiratet und hat vier Kinder. Er ist Arbeiter in einem ,multikulturellen' gemischtgeschlechtlichen Team in der Elektroindustrie.

Herr K. wurde während eines mehrwöchigen stationären Klinikaufenthaltes von seinem Neurologen zur Mitbehandlung überwiesen. Er wurde medikamentös mit Antidepressiva und physikalisch mit Wärme und Massagen behandelt.

Herr K. erscheint mir beim Erstgespräch als ein gutaussehender, aber düsterer, verbitterter Mann. Er läßt seiner Enttäuschung freien Lauf, daß ich keine *türkische* Ärztin bin, schimpft lautstark und will am liebsten sofort gehen. Schließlich akzeptiert er mein Gesprächsangebot und trägt sehr erregt und laut seine vielfältigen Beschwerden vor, die er in einem kleinen Buch notiert hat.

Die Übersetzerin fühlt sich von ihm, wie sie mir später sagt, wie eine dumme, ungezogene Schülerin behandelt, der ein unerbittlicher Lehrer mit Prügel droht, wenn sie einen Fehler macht.

Herr K. beschreibt seine Beschwerden: „Seit vier Jahren leide ich unter Rückenschmerzen, Nackenschmerzen und daraus hervorgehenden Kopfschmerzen, die auch in die Augen gehen, Kräfteschwund und Schlaflosigkeit. Und Angst, sehr viel Angst, auch Selbstmordversuche und unheimliche Aggressionen und Wut auf Menschen. Ich habe den Wunsch nach aggressivem Turnen, Sport machen, Spazierengehen, Musik hören, Schreien, Weinen und kann es trotzdem nicht machen.

Ich habe immer Angst in mir. Weil ich diese Rückenschmerzen habe, leide ich besonders am Arbeitsplatz unter der Angst, daß eine Tür oder ein Fenster geöffnet wird oder jemand den Ventilator andreht. Ich habe Angst, daß die Rückenschmerzen wieder anfangen, wenn ich mir einen Zug hole. Wenn man es aber trotzdem macht, dann erscheinen Beklemmungen und Angstzustände. Das geht soweit, daß ich mich minderwertig fühle, alleine unter den anderen Menschen, und daß ich mich so herabsetze, daß ich sie anflehe, sie sollen es doch bitte nicht tun.

Und wenn mein Körper auch acht Stunden im Bett liegt, wird er trotzdem nicht warm. Ich habe unheimliche Spannungen und Wut in mir!

Es ist schwer. Ich liebe alle Menschen. Ich weiß nicht, wie ich mich wehren soll, wenn sie trotzdem die Fenster und die Türen aufmachen. Ich kann mich nicht wehren.

Ich möchte wissen, warum ich so mitleiderregend, so hilflos bin. Ich habe alle Kräfte und bin auch zufrieden mit meinem Leben. Aber ich habe gar nichts davon. Ich habe soviel Kraft in mir. Und warum fange ich plötzlich an zu schmelzen? Was ist das? Warum muß das so sein?

Es fängt damit an, daß meine Stirn wie ein Eisklumpen wird, eiskalt. Und die Schmerzen gehen in die Augen, von den Augen in den Nacken und in den Rücken, über die Rippen, dann in den Bauch. Mein ganzer Körper erstarrt und ich bin kraftlos und angespannt. Es gab Zeiten, wo ich meinen rechten Arm gar nicht mehr hochheben konnte. Er war wie gelähmt. Ich konnte nicht zum Arbeiten gehen."

Ich sage: „Das hat damit zu tun, daß Sie sehr viel Wut in sich haben und auch sehr viel Kraft in dieser Wut steckt. Sie sind ja ein sehr starker und kräftiger Mann und könnten sich gut zur Wehr setzen. Aber das dürfen Sie nicht, weil Sie Angst haben, in Ihrer Wut könnten Sie etwas kaputtmachen."

Herr K. schreit: „Ja, so ist das. Ich bin nicht so hilflos, ich weiß das. Es ist diese Krankheit, die mich hilflos macht."

Ich sage: „Diese Krankheit schützt Sie vor

Ihrer mörderischen Wut, die Sie in sich haben."

Herr K. erwidert mit lauter Stimme: „Ja, ich habe unglaubliche Aggressionen, z.B. am Arbeitsplatz, wenn man mich da schikaniert, da würde ich am liebsten zuschlagen oder prügeln. Ich kann von mir nicht sagen, daß ich verrückt bin oder durchgedreht. Selbst wenn ich das Gefühl hätte, ich mache es für mich, ich könnte es wegen meiner Kinder gar nicht tun."

Ich sage: „Sie waren ja auch enttäuscht und sehr verärgert, als Sie heute kamen und ich eine deutsche Therapeutin war, und keine türkische, wie Sie erwartet haben."

Herr K., sehr ärgerlich jetzt, beklagt sich über die deutschen Ärzte, wo er seine Beschwerden nie in seiner Muttersprache äußern konnte. Da habe er natürlich bei mir auch „ganz plötzlich die Wut in den Kopf gekriegt, weil ich dachte, jetzt ist wieder das gleiche. Dabei hatten sie mir doch vorher versprochen, du kannst in deiner Muttersprache reden."

Im Verlauf des zweistündigen Erstgesprächs findet Herr K. zu immer differenzierteren und ausgestalteteren Darstellungen seiner Schmerzen und seiner Befindlichkeit. Fühlt er sich zu Beginn des Gesprächs noch „wie ein Ballon, der jeden Augenblick platzen kann", und macht sowohl der Übersetzerin wie der Therapeutin gereizt Vorwürfe wegen ihrer „absolut blödsinnigen Fragen", so ist er am Ende des Gesprächs entspannt und akzeptiert eine Psychotherapie mit wöchentlicher, später zweiwöchiger Frequenz.

Zu den ersten beiden Sitzungen wird er von seiner Ehefrau begleitet, die seit Jahren unter täglichen Kopfschmerzen leidet. Beide wurden sowohl einzeln wie am Ende der Sitzungen als Paar gesehen.

Erinnern wir uns an den eingangs genannten dreifachen Verlust an Sinn, Beziehung und Kompetenz: Herrn K. wird eine Beziehung angeboten, seine Beschwerden werden als sinnhafte Konfliktlösungen gedeutet und seine eigene Kompetenz zur Konfliktbewältigung damit gestärkt.

Das Gelingen des therapeutischen Dialogs drückt sich auch in der Frage von Herrn K. am Ende des Erstgesprächs aus: „Wie ist das, wenn die Krankheit verschwindet? Dann müßte das doch so sein, daß ich dann um mich schlage. Was ist wichtiger: das Umsichschlagen zu verhindern und krank zu sein oder die Krankheit wegzutun und um sich zu schlagen?"

Dennoch fragt er mich gleich darauf nach Tabletten, „damit es schneller geht". Ich antworte: „Es gibt keine Tabletten gegen Zorn."

Zum Behandlungsverlauf

Parallel zu den Gesprächen bei mir wird Herr K. mit leichten Antidepressiva und Wärmebehandlungen, die ihm gut tun, behandelt. Kliniks- und Hausarzt, Nerven- und Betriebsarzt werden von mir angesprochen, Austausch und Kooperation hergestellt. Der therapeutische Dialog bezieht den *Kontext des Leidens* des Patienten mit ein (vgl. LEYER 1987 a,b).

In der Anfangsphase der Therapie sucht er nach der Ursache seiner Schmerzen. Er nennt den „Schmerz auf dem Rücken den Ursprung alles Bösen". Alles wäre harmonisch in seinem Leben, wäre da nicht dieser böse quälende Schmerz, der ihn wütend bis zum Zerplatzen macht. Noch handelt er seine Konflikte lieber mit unbelebten Objekten ab, z.B. Ärger über den Ventilator, den Luftzug oder Körperschmerzen. Ich weise darauf hin, daß der Ventilator von jemandem bedient werde. Herr K. schimpft weiter über den Ventilator. Bald haben wir beide miteinander Streit und der Konflikt kann nun in der Übertragungsbeziehung zu mir erlebt, bearbeitet und aufgelöst werden. Bei mir ist es erlaubt, aggressiv zu sein.

„Jetzt kommt etwas in Bewegung, das spüre ich", sagt Herr K. am Ende der 2. Sitzung. Der Schmerz plagt ihn noch weiter. Aber aus der tiefen Depression, die ihn in der Vergangenheit zu zwei Suizidversuchen getrieben hat, findet er heraus. An allen Ecken und Enden kommt Bewegung in den Schmerz, der sich in seinem Körper breit gemacht hat mangels Gelegenheit, Eingang in zwischenmenschliche Beziehungen zu finden. Das ‚offene Gefängnis' seiner Bedürfnisse, Wünsche und Phantasien wird geöffnet.

Herr K., ein kluger und sensibler Mann, hat sich viele Gedanken über seine Kindheit und Jugend gemacht, die davon geprägt war, daß er als zweitältester Sohn nach dem Tod des älteren Bruders von der darüber sehr verstörten Mutter zu einem ‚Bild von Mustersohn' erzogen wurde. Er hat fünf Geschwister. Als er zehn Jahre alt war, ging sein Vater als ‚Gastarbeiter' aus seinem anatolischen Dorf in die Bundesrepublik. Herr K. erhielt eine gute Ausbildung, studierte aber nicht wie sein jüngerer Bruder. Kurze Zeit war er in der Türkei als religiöser Lehrer tätig. Mit zweiundzwanzig Jahren kam er zum Arbeiten nach Deutschland, und der Vater kehrte zurück in die Türkei.

Er lebt mit seiner Familie in einem Dorf unter deutschen Nachbarn, um dem Druck der türkischen Minderheitengemeinde zu entgehen. Seine geringen Deutschkenntnisse schränken seine sozialen Beziehungen ein, und er reagiert sehr empfindlich auf vermutete Zurückweisung. Auch in der Therapie ist ein persönlicher Austausch nur mit Hilfe der Übersetzerin möglich. Hätten wir beide uns allein gegenüber gestanden, hätte ich nur Herrn K.s hilflosen Zorn, sein sprachloses Leiden, wahrgenommen. Wir beide hätten diesen Empfindungen keinen Namen geben, sie nicht in einen Dialog einführen können. Die alltägliche Erfahrung des Herrn K. hätte sich wiederholt: die erzwungene Regression auf ein präverbales Entwicklungsniveau, ohne gemeinsame Verstehens- und Sinnkonstruktionen, die Handlungsorientierungen eröffnen.

Die Arbeitsbeziehung zwischen der Übersetzerin und mir wandelt sich im Behandlungsverlauf mit der fortschreitenden Reorganisation der psychischen Funktionen und sozialen Interaktionen bei Herrn K.: Erlebten wir uns anfangs als ‚harmonisch vereint' in mütterlicher Sorge um ihn, werden im späteren Verlauf Rivalitäten zwischen zwei Frauen um die Gunst eines Mannes deutlich.

Ein Beispiel: Herr K., der mit dem Schreiben von Gedichten und Geschichten begonnen hatte, trug in der Therapie einige davon vor. Bei den ersten Gedichten war die Übersetzerin sehr bemüht, mir diese in komplizierten poetischen Wendungen verfaßten Stücke genau zu übersetzen. Ich zeigte Herrn K. mein Verständnis, indem ich einzelne Abschnitte auf Deutsch wiederholte und meine Empfindungen mimisch und gestisch ausdrückte. Nun, in der Zeit aufkommender Individuation und damit auch Rivalitäten, sagte die Übersetzerin einfach, das sei für eine Deutsche sowieso nicht nachvollziehbar, kaum zu übersetzen und diskutierte mit Herrn K. auf türkisch über die Schönheit der türkischen Poesie. Auf die in dieser Szene anklingenden besonderen Bedingungen einer psychotherapeutischen Behandlung mit Hilfe von Dolmetschern kann ich hier nicht näher eingehen.

Es ist nicht so, daß andere, weniger gebildete und wortgewandte Schmerzkranke nicht die heilenden Worte für ihr Leiden finden. Es ist erstaunlich, welch differenzierte Gedanken sich viele, zunächst so hilflos, depressiv, oder seltener aggressiv erscheinende Patienten gemacht haben. Sie warten nur auf ein Gesprächs- und Beziehungsangebot, das sich dann in seiner je individuellen Dynamik entfaltet. Der äußere soziale Druck, den ich mit einem Satz des Herrn K. illustrieren will: „Das Endziel ist, den Menschen in eine Maschine zu verwandeln, ihn so funktionstüchtig wie eine Maschine zu machen, sonst wird er weggesetzt" (4. Stunde) die damit verbundene Unterdrückung von Individualität und Lebendigkeit, die sprachliche und soziale Ohnmacht, führen in allen diesen Fällen zum ‚Überlaufen' in psychosomatischen Symptomen und Schmerzen, meist verbunden mit inneren Erregungszuständen, Ängsten, Depressionen. Bei den meisten über 45jährigen Patienten kommen körperliche Verschleißkrankheiten hinzu.

Herr K. sagt: „Was ich unheimlich gut finde, ist, daß ich hier reden kann. Mit Freunden oder anderen Türken ist es schwierig, weil die entweder denken, ich habe getrunken oder ich spinne... Ich merke schon, wie ich nicht mehr so angespannt bin. Gegenüber den Kindern bin ich freundlicher und geduldiger, erkläre ihnen etwas anstatt sie anzubrüllen. Es ist ja eigentlich so, wie wenn Wasser abgesperrt ist. Wenn es nicht entweichen kann, wird es natürlich steigen. Aber sobald man die Pforten öffnet, kann das Wasser fließen."

Ich erwidere, es sei wirklich besser, den Gefühlen eine Tür zu öffnen, anstatt sie zuzustopfen, bis es explodiert.

Herr K. sagt: „Heute denke ich, was soll das mit Selbstmord oder Explodieren oder jemanden schlagen. Man kann ja die Arbeitsstelle wechseln, wenn es einem nicht gefällt oder einmal weggehen. Es ist mir jetzt klar, daß das Zusammenleben zuhause einfach zu eng war, weil ich nie alleine weggehen konnte, ohne zu denken, wir müssen doch alles zusammen machen, damit nichts auseinanderfällt... Mein Grundgefühl ist jetzt, daß ich weiß, ich kann auch mit jemand anderem reden. Daß ich hier mit Euch im Gespräch mir meinen Weg selbst zeichnen kann, daß es offen ist, in welche Richtung es gehen soll."

Die Krise

Die dreiwöchigen Weihnachtsferien kündige ich rechtzeitig an. Herr K. reagiert zunächst gar nicht, dann heftig auf diese Unterbrechung. Zur letzten Stunde vor den Ferien erscheint er wie vor dem Erstgespräch: geladen wie eine Bombe. Zuhause hat er einen Zettel hinterlassen, er werde sich umbringen. Die Familie ruft bei mir an. Alle sind in höchster Aufregung. Vor dem Gespräch hat Herr K. der Übersetzerin und mir je eine Packung türkischer Plätzchen mit den Worten überreicht: „Eßt sie nicht, sie sind vergiftet." Ich bedanke mich bei ihm und frage, warum Gift darin sei. Er antwortet, in den letzten Tagen denke er nur giftige Sachen.

Während des Gesprächs fühle ich mich zunehmend geängstigt von der Heftigkeit, mit der Herr K. über seinen „kleinen Chef" schimpft, von dem er schikaniert werde und gegen den ihn der „große Chef" nicht schütze. Er werde es ihnen zeigen und sich vor ihren Augen verbrennen. Dann klagt er lange über seine „rückständige" kopftuchtragende

Ehefrau, die ihn nicht verstehe.

Man kann diese Gefühle der Enttäuschung und Wut als Übertragungsszene und Wiederholung seiner Hilflosigkeit als Kind gegenüber seinem überstrengen Religionslehrer (Hodscha) interpretieren, gegen den ihn der abwesende Vater nicht schützte. Die Beziehung zur Mutter war von Trennungsschmerz, Angst vor ihrer Unberechenbarkeit, Enttäuschung und Zorn vergiftet. Herr K. fühlt sich jetzt von mir ebenso im Stich gelassen, enttäuscht und explodiert.

Mir fällt ein, wie Herr K. früher einmal beim Abschied die Hand der Übersetzerin festhielt und fragte, ob sie wohl Angst vor ihm habe, sie wisse doch, daß Türken Frauen auffressen. Dann hielt er meine Hand lange fest und schaute mich so an, daß ich dachte, wenn er eine Beziehung zu uns eingeht, dann mit Haut und Haaren. Und nun entziehe ich mich für einige Zeit, zerstöre damit die Phantasie einer idealen, stets verfügbaren und liebenden Mutter.

In meiner Verunsicherung kommen mir ethnische Klischees in den Kopf, die Herr K. halb spaßhaft, halb ernst in der Therapie genannt hatte: der Wilde aus den Bergen, der unzivilisierte Barbar, der Kannibale, der Frauenfresser. Eigentlich faszinierende Bilder und Symbolisierungen verwandelten sich wie ein Urwald nach Sonnenuntergang in ein bedrohliches Schattenkabinett voll fremder Sinneseindrücke. Ich erschrak vor seiner ‚orientalischen Wildheit'.

Ich will den Verlauf dieser dramatischen Stunde nicht weiter ausführen. Es gelang mir schließlich, die so deutlich von ihm in unserer Beziehung inszenierten Gefühlskonflikte zu verstehen und mit ihm gemeinsam durchzustehen. Seine Angst, von mir im Stich gelassen zu werden, verringerte sich, und Herr K. entwickelte Vorstellungen, wie er seine Situation in den Ferien kreativ schreibend und bildnerisch gestalten wollte.

Diese Krise vor den Ferien brachte einen deutlichen Fortschritt. Herr K. wechselte mit Unterstützung von Nervenarzt und Therapeutin den Arbeitsplatz im Betrieb und arbeitete wieder regelmäßig. Er lernte, sich angemessen mit seinen Bedürfnissen zur Geltung zu bringen. Er wurde in seinem Sportverein zum Kassenwart gewählt, worauf er sehr stolz war. Als wir die Behandlung nach einem guten Jahr beendeten, war von Kopfschmerzen schon lange nicht mehr die Rede, wohl aber von dem süßen Schmerz der Sehnsucht, dem bitteren Schmerz der Trennung und der Kränkung, der schmerzlichen Einsamkeit des Mannes und des Todes. Dies waren die Themen der zahlreichen Gedichte, die Herr K. schrieb und auch in die Therapie mitbrachte.

Ich möchte meinen Beitrag beenden, indem ich Herrn K. über sein Erleben und die Bedeutung seines Schreibens zu Wort kommen lasse.

Herr K. sagt über das Schreiben: „Ihr müßt mir glauben, das Schreiben ist eine Sache des Gefühls, das über einen kommt wie Donner und Regen. Erst donnert es und plötzlich fängt es an zu regnen. Körperlich ist es genauso oder ähnlich. Plötzlich schwimmt man so dahin, es bricht alles auf, man schwimmt, und das Wasser wird mehr und mehr und gleitet dahin.

Es gibt Tage, da kann man nichts aufs Papier bringen. Und dann kommt der Moment, wo dieser Regen mich überkommt und ich schreibe wie besessen, Seite um Seite.

Es muß, wie man bei uns sagt, den Anfang eines Fadens geben, einen Grund zum Schreiben. Ein anziehendes Thema, eine anziehende Frau, Verliebtsein, und plötzlich sprudelt es nur so heraus. Es braucht einen Grund zum Schreiben.

Ich bin sicher, daß diese Schmerzen nicht bis zu meinem Lebensende andauern werden. Daß ich hierher komme, hat mir Ideen gegeben, und ich möchte kleine Geschichten schreiben."

Ich sage, ich würde mich sehr freuen, wenn er weiter schreibt.

Herr K. fährt fort: „Mit dem Schreiben ist es wie mit einem ganz engen Freund, mit dem man in ein Gespräch eintritt. So, als hätte man Kontakt zu der Person aufgenommen.

Im Türkischen gibt es ein Sprichwort: Ohne Grund fliegen die Vögel nicht. Daher war mein Weg zu Ihnen wichtig, um hier meinen Grund zu finden."

Literatur

BERNHARD P. 1986: Schmerzempfindung und Schmerzerleben. In: Brähler E. (Hrsg.) *Körpererleben. Ein subjektiver Ausdruck von Leib und Seele*: 50-61. Springer: Berlin, Heidelberg, New York, Tokio.

GARZA-GUERRERO A.C. 1974: Culture Shock: Its Mourning and the Vicissitudes of Identity. *J. American Psychoanal. Ass.* VI, Vol. 22,2:408-429.

LEYER E. 1987a: Von der Sprachlosigkeit zur Körpersprache. Erfahrungen mit türkischen Patienten mit psychosomatischen Beschwerden. *Praxis der Psychotherapie und Psychosomatik* 32:301-313.

-- 1987b: Psychosomatische Beratung türkischer Migrantenfamilien. Konzepte und Erfahrungen aus dem Gießener Modellprojekt. *Informationsdienst zur Ausländerarbeit* 3 + 4:119-123.

-- 1988: *Verborgene Strukturen in der Beziehung zwischen Therapeuten und ausländischen Patienten.* Vortrag in der Teilkonferenz „Gesundheit und Erziehung" auf dem Kongreß „Kultur im Wandel – Wege interkulturellen Lernens". Berlin.

ZBOROWSKI M. 1969: *People in pain.* Jossey Bass: San Francisco.

Schmerzerleben und Schmerzverarbeitung bei Patienten mit akutem Herzinfarkt

Hermann Faller

Zusammenfassung

In den letzten Jahren hat sich in der psychosomatischen Medizin ein Forschungszweig entwickelt, der nicht primär nach den psychosozialen Entstehungsbedingungen körperlicher Störungen fragt, sondern ungekehrt danach, wie Menschen ihre Erkrankung erleben und verarbeiten. Durch diese ‚somato-psychische‘ Sichtweise wird die bisher vorherrschende einseitige ‚psycho-somatische‘ Perspektive ergänzt. Die kognitive (gedankliche) Repräsentation der Verarbeitung gestörter körperlicher Befindlichkeit wird im Rahmen des Forschungsprogramms „Subjektive Krankheitstheorie" thematisiert. „Subjektive Krankheitstheorie" umfaßt unter anderem auch die Wahrnehmung, Beschreibung und Bewertung von Symptomen; kognitive Prozesse, emotionale Zustände (z.B. Angst) und Bewältigungsstrategien stehen in enger Wechselwirkung.
Mittels eines teilstrukturierten Interviews mit 51 Herzinfarktrehabilitanden wurden u.a. folgende Fragestellungen untersucht: Wie nehmen Herzinfarktkranke den Schmerz des akuten Herzinfarktes wahr? Welche sprachlichen Kategorien verwenden sie zu seiner Beschreibung? Welche Bewältigungsstrategien werden eingesetzt?
Die Ergebnisse werfen neues Licht auf das Problem der Verleugnung, deren Bedeutung als Abwehrmechanismus in der Verarbeitung des Herzinfarktes in der Literatur kontrovers diskutiert wird.

Summary

In recent years psychosomatic medicine not only tries to find out how psychosocial factors bring about bodily disorders but also, the other way round, investigates how people experience illness and cope with it. This ‚somato-psychic‘ point of view complements the by now prevalent one-way psycho-somatic perspective. The cognitive representation of coping with illness is studied by a research program titled „subjective theory of illness". „Subjective theory of illness" comprehends perception, description, and evaluation of symptoms. Cognitive processes, emotional states (e.g. anxiety) and coping strategies are seen as closely interacting.
The present study which applied a semi-structured interview on 51 myocardial infarction patients, sought to answer the following questions: How do myocardial infarction patients perceive pain in acute myocardial infarction? Which verbal categories are used by them to describe their experience? Which coping strategies are employed?
The findings throw light upon the problem of the defense mechanism of ‚denial‘, whose significance for coping with a myocardial infarction is discussed controversially in previous literature.

Einleitung

Das Interesse der psychosomatischen Medizin gilt traditionellerweise der Frage nach der Bedeutung seelischer Faktoren für die Entstehung und Auslösung psychosomatischer Erkrankungen. In den letzten Jahren geht nun die psychosomatische Medizin mehr und mehr auch der gewissermaßen umgekehrten Frage nach, wie Menschen auf eine Erkrankung reagieren, sie seelisch verarbeiten. In Abhebung zum anderen Schwerpunkt der psychosomatischen Medizin könnte man diesen Bereich ‚somato-psychische Medizin‘ nennen (vgl. LANG et al.: im Druck).

In dieser Perspektive werden Erleben und Verarbeitung körperlicher Krankheit thematisiert. Die kognitive (gedankliche) Repräsentation dieser Verarbeitungsprozesse wird im Forschungsprogramm „Subjektive Krankheitstheorie" untersucht (FALLER 1983, 1989; VERRES 1986). Der Begriff der ‚subjektiven Theorie‘ entstammt einer ‚epistemologischen‘ Wissenschaftskonzeption, die in erklärtem Kontrast zum behavioristischen Menschenbild ihr Forschungsobjekt „analog zum Bild des Wissenschaftlers von sich selbst (...) als Hypothesen generierendes und prüfendes Subjekt" (GROEBEN und SCHEELE 1977:22) konstituiert. Zentrales

Merkmal einer subjektiven Theorie ist ihre (zumindest implizite) Argumentationsstruktur (GROEBEN und SCHEELE 1983:16). Es geht also darum, wie Menschen veränderte körperliche Befindlichkeit wahrnehmen, beschreiben, sich erklären und bewerten, in enger Wechselwirkung mit emotionalen Korrelaten und Bewältigungsstrategien (FALLER und VERRES: im Druck).

Mein Vortrag handelt vom Schmerzerleben und der Schmerzverarbeitung bei Herzinfarktkranken. Es bedarf keiner ausführlichen Begründung, gerade den akuten Myokardinfarkt als Prototyp einer durch starken Schmerz gekennzeichneten Erkrankung auszuwählen. Nicht nur die Lehrbücher der Medizin führen den Schmerz, der sich bis zum Vernichtungsgefühl steigern kann, als das Kardinalsymptom des Myokardinfarktes; auch die inzwischen klassischen anthropologisch-phänomenologischen Untersuchungen des Krankheitserlebens beim Herzinfarkt von Kulenkampff und Bauer resümieren: „Der Infarktkranke ist ein Schmerzkranker" (KUHLENKAMPFF und BAUER 1962: 297).

Die Studie, über die ich nun berichten will, ist dadurch charakterisiert, daß sie eine naturalistische Perspektive zu verwirklichen versucht. Daß der Autor eine solche natürliche Perspektive einnehmen konnte, war dadurch möglich, daß er als Stationsarzt in einer kardiologischen Rehabilitationsklinik arbeitete.

Dieses Setting hat den Vorteil der Selbstverständlichkeit der Erhebungssituation. Da Forscher und Erforschte, ähnlich vielleicht der teilnehmenden Beobachtung in der Feldforschungssituation innerhalb bestimmter Grenzen natürlich, einen gemeinsamen Alltag teilen, in dem Gespräche einen festen Platz haben (sollten), bedarf der Forscher keiner besonderen Legitimation.

Im Zentrum des Erhebungsansatzes stand ein teilstrukturiertes Interview, das mit folgender Aufforderung eröffnet wurde: „Würden Sie mir bitte einmal erzählen, wie das war, als Sie Ihren Herzinfarkt hatten!" Diese Aufforderung sollte einerseits explizit und konkret genug sein, um situativ spezifi-

sches Erleben retrospektiv zu aktualisieren, andererseits so offen, daß der Befragte die Rekonstruktion des meist kurze Zeit zurückliegenden Geschehens aus seiner eigenen subjektiven Perspektive leisten konnte. Da sich der Interviewer in dieser narrativen Passage des Gesprächs weitgehend eigener Interventionen enthielt, konnte von den Befragten eine von Intervieweräußerungen ungestörte ,Geschichte des eigenen Herzinfarktes' gewonnen werden. Nachdem der Patient seine Geschichte zu Ende erzählt hatte, folgten die Fragen: „Was haben Sie damals zuerst bemerkt?" (*Beschwerden*) und: „Hatten Sie *Schmerzen*?"

Interviewleitfaden

A. Erleben des eigenen Herzinfarktes
1. Würden Sie bitte einmal erzählen, wie das war, als Sie Ihren Herzinfarkt hatten! (*Geschichte*)
2. Was haben Sie damals zuerst bemerkt? (*Beschwerden*)
3. Hatten Sie *Schmerzen*?
4. Haben Sie irgendwelche *Gefühle* erlebt?
5. Welche *Gedanken* gingen Ihnen durch den Kopf?
6. Dachten Sie, daß es etwas *Schlimmes* sein könnte?
7. Dachten Sie, daß es das *Herz* sein könnte?

Tab. 1: Beginn des Interviewleitfadens

Falldarstellung

Ich möchte zunächst den Beginn des Interviews mit einem 54jährigen Herzinfarktkranken vorstellen. Auf meine Aufforderung hin begann er:

„Also der Herzinfarkt als solcher – also wollen mal sagen, zumindest wenn man eben drauf abgehoben hat, daß es ein Herzinfarkt war: Ich hab samstags im Garten umgegraben, weil ich halt arbeite und sowas nur samstags machen kann. Na hab ich Schmerzen gekriegt zwischen den Schulterblättern und ich hab ja von Berufs wegen eine schwere Arbeit schon immer gehabt als Kraftfahrer und so weiter und da hab ich halt Schmerzen zwischen den Schulterblättern gekriegt, die eben dann hoch und hier rein gegangen sind, ne. Nach jedem dritten, vierten Spatenstich habe ich zehn Minuten stehen müssen, ganz steif stehen müssen, nicht mal bewegen, bis der Schmerz abgeklungen ist. Und hab das immer wieder versucht, und dann hab ich aufgegeben. Und da hab ich gedacht, na, es ist am Rückgrat irgendwo ein Nerv eingeklemmt oder eine Muskelverspannung oder aber und das war samstags, sonntags sowieso keine Arbeit und Ruhe, da ist es nicht mehr oder zumindest, ich hab zwischendurch auch in den Schulterblättern Schmerzen gehabt und hab angenommen, das kommt von der Wirbelsäule.

Und montags ins Geschäft und gefahren und hab auch so Container abzuschieben, also beladene, tonnenschwere unter Umständen. Na hab ich um acht, halb neun gesagt zum Disponenten, also von mir, ich geh zum Arzt, ich geh heim, ich muß mir das machen lassen, das geht nicht mehr so. Na bin ich nach Hause gefahren, gewaschen und bin um halb zehn beim Arzt gewesen und hab dem das geschildert, wie das ist. Und wie ich gesagt hab, das geht mir bis in den Unterkiefer rein, hat der die Stirn in Falten gelegt und hat gleich gesagt, also EKG. Und ich hab für mich nie angenommen, daß ich irgendwelche, also was auf dem Herzen haben könnte. Dann EKG gemacht, und er hat das ja gleich ausgewertet, das dauert nicht allzu lang. Da hat er gesagt, also EKG ist in Ordnung, aber wenn Sie so Schmerzen haben, schreib ich Sie für die Woche erstmal krank, und dann werden wir weitersehen. Und er hat mir erst schon was verschrieben für Einzureiben hinten, also er hat auch dann abgehoben da drauf im Moment. Er hat mir auch die roten Kapseln gegeben da, die, ich weiß nicht, wie sie heißen, für den Schmerz im Moment, also so ähnlich wie das Spray ungefähr. Dann hat er gesagt, wenn der Schmerz wiederkommt, soll ich ein oder zwei Kapseln zerbeißen und das mit dem Speichel zergehen lassen.

Na, ja, ich bin raus, und in der Zwischenzeit hat er 'ne Patientin in der Praxis gehabt, die ist mit dem Notarztwagen gleich, mit dem Krankenwagen gleich in die Klinik gefahren worden, auch mit 'nem Infarkt. Und die hat, denn der Arztwagen, der Notarztwagen hat vor meinem Wagen gestanden, ich konnt nicht raus. Na hab ich eben im Wagen gewartet, und in der Zwischenzeit, in der Wartezeit kommt der Schmerz wieder, ohne mich irgendwie anzustrengen oder aufzuregen – ich mein, ich kann mich innerlich aufgeregt haben, das ist klar. Der Wagen fährt weg, ich fahr raus und wo mein Arzt, in A. ist das ne Sackgasse, also ich hab ein Stück vor und drehen müssen wieder, und wie ich dreh und lenk und so weiter, also ist es schon ne kleine Anstrengung auch im Pkw, da ist der Schmerz so stark geworden, daß ich zurückgefahren bin und hab gedacht, also jetzt fahr ich nimmer heim, jetzt geht ich nochmal runter. Also daß ich den Gedanken hatte, er soll mir ne Spritze gegen den Schmerz geben und den Schmerz im Moment betäuben. Ich hab die Kapseln wohl zerbissen, aber die haben nicht gewirkt. Da bin ich ausgestiegen und bin runter, und wie ich unten bin bei den Sprechstundenhilfen, ist der Schmerz so stark geworden, daß ich eben buchstäblich zusammengebrochen bin, und die haben mich dann gleich auf ne Liege, der Arzt hat gleich nochmal en EKG gemacht, und dann hat er gesagt, also jetzt ist das, der Infarkt da. Von da an weiß ich nichts mehr, da war ich ja weg. Ich bin erst in der Intensivstation wieder zu mir gekommen. Und das war das Erlebnis vom Infarkt selber.‟

Ein erstes Ergebnis der phänomenologischen Analyse des Schmerzerlebens: Es scheint schwierig, vom Schmerz zu sprechen. 43 der 51 befragten Männer benutzen das Wort ‚Schmerz‘ zur Beschreibung ihrer Empfindung, aber fast ebenso viele verwenden Metaphern als Synonyme: an erster Stelle ist von einem Druck die Rede, dann von Stechen, von Stichen, Ziehen, Krampfen, Brennen, Pfetzen, Zerren, Reißen, Reiben.

Manchen Kranken scheinen diese Begriffe aus dem „Wörterbuch verblaßter Metaphern‟, wie Jean Paul die Sprache nennt, nicht auszureichen; sie verwenden Vergleiche, in denen sie ihr Empfinden in Beziehung setzen zu etwas offensichtlich Bekannterem, Vertrauterem. Ich habe eine Auswahl der verwandten Sprachbilder zusammengestellt. In diesen Bildern treten Menschen, aber auch scheinbar belebte Wesen aus der Technik – die meisten Befragten waren Arbeiter und Handwerker – und aus der Natur als Verursacher des Schmerzes auf.

Als wenn mir jemand den Hals abdrücken würd', als wenn ich abgewürgt würd'.
Ich hab' geglaubt, es drückt mir einer mit'm Riemen den Brustkorb zu.
Da mein' ich grad, mir reißt einer den Brustkasten auf.
Wie wenn mir einer mit der Axt gegen's Brustbein klopft, von innen raus, wie wenn er's aufsprengen tät, wie wenn einer 'nen Holzklotz rein und die Axt dann so dreht.
Wie wenn man mit einem spitzen Eisen immer auf den Rücken drücken würd'.
Als wenn einer mit der Zange oder mit dem Schraubstock zusammendrückt.
Wie wenn ich 'nen Balken da vorn im Brustkasten drin hätt', wie wenn sich der Balken da umdrehen wollt'.
Ich hab' gemeint, da steht einer mit dem Lastwagen auf der Brust, ich hab' gemeint, mir steht ein Panzer auf der Brust.
Das saß auf mir drauf wie so'n Zentner Stein.

Tab. 2: Bildhafte Vergleiche

Einige Befragte äußern ganz explizit, daß es schwierig sei, das Erlebte zutreffend zu beschreiben. „Ich weiß gar nicht, wie ich das beschreiben soll", sagt ein Kranker (HI 16). Manchmal scheint es leichter zu sagen, was es nicht ist, wie im folgenden Beispiel: „Es war kein Stechen, es war kein Ziehen, es war auch kein großer Schmerz, es war so, wie soll ich sagen, kein Stechen und Ziehen, es war, ich weiß auch nicht, wie ich mich ausdrücken soll" (HI 20). Oder: „Schmerz würde ich das gar nicht nennen, das ist nur ein unheimlich beklemmendes Gefühl" (HI 12).
In Abb. 1 habe ich die ‚subjektive Anatomie' des Herzschmerzes dar-

gestellt, wie sie sich in den Angaben zur Lokalisation zeigt.
Den Schmerz „bekommt" oder „kriegt man", wie die Kranken sagen. Er „kommt und geht, geht rüber, geht hoch, geht von unten nach oben, geht in den Arm rein; zieht den Hals hoch, zieht auf die Brust, hat sich raufgezogen, ist reingeschossen, ist nach oben gerutscht; hat sich ausgeweitet, ist schmaler geworden, hat sich verengt, hat ausgestrahlt."
Der Schmerz bewegt sich also, verändert seine Lage im Raum des Körpers. Er verändert darüber hinaus diesen ihn umgebenden Raum. Er „drückt und sticht und macht, drückt alles ab, drückt aufs Herz, schnürt einen zusammen, tut einem weh."
Der Schmerz ist Subjekt, Agens, der Körper Ort des Geschehens. Der Schmerz scheint als eine eigenständige Wesenheit erfahren zu werden, in den Worten von Goltz als „ein Wesen, das sich entwickeln und handeln kann und in dessen Belieben es steht zu kommen oder zu gehen" (GOLTZ 1969:241).
Dietlinde Goltz, die das Verhältnis von Krankheit und Sprache untersucht hat, zitiert Bejamin Lee Whorf und dessen These von den „fiktiven Täterwesen", die wir andauernd in die Natur hineinlesen, „nur weil unsere

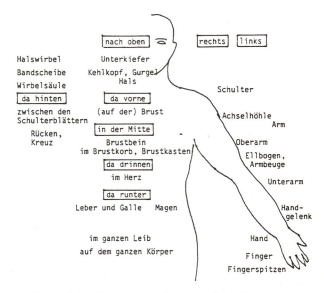

Abb. 1: Subjektive Anatomie des Herzschmerzes

Verben Substantive vor sich haben müssen" (WHORF 1984:44).

Vielleicht hat diese Personifikation des Schmerzes auch mit dem betroffenen Organ zu tun: Das Herz ist das einzige der Willkürlichkeit entzogene innere Organ, dessen Aktion wir prägnant wahrnehmen können (KULENKAMPFF und BAUER 1962). Wenn ich es wahrnehme, nehme ich es immer als das eigene wahr; zugleich bleibt es doch eigenartig fremd und unverfügbar, ein autonomes Organ, das sein Eigenleben führt (BUYTENDIJK 1950; PLÜGGE 1955). „Das eigene Herz demonstriert sein Leben, unabhängig von mir", schreibt Buytendijk (BUYTENDIJK 1950: 256). Es kann einen überraschen und bedrohen: Der Kranke hat sein Herz, aber sein Herz hat auch ihn. Der Herzkranke warte geradezu darauf, daß ihm das Herz ‚einen Streich spiele'. „Der Kranke gerät in den Griff seines eigenen Herzens" (ebda.:267). Die Gefährdung, die das Herz dem Kranken bewußt macht, ist wohl diejenige des eigenen Todes. Im Rhythmus des Pulsschlages ist der Leib in seiner zeitlichen Dimension gegeben, ist damit auch die Begrenztheit der leiblichen Existenz präsent.

Zurück zu den Äußerungen der Kranken, zu ihren Intensitätsbeschreibungen. Wie wird die Stärke des Schmerzes beim Herzinfarkt erlebt? Der Schmerz ist „arg, furchtbar, ungeheuer, unheimlich, wahnsinnig. Ich konnte nicht mehr stehen, nicht mehr liegen, hab nicht gewußt, wo ich hinrennen soll, hab mich gewunden wie ein Aal. Ich habe keine Stimme mehr rausgekriegt, ich hab geschwitzt, bald Blut geschwitzt vor Schmerzen. Mir war schlecht, ich war ganz schwach vor Schmerz, ich hab fast in die Hose gemacht. Ich hab geschrien, gebrüllt, gejammert wie ein Kind. Das ist so schlimm gewesen, daß ich es nicht ausgehalten hab".

Aus diesen Schilderungen scheint mir die Scham zu sprechen. Ein männlich-heroisches Aushalten ist nicht mehr möglich. Sich wie ein Kind verhalten zu müssen, ist umso schlimmer für viele Herzinfarktpatienten, als für sie Starksein narzißtisches Ideal ist, und Schwachsein fast so etwas wie moralische Vernichtung bedeutet. Ein von narzißtischer Omnipotenz geprägtes Selbstkonzept wird durch den Schmerz radikal in Frage gestellt. Buytendijk (BUYTENDIJK 1948) hat darauf hingewiesen, daß der Schmerzensschrei auch als Schrei der Entrüstung über eine seelische Verletzung, eine Schändung, eine Erniedrigung verstanden werden könne. Daß die Einheit des Selbst zerfällt und der Kranke schmerzlich mit seiner Abhängigkeit vom eigenen Körper konfrontiert wird, bedeutet eine ‚narzißtische Kränkung', wie dies in der Tiefenpsychologie beschrieben wird; dies umso mehr, als sein Körper vielleicht mehr als bei anderen Menschen instrumentalisiert war (vgl. LANG 1986), funktionieren mußte, keine eigenen Bedürfnisse haben durfte (vgl. HAHN und KÄMMERER 1985).

Das Bild eigener Stärke aufzugeben ist aber Voraussetzung dafür, Hilfe annehmen zu können. Ein Beispiel:

B: Also ich bin ehrlich ich mein, jeder tut sich ja immer selber loben, soweit wie's geht also ich kann schon Schmerzen aushalten oder irgendwas. Aber da hab ich's echt nimmer ausgehalten, da hab ich's echt nimmer ausgehalten.

I: Was ging in Ihnen vor in der Zeit?

B: Also, so wie manche sagen, von wegen Angst oder so ich kann also net sagen, daß ich unbedingt Angstgefühle gehabt hab. Er war zu stark. Ich hab dann bloß gesagt, also jetzt hat es keinen Zweck, ich muß ins Krankenhaus, das sind die einzigen, die mir praktisch noch irgendwie helfen, net. Das war mein Bestreben dann, ins Krankenhaus zu kommen; und ich muß sagen, nachdem ich mal drin war und die rumgemacht, also sich an mir versucht haben, irgendetwas zu machen, war an für sich des wieder soweit mir ist dann vorgekommen, jetzt bin ich in geborgene Hände, jetzt kann mir nix mehr passiere ... Angst wär übertrieben, aber ich sag's ehrlich, ich hab also irgendwie das Gefühl gehabt, jetzt mußt also ins Krankenhaus, und da ist die einzig Möglichkeit, wo dir noch irgend jemand helfen kann.

Ich möchte mit dieser Schilderung, in der die Frage des Angsterlebens noch offen blieb, den phänomenologischen Teil des Vortrags abschließen und widme mich nun der Frage, was weiter geschieht. Der Strom des Erlebens bricht an dieser Stelle ja nicht ab; die Schmerzwahrnehmung setzt vielmehr einen Prozeß der emotionalen Verarbeitung in Gang.

Ich greife zunächst noch einmal die Ergebnisse der zitierten anthropologisch-phänomenologischen Untersuchung auf: „Der Infarktkranke ist ein Schmerzkranker" hatte es geheißen. Kulenkampff und Bauer weiter: „Angst, gar Todesangst, oder das Gefühl lebensgefährlicher Bedrohung, kommt nicht auf" (KULENKAMPFF und BAUER 1962: 293). Im Gegensatz zum herzphobischen Anfall spiele beim Schmerzanfall des Infarktkranken die so eindrucksvolle, alles überflutende große Angst, die Sterbensangst, gar keine Rolle. Ganz im Gegenteil: Selbst dann, wenn sich der Schmerz im ‚Vernichtungsgefühl' bis an die Grenze des Erträglichen steigere, der Kranke meine, „den Schmerz nicht mehr aushalten zu können, von ihm vernichtet, zermalmt zu werden, tritt nicht die Angst vor einem möglichen Ende auf, sondern es wird alles nur Erdenkliche herbeigesehnt, was von diesem entsetzlichen Schmerz befreien könnte sogar der Tod" (ebda.:297).

In den Augen der meisten Autoren (z.B. CHRISTIAN 1966; HACKETT et al. 1968; HAHN und KÄMMERER 1985; MOERSCH et al. 1980) gilt der Infarktkranke deshalb nicht nur als Prototyp des Schmerzkranken, sondern auch als Prototyp des Angst-Verleugners.

Daneben wird von anderen aber auch auf ein hohes Maß an manifester Angst im Akutstadium hingewiesen (vgl. KÖHLE und GAUS 1986). Die Frage des Stellenwerts von Angst und Verleugnung scheint offen.

In der vorgestellten Untersuchung wurden anschließend die folgenden Fragen gestellt: „Haben Sie irgendwelche Gefühle erlebt? Welche Gedanken gingen Ihnen durch den Kopf? Dachten Sie, daß es etwas Schlimmes sein könnte? Dachten Sie, daß es das Herz sein könnte?"
Wir wollen zunächst sehen, wie das Gespräch mit dem nun schon bekannten 54jährigen Herzinfarktkranken weiterging.
I: Als Sie da die ersten Schmerzen hatten, als der Infarkt war, was ging Ihnen da durch den Kopf?
B: Ja, wie soll ich sagen, im Moment war, ein Panikgefühl war schon da.
I: So ’ne Angst auch.
B: Sicher, ich mein, weil, wie dann festgestelllt wurde, also wollen mal sagen, wie ich dann selber davon überzeugt war, es ist das Herz.
I: Und in der Situation, als Sie da im Garten gearbeitet haben mit dem Spaten?
B: Ei ja, hm, da hab ich gedacht, Mensch was ist das? So intensiv hab ich den Schmerz nie und wie gesagt, ich kann immer wieder sagen, ich hab da an sich nicht ans Herz gedacht.
I: Hatten Sie da schon Angst?
B: Angst? Hei ja, ein Angstgefühl, unterschwellig war ein Angstgefühl schon da. Also ich meine nicht, daß ich jetzt, wollen mal sagen, umfall und tot wäre oder so aber ich hab gedacht, mein lieber Mann, jetzt bist du fünfzig oder über fünfzig Jahre alt, jetzt bist du bald Invalide und so weiter, ne. Ich mein, die Angst war schon da.
I: Mhm.
B: Aber ich sag ja, wenn mer stehenbleiben muß und dann is das Gefühl dann gewesen: Mensch, wenn mir jetzt jemand zuguckt das mag blöd sein – der macht zwei Spatenstiche und dann steht er da und ruht sich aus und macht ein Arbeiterdenkmal. Es hat ja niemand gewußt, was ich für Schmerzen hab, selbst meine Frau nicht.
I: Das wär' Ihnen peinlich gewesen.
B: Ja, eben, das Peinlichkeitsgefühl, das war auf jeden Fall da. Wie ich im Krankenhaus gelegen bin, hab ich das meiner Frau mal vorgehalten, hab ihr das gesagt. Da hat sie gesagt, ja also, wenn ich ehrlich sein soll, sie hätte auch gedacht, naja, der hat keine Lust, da was weitermachen, das ist ein fauler Stinker für den Tag oder so, ne, ich mein. Aber das Gefühl, das war erst mal die Peinlichkeit, die war vorrangig eben, daß irgendwelche Leute denken könnten, ei ja, der will nicht und kann nicht. Aber ich meine, wenn Sie jetzt das meinen, irgendwie vielleicht Todesangst oder so vorm Infarkt, das könnt ich also, das müßt ich nein, nicht, auf keinen Fall! Daß es etwas Schlimmes sein könnte, habe er erst im Krankenhaus gemerkt.

B: Ich weiß noch, im Unterbewußtsein, das heißt im halben Nebel hab ich dann noch auf der Liege gelegen und muß wohl ziemlich getobt haben, also die Schwestern haben mich festgehalten, und geschwitzt, also mir ist das Wasser am Kopf runtergelaufen, ich weiß, wie die Schwester gesagt hat: Ach Gott, schwitzt der Mann, da läuft's Wasser buchstäblich runter! Und da, in dem Moment, wollen mal sagen, da is e bissle da hab ich e bissle Angst gehabt, ehrlich, ne.

Nachdem der Schmerz abgeklungen war, habe er dann immer nur den Monitor beobachtet, ob sich da etwas verändere. Später sei lediglich die Angst hinzugekommen, daß er seinen Beruf nicht mehr ausführen könne, an seinem Beruf hinge er sehr, habe nie etwas anderes machen wollen. Sein erster Gedanke sei gewesen:

B: Jetzt bist du ein halber Krüppel, jetzt kannst du nicht mehr das machen, was du bisher gemacht hast. Was jetzt? Von Gesundwerden in dem Sinne kann ja nicht mehr die Rede sein. Was zu ist, ist zu. Wenn du mal geschädigt bist am Herzen, ist zu. Und dann später ist eben dazu gekommen: Mein Bruder ist am Infarkt gestorben, ne, der hat, im Urlaub hat der den ersten Infarkt gekriegt, der ist in Österreich in der Klinik gelegen drei Wochen, ist dann überführt worden nach B. Ein Jahr später war er tot. Der ist praktisch ins Geschäft gegangen, ist aufgestanden, und wie meine Schwägerin gesagt hat, er wollte raus und zum Arzt gehen und ist praktisch nur hundert Meter vom Betrieb weggekommen, zusammengebrochen und war weg. Und der hat aber auch nie, ich meine, mir jedenfalls, uns gegenüber, nie irgendwie geklagt, er fühlt sich unwohl und so weiter, aber meine Mutter ist ja auch am Infarkt gestorben ...

Wenn wir das Gespräch bis hierhin überblicken, können wir feststellen, wie zunehmend mehr Inhalte der Angst und Bedrohung geäußert werden. Zu Beginn hatte der Schmerzkranke noch versucht, die im Schmerzerleben liegende Bedrohung abzuweisen. Er lenkte seine Aufmerksamkeit auf diejenigen Aspekte der Situation, die eine Verleugnung der Bedrohung erleichtern.

Als er Schmerzen zwischen den Schulterblättern wahrnimmt, sucht er zunächst nach Argumenten, die eine Ablenkung der Aufmerksamkeit von der Bedrohung plausibel machen. Da er beruflich eine schwere körperliche Tätigkeit ausübt, hält er seine Wirbelsäule für anfällig, bedingt durch den jahrelangen Verschleiß. Er glaubt, dem Schmerz vorausgehend eine ungeschickte Bewegung gemacht zu haben, die eine Muskelverspannung oder die Einklemmung eines Nervs ausgelöst haben könnte. Die Schmerzen lassen auf körperliche Schonung hin zunächst wieder nach. Er schreibt die Schmerzen nicht dem Herzen zu. Hierfür ist sein Selbstkonzept förderlich, welches eine Anfälligkeit für Herzkrankheiten ausschließt. „Ich war immer überzeugt davon, ich hab ein wunder wie starkes und gesundes Herz ... Ich hab für mich nie angenommen, daß ich irgendwelche, also was auf dem Herzen haben könnte". Weiterhin fühlt er sich durch die Information seines Hausarztes bestärkt, das EKG sei in Ordnung.

In ähnlicher Weise konnten bei 49 von 51 Patienten Verbaläußerungen erhoben werden, die als Aufmerksamkeitsabwendung von Bedrohung aufgefaßt werden können. So sagten z.B. 38 Befragte, sie hätten nicht an das Herz gedacht, davon 21 schon spontan, bevor sie danach gefragt worden waren. Die meisten führten Begründungen für ihre Aufmerksamkeitsabwendung an: Alternative Attributionsmöglichkeiten des Schmerzes; sie glaubten, sie hätten sich überarbeitet oder erkältet oder etwas Schlechtes gegessen; dann ein Selbstkonzept von Unverletzlichkeit, das mit einem Herzinfarkt unvereinbar war; ein vorübergehendes Nachlassen des Schmerzes; auch ärztliches Verhalten, das diagnostische Unsicherheit oder auch Bagatellisierung zum Ausdruck brachte (vgl. FALLER 1988).

Doch nicht ganz so überraschend äußerten 21 Patienten wörtlich, daß sie während des akuten Infarktes Angst empfunden hätten, obwohl das Thema ‚Angst' vom Interviewer nicht direkt angesprochen worden war. Fünfzehn gaben an, auch das Herz als Schmerzquelle in Betracht gezogen zu haben. Bei subtiler Analyse konnten schließlich bei allen 51 Patienten Verbaläußerungen gefunden werden, die eine zumindest vorübergehende Hinwendung der Aufmerksamkeit auf bedrohliche Aspekte des Erlebens zum Inhalt hatten.

Wie war das doch in unserem Fallbeispiel gewesen? Der Schmerz behindert die Arbeitsfähigkeit, so daß der Kranke zum Arzt geht. Der Arzt legt die Stirn in Falten, als er hört, daß der Schmerz bis in die Unterkiefer zieht und ordnet ein EKG an (welches allerdings zunächst unauffällig ist); der Befragte wird Zeuge, wie eine Mitpatientin unter Infarktverdacht mit dem Notarztwagen in die Klinik transportiert wird; der Schmerz kehrt wieder ohne plausible Auslösung, er wird so stark, daß er noch einmal den Arzt aufsucht; Medikamente wirken nicht; der Arzt macht noch einmal ein EKG und sagt: „Also jetzt ist der Infarkt da"; schließlich auf der Intensivstation sagt eine Schwester: „Ach Gott, schwitzt der Mann, dem läuft's Wasser ja buchstäblich runter!" „Und da, in dem Moment, wollen mal so sagen, da is e bißle da hab ich e bißle Angst gehabt, ehrlich, ne!"

Analoge Argumente für eine Aufmerksamkeitshinwendung zur Bedrohung konnten bei 50 Patienten nachgewiesen werden (vgl. FALLER 1988). Diese Begründungen wurden meist schon spontan in der narrativen Interviewpassage geäußert. Meist waren es die Schmerzen selbst, die eine Zuwendung erzwangen, indem sie einfach nicht nachließen oder gar schlimmer wurden. Fast ebenso häufig aber wurde das Verhalten des Arztes oder das Verhalten andere Anwesender, wie der Ehefrau oder der Arbeitskollegen, als Grund der Angstwahrnehmung genannt. Zwei Beispiele:

„Des war a ganz komisches Gefühl, vor allen Dingen, wie der Doktor selber, das Wartezimmer is voll gesessen mit Leut, und er is selber mitgefahren im Krankenwagen, bis ich in O. war. Nach einer halben Stund is er erst wieder fortgefahren. Da hab ich denkt, Mensch, wenn der Doktor mitfährt, dann muß's grad net so ohne sein. Sonst wär der doch, der kann doch net mit jedem da mitfahre."

„Und da kommt der Chef und sagt, um Gotteswillen, wie siehst Du aus, Du siehst ja

aus wie der leibhaftige Tod."

Es scheint manchmal fast so, als müßten erst andere dem Infarktkranken ,Angst einjagen'. Oft ist es die Ehefrau, die nicht nachläßt, auf einen Arztbesuch zu drängen. Widerwillig fährt der Kranke schließlich noch mit dem eigenen PKW in die Praxis und eigentlich nur, um sich bestätigen zu lassen, daß er sich doch bloß erkältet habe. Sobald der Hausarzt einen Blick auf das EKG geworfen und die Verdachtsdiagnose ,Herzinfarkt' gestellt hat, wird der Kranke mit dramatischen Reaktionen seiner Umgebung konfrontiert. Er wird sofort ins Krankenhaus eingewiesen. Er darf nicht mehr selbst Auto fahren, nicht einmal mehr „kurz nach Hause und das Notwendigste zusammenpacken". Er muß ruhig sitzen oder liegen, bis der Krankenwagen kommt. Vielleicht wird er vom Hausarzt ins Krankenhaus begleitet. Dort wird er schon erwartet, darf nicht mehr selbst die Stufen zum Eingang hochgehen, wird im Rollstuhl gefahren oder auf der Trage – manche Patienten sprechen von der ,Bahre' befördert. Ohne Verzug wird er auf die Intensivstation verlegt.

Das medizinische Programm der Herzinfarktbehandlung, das jetzt abläuft, stellt das bisherige Bewältigungsmuster vieler Herzinfarktkranker in Frage. In der Untersuchung von Klapp (KLAPP 1985), der die Patienten einer Intensivstation befragte, waren es die Infarktpatienten, die signifikant häufiger als andere Intensivpatienten *Beunruhigung* durch die Einlieferung in die Klinik äußerten. Für sie ist es nicht die Erkrankung mit ihren Symptomen, die ängstigt, sondern die Krankenhauseinweisung. Es sind die *anderen*, die sich Sorgen machen. An *ihrer* Reaktion sieht der Kranke wie in einem Spiegel, wie es um ihn selbst steht; pointiert: Erst die soziale Inszenierung des Herzinfarktes scheint ihm die Wahrnehmung seines eigenen Bedrohtseins zu ermöglichen.

Andererseits wird das Setting der Intensivstation dann wieder als beruhigend erlebt (ebda.). Die Allgegenwart kompetenten Personals und modernster Maschinen vermittelt Sicherheit und Geborgenheit. Es sieht also fast so aus, als müsse das Behandlungssetting zunächst die Wahrnehmung von Angst ermöglichen, um diese sodann bewältigen zu können. Analoges läßt sich für die Scham zeigen, die durch das entmächtigende Schmerzerleben ausgelöst wird. Wir hatten gesehen, daß soziale Beschämung mehr gefürchtet werden kann als der Tod.

Zwar entlastet die Diagnose ‚Herzinfarkt‘ im Hinblick auf die Schwäche, die der Schmerz erzeugt, gleichzeitig aber fühlen sich viele Infarktpatienten durch das regressionsfördernde Behandlungsregime beschämt, das ihnen die autonome Kontrolle der Körperfunktionen entzieht: gewaschen werden, auf die Bettschüssel müssen; „ich mußte wieder laufen lernen wie ein Kind“, sagte einer der Kranken.

Die These, der Infarktschmerz könne so schlimm sein, daß im Erleben nichts anderes neben ihm bestehen könne, mag für manche Patienten in der allerakutesten Phase zutreffen. Sie gleicht jedoch der Einsicht, daß die Ohnmacht, die Bewußtlosigkeit mit dem Erleben von Angst, Scham oder welchem Gefühl auch immer, nicht vereinbar sei. Für die meiste Zeit scheint zu gelten, daß nicht der Schmerz selbst das eigentlich Peinigende ist, sondern seine emotionale Bedeutung für das Individuum. Das eigentlich Peinigende ist das Peinliche, ist nicht so sehr der körperliche, sondern vielmehr der seelische Schmerz.

Die so starke soziale Bezogenheit der Herzinfarktkranken ist jedoch nicht nur Quelle von Ängstigung und Beschämung, sondern kann auch die Möglichkeit der Hilfe enthalten: die Anwesenheit anderer, z.B. auf der Intensivstation, mindert die Angst, vermittelt Schutz und Geborgenheit; Mitleid und Trost können den Schmerz lindern.

Gegen die absolute Privatheit des Schmerzerlebens (vgl. WITTGENSTEIN 1971) setzt Viktor von Weizsäcker, und damit möchte ich schließen, die „Sympathetik alles Lebendigen“. Weizsäcker schreibt:

„In der Sympathetik alles Lebendigen ist ja der Schacht vorgebildet, auf dem die Ansteckung von Einheit zu Einheit sich ausbreitet, so daß *ein* Gefühl alles Lebendige wie *ein* Strom durchwaltet. Ein zerspringendes, ja schon ein fallendes Glas tut auch *mir* weh. Schmerzlich bin ich mit allem verbunden, was zerspringt, zerreißt, zergeht, zerstäubt“ (WEIZSÄCKER 1927:95).

Die streichelnde Hand, vor deren Berührung sich der Schmerz zurückzieht, sei die erste Technik der Therapie. Der Kranke erfahre den Schmerz als etwas, das der ärztliche Helfer wegtun soll. „Auch wo der Schmerz hinunterreicht bis in sein innerstes Herz, immer wird seine Krankheit eigentlich etwas an ihm sein, nicht ganz und gar er selbst. Nicht der Kopf, sondern die Hand macht den Arzt, nicht mein Schmerz, sondern etwas, das schmerzt, macht meine Krankheit (...). Es ist ein ungeheures Rätsel, daß die berührende Hand den Schmerz verdrängen kann, aber die Tatsache, daß sie es kann, begründet fast die ganze Heilkunst“ (ebda.:90).

Vielleicht muß der Schmerz auch deshalb so stark sein, daß der Infarktkranke das Überwältigtwerden vor sich selbst einzugestehen vermag; vielleicht muß das narzißtische Ideal der Autonomie außer Kraft geraten, damit er und wenn auch nur vorübergehend Zugang zu den abgewehrten Bedürfnissen nach Nähe und Zuwendung finden kann, so daß er – wie der Kranke sagte – sich in geborgenen Händen, und damit meinte er doch wohl, sich in Händen geborgen fühlen kann.

Literatur

BUYTENDIJK F.J.J. 1948: *Über den Schmerz.* Huber: Bern.

-- 1950: Das eigene Herz. *Cardiologia* 16:263-268.

CHRISTIAN P. 1966: Risikofaktoren und Risikopersönlichkeit bei Herzinfarkt. *Verhandlungen der Deutschen Gesellschaft für Kreislaufforschung* 32:97-107.

FALLER H. 1983: Subjektive Krankheitstheorien als Forschungsgegenstand von Volkskunde und medizinischer Psychologie. *Curare* 6:163-180.

-- 1988: Elemente subjektiver Theorien in der Angstbewältigung bei Herzinfarktkranken. In: Klapp B. F. und Dahme B. (Hrsg.): *Jahrbuch der Medizinischen Psychologie,* Bd. 1, Psychosoziale Kardiologie. Springer: Berlin, Heidelberg, New York, Tokio.

-- 1989: Subjektive Krankheitstheorie des Herzinfarktes. In: Bischoff C. und Zenz H. (Hrsg.): *Patientenkonzepte von Körper und Krankheit*. Huber: Bern, Stuttgart, Wien.

-- und Mecke U. (im Druck): Angst und ihre Bewältigung bei Herzinfarktkranken. In: Lang H. u. Faller H. (Hrsg.): *Das Phänomen Angst – Pathologie, Genese und Therapie*. Springer: Berlin, Heidelberg, New York, Tokio.

-- und Verres R. (im Druck): Emotion und Gesundheit. In: Scherer K. R. (Hrsg.): *Enzyklopädie der Psychologie*. Psychologie der Emotionen. Hogrefe: Göttingen.

GROEBEN N. und SCHEELE B. 1977: *Argumente für eine Psychologie des reflexiven Subjekts*. Steinkopff: Darmstadt.

-- 1983: Einige Sprachregelungsvorschläge für die Erforschung subjektiver Theorien. In: Dann H.D., Humpert W., Krause F. und Tennstädt K.Ch. (Hrsg.): Analyse und Modifikation subjektiver Theorien von Lehrern. *Forschungsberichte* 43. Universität Konstanz.

GOLTZ D. 1969: Krankheit und Sprache. *Sudhoffs Archiv* 53:225-269.

HACKETT T.P., CASSEM N.H. und WISHNIE L.A. 1968: The coronary-care unit: An appraisal of its psychological hazards. *New Engl. J. Med.* 279:1365-1370.

HAHN P.und KÄMMERER W. 1985: Die Risikopersönlichkeit bei koronaren Herzerkrankungen. *Prax. Psychother. Psychosom.* 30:104-113.

KÄMMERER W. 1985: Psychische Prodrome der Koronarerkrankung. In: Langosch, W. (Hrsg.): *Psychische Bewältigung der chronischen Herzerkrankung*. Springer: Berlin, Heidelberg, New York, Tokio.

KLAPP B. F. 1985: *Psychosoziale Intensivmedizin*. Springer: Berlin Heidelberg, New York, Tokio.

KÖHLE K. und GAUS E. 1986: Psychotherapie von Herzinfarkt-Patienten während der stationären und poststationären Behandlungsphase. In: Uexküll T. v. (Hrsg.): *Psychosomatische Medizin*. Urban und Schwarzenberg: München, Wien, Baltimore.

KULENKAMPFF C. und BAUER A. 1962: Herzphobie und Herzinfarkt. Zur Anthropologie von Angst und Schmerz. *Nervenarzt* 33:289-299.

LANG H. 1986: Der Leib als Instrument. Überlegungen zu psychosomatischen Grundfragen. In: *Festschrift aus Anlaß der Verleihung des Dr. Margit Egnér-Preises 1986 zum Thema „Das Problem des Leibes"*. Universität Zürich.

FALLER H. und SCHILLING S. (im Druck): Krankheitsverarbeitung aus psychosomatisch-psychotherapeutischer Sicht am Beispiel pankreatektomierter Patienten. *Psychother. med. Psychol.*

MOERSCH E., KERZ-RÜHLING I., DREWS S., NERN R.D., KENNEL K., KELLETER R., RODRIGUEZ C., FISCHER R. und GOLDSCHMIDT O. 1980: Zur Psychopathologie von Herzinfarkt-Patienten. *Psyche* 34:493-588.

PLÜGGE H. 1955: Über Herzschmerzen. In: PLÜGGE H. *Wohlbefinden und Mißbefinden*. Niemeyer: Tübingen, 1962.

VERRES R. unter Mitarbeit von Schilling S., Faller H., Michel U., Daniel R. und Völcker A. 1986: *Krebs und Angst. Subjektive Theorien von Laien über Entstehung, Vorsorge, Früherkennung, Behandlung und die psychosozialen Folgen von Krebserkrankungen*. Springer: Berlin, Heidelberg, New York, Tokio, Paris, London.

WEIZSÄCKER V. v. 1927: Stücke einer medizinischen Anthropologie. In: Weizsäcker V. v. *Arzt und Kranker I*. Koehler: Stuttgart 1949.

WHORF B.L. 1984: *Sprache Denken Wirklichkeit*. Rowohlt: Reinbek.

WITTGENSTEIN L. 1971: *Philosophische Untersuchungen I*. Suhrkamp: Frankfurt.

Der verborgene Sinn des Schmerzes

Sylvie Fainzang*

Zusammenfassung

Untersuchungen zur Schmerzwahrnehmung sollten in ethnologischer Perspektive nicht unternommen werden, ohne dem Kontext Rechnung zu tragen, in dem ein Individuum Schmerzen ausdrückt. Wenn es auch schwierig ist, die Qualität oder Intensität von Schmerz zu messen – was in keinem Fall in den Rahmen oder die Kompetenz des Ethnologen fällt –, kann dennoch nicht verleugnet werden, daß Schmerz der Gegenstand sozialer Ausdrucksweisen ist (jemandes Schmerz auszudrücken, heißt ihn auch sichtbar zu machen) und daß solch ein Ausdruck nicht nur an den sozialen Rahmen gebunden ist, in dem das Leiden auftritt, sondern auch an die Wahrnehmung dieses Rahmens durch das Subjekt. Meine Überlegungen zu dieser Frage stammen aus einer Studie an einer portugiesischen Familie, die ich über mehrere Monate besuchte als Teil einer qualitativen Erhebung zur Darstellung von Kranksein in einer ethnisch gemischten Gemeinde im Pariser Raum. Der hier dargestellte Fall handelt von einem heranwachsenden Mädchen, das häufig über Ohrenschmerzen klagte. Die Beobachtungsserie erlaubte es mir, zwei völlig voneinander getrennte Weisen zu erkennen, in denen das Mädchen seinen Schmerz erfuhr und zum Ausdruck brachte, die mit zwei Episoden zusammenfielen, in denen der familiäre Rahmen sehr unterschiedlich war (und wo besonders von dem Mädchen die familiären Beziehungen als sehr unterschiedlich erlebt wurden). Während der ersten Phase, in der enge Beziehungen zum Vater bestanden, klagte sie über fürchterliche Ohrenschmerzen und ordnete diese Schlägen zu, die sie vom Vater erhielt. In der zweiten Phase, unter stabilisierten Beziehungen, deutete sie ihre Ohrenschmerzen nur sehr zurückhaltend an und brachte sie mit einer Erkältung in Verbindung. Beide Male litt das Mädchen an Otitis. Das Beispiel zeigt, daß die Weise, in der ein Subjekt seine Leiden interpretiert, geradezu die Wahrnehmung und die Ausdrucksweise der Schmerzen beeinflussen.

Summary

Investigations in pain perception should not be carried out, in an anthropological perspective, without taking into account the context in which the individual expresses his pain. If it is difficult to measure objectively the quality or intensity of pain which, in any case, falls under neither the scope nor the compentence of the anthropologist , it is nevertheless undeniable that pain is the object of social expression (since expressing one's pain is making it visible to others), and that this expression is tied not only to the context in which the suffering occurs, but also to the subject's perception of this context. My reflections on this question originated during a study of a Portuguese family that I visited frequently for several months as part of a qualitative survey of the representations of illness in an ethnically varied commune in the Paris area. The case in question here is that of an adolescent girl who complains repeatedly of earaches. The series of observations permitted to me to distinguish two radically different ways in which the girls feels and expresses her pain, which coincide with two periods in which the family context is itself quite different (and especially during which family relations are perceived by the girl as being different). During the first period, when relations with her father are very tense, she complains of terrible pain in her ear, and attributes it to beatings she receives from him. During the second period, when relations are stabilized, she makes only slight allusions to her earache, which she attributes to a bad cold. In both cases, the girl suffers from otitis. This example shows that the manner in which a subject interprets his sufferings is likely to influence the perception and the expression of his pain.

Die Frage nach Schmerzwahrnehmung sollte aus ethnologischer Perspektive immer in den Zusammenhang gestellt werden, in dem eine Person ihren Schmerz ausdrückt. Diese Sichtweise beinhaltet ein Verständnis darüber, wie ein bestimmtes Phänomen mit allen anderen Gebieten des sozialen Handelns verbunden ist, mit dem gesamten sozialen und kulturellen System, in das es eingebunden ist.

* Aus dem Englischen übersetzt von Katrin Greifeld

Obschon es schwierig ist, die Qualität oder Intensität von Schmerz objektiv zu messen – was weder in das Gebiet noch in die Kompetenz der Ethnologen fällt – ist Schmerz doch ohne Zweifel ein Gegenstand sozialer Ausdrucksweisen insofern, als Schmerz auszudrücken heißt, ihn anderen sichtbar zu machen. Dieser soziale Ausdruck des Schmerzes hat nicht nur zu tun mit dem Rahmen, in dem er auftritt, sondern auch mit der subjektiven Wahrnehmung eben diesen Rahmens.

Meine Überlegungen zu dieser Frage stammen aus einer Studie über eine portugiesische Familie, die ich über mehrere Monate hinweg besuchte im Rahmen einer qualitativen Untersuchung über Vorstellungen des Krankseins in einer multiethnischen Gemeinde im Raum Paris. Die Feldforschung basierte auf Fallstudien von Personen, die krank waren oder es zu sein glaubten; ich notierte, was sie zu Kranksein zu sagen hatten, wie sie auf Kranksein reagierten, und untersuchte ihre therapeutischen Wege und Stationen. Diese Informationen wurden dann verbunden mit der individuellen und familiären Geschichte als auch mit der der Gemeinde. Diese konkreten Fälle wurden zunächst jeder einzeln aufgenommen dann in ein größeres Gefüge gesetzt, namentlich der Familien der Personen, ihrer sozialen Beziehungen und ihrer soziokulturellen Gruppe. Die Untersuchung des Alltags und der sozialen Beziehungen brachten Licht in die individuelle Erklärung von Kranksein und dem Verhalten gegenüber Kranksein.

Ich möchte nun den Fall eines sechzehnjährigen portugiesischen Mädchens darstellen, das über häufige Ohrenschmerzen klagte. Obschon es hier nicht möglich ist, eine ausführliche Beschreibung zu geben, sind doch einige erklärende Bemerkungen notwendig.

Die Familie möchte ich Costuedo nennen. Die Portugiesen machen übrigens einen relativ großen Teil dieser Gemeinde aus, und den größten Teil an der örtlichen Arbeiterklasse. Konfrontiert mit ökonomischer Not und Erwerbslosigkeit erleben sie im Alltag die Spannungen, die es zwischen den verschiedenen soziokulturellen Gruppen dieser Gemeinde gibt. Herr Costuedo, von Beruf Schreiner, und Frau Costuedo, Angestellte einer Reinigungsfirma, immigrierten vor 23 Jahren nach Frankreich.

Sie dachten, daß ihre Tochter Lucie krank sei: sie „nahm Drogen", sagten sie, „sie rauchte Haschisch", das sie von „Reisenden" (will heißen ‚Zigeunern') bekam, und dadurch hatte sie ein „schlechtes Aussehen" und „Pickel". Frau Costuedo wollte ihrer Tochter helfen, indem sie sie zuerst zu einem Arzt und dann zu einem Hellseher brachte. Herr Costuedo reagierte darauf, indem er Kontrolle über den Umgang seiner Tochter ausüben wollte und ihr verbot, auszugehen. Lucie aber sagte, daß ihre Ohren schmerzten, weil ihr Vater sie schlug. Nach einigen Monaten konnte ich feststellen, daß das Mädchen zwei völlig verschiedene Arten des Gefühls und des Ausdrucks ihrer Schmerzen hatte. Jede Art entsprach dabei einer Zeitphase, in der sich der Familienkontext vollständig verändert hatte, und vor allem, wo das Mädchen die Familienbeziehungen als verändert erlebte.

Während der ersten Phase war Herr Costuedo erwerbslos. Die Beziehungen zu seiner Tochter waren gespannt. Um damit umzugehen, was er als ihre Krankheit ansah – den Haschischgenuß – beschloß er, ihr zu verbieten auszugehen, um sie so vom „schlechten Umgang" – besonders mit den „Reisenden" – fernzuhalten. Für ihn waren dies ‚Krankheitserreger' und Kontakt mit ihnen zu haben eine Möglichkeit der Ansteckung. Diese Sichtweise folgt aus der Art und Weise, wie jede soziokulturelle Gruppe in der Gemeinde die anderen sieht; sie entspricht einer Vorstellungslogik, die durch intensives Mißtrauen geprägt ist und ihren Ausdruck in Meidungsverhalten findet.

Lucie war also von der Außenwelt abgeschnitten, während ihrer Freizeit im Zimmer eingeschlossen. Es folgten immer mehr Streitigkeiten mit ihrem Vater, dessen einzige Antwort auf ihre Rebellion Schläge waren. Lucie klagte über starke Ohrenschmerzen, für die sie ihren Vater und seine Schläge verantwortlich machte. Da Lucie fürchtete, ihre Schmerzen seien Vorboten von Taubheit, sagte sie, daß ihr Vater sie zerstöre. Metaphorisch – oder besser metonymisch, bezogen auf ihr Ohr – drückte sie auf diese Weise die Tatsache aus, daß ihr Vater ihr soziales Leben und ihre Beziehungen beeinträchtigte. Lucie drückte über Körpersprache aus, besonders über den Schmerz, den sie in den Ohren fühlte, wie sie ihre Familie erlebte und den sozialen Rahmen, in dem sie lebte.

Sie ging zu einem Hals-Nasen-Ohren-Arzt, der Otitis diagnostizierte, worauf sie ihn als inkompetent bezeichnete. Über lange Zeit befolgte sie nicht seine Anweisungen, zumal diese nicht dem Schluß entsprachen, zu dem sie gekommen war.

In der Zwischenzeit ging Frau Costuedo mit Lucie zu einem Hellseher, der von Nachbarn empfohlen worden war. Der Hellseher bestätigte, daß die Pickel des Mädchens vom Haschischrauchen kämen, und sie versprach bei allem, was ihr heilig war, davon zu lassen. Lucie war sehr beeindruckt und erzählte ihrer Mutter wenige Tage später, daß sie das Rauchen vollständig aufgegeben habe.

In der zweiten Phase arbeitete Herr Costuedo wieder. Er war seltener zu Hause und das Verhältnis zu seiner Tochter war distanzierter. Weniger unter der Aufsicht ihres Vaters und mit der Mutter als Komplizin, die ihr mehr Bewegungsspielraum ließ, begann Lucie wieder ihre Freunde zu besuchen.

Zu dieser Zeit begannen wieder ihre Ohren zu schmerzen. Lucie ging zum Arzt, der nochmals Otitis diagnostizierte. Übrigens hatte sie nach den ärztlichen Aufzeichnungen seit ihrer Kindheit häufig an Otitis gelitten –

wie auch ihre kleine Schwester und ihre Mutter. Lucie sprach jetzt selten, und wenn nur andeutungsweise, von ihren Ohrenschmerzen. Danach gefragt erklärte sie, daß sie durch eine „böse Erkältung" verursacht seien. Damit bestätigte sie die Diagnose des Arztes und befolgte auch seine Anweisungen.

Während der ersten Phase, in der enge Beziehungen zum Vater bestanden, klagte sie über fürchterliche Ohrenschmerzen, für die sie ihn wegen seiner Schläge verantwortlich machte. Aber in der zweiten Phase, unter stabilisierten Beziehungen, deutete sie ihre Ohrenschmerzen nur sehr zurückhaltend an und brachte sie mit einer ,Erkältung' in Verbindung. Beide Male litt das Mädchen an Otitis.

Ich habe hier dieses Beispiel nicht vorgebracht, um über Schmerzwahrnehmung zu theoretisieren. Aber ich habe gezeigt, inwieweit eine subjektive Interpretation des Schmerzes und der Wahrnehmung des Entstehungszusammenhangs die Wahrnehmung und den Ausdruck des Schmerzes selbst beeinflussen können. Zum Schluß sei betont, daß solche Beobachtungen eine intensive Studie des sozialen, kulturellen und familiären Rahmens erfordern, in denen eine Person Schmerz zum Ausdruck bringt.

Manifestation seelischer und körperlicher Leiden in Menschendarstellungen

Tamás Grynaeus*

Zusammenfassung

Menschenzeichnen-Teste (Goodenough-Test) von seelisch behinderten Kindern und Erwachsenen spiegeln zumeist direkt ihre somatischen Defekte oder Störungen wider (Lähmungen, Deformierungen, Kryptorchismus etc.). In Fortsetzung der gefundenen Beobachtungen fand der Autor, daß die Zeichnungen seelisch gesunder Patienten auch deren somatische Krankheiten ausdrücken können, wenn diese Schmerzen verursachen oder die Kompensationsmechanismen unzureichend sind. Es werden kurz die möglichen Mechanismen in Verbindung mit dem Körperschema diskutiert.

Summary

The author observed that man-drawings („draw-a-man test', Goodenough test) of mentally retarded children and adults may reflect truly their somatic defects or disorders (e.g. pareses, limb-deformations, kryptorchism etc.). Continuing the observations he found that the drawings of mentally intact patients could also exhibit their somatic illness if it causes pain or if the compensating mechanisms are insufficient. He discusses briefly the possible mechanisms (in connection with the body-schema).

In meinem Vortrag spreche ich nicht über Kunstwerke, sondern über Zeichnungen von durchschnittlichen Menschen, oft nicht einmal durchschnittlichen bezüglich dieser Begabung. An einem früheren Arbeitsplatz behandelte ich unterschiedlich schwer erkrankte oligophrene bzw. pseudo-retardierte Patienten. Ich habe sie regelmäßig mit dem Goodenough-Test („draw-a-man test') getestet, der schon von Karen Machover (1948) nicht nur als Intelligenztest, sondern auch als Persönlichkeitstest gebraucht wurde. Während dieser Arbeit wurde ich darauf aufmerksam, daß auf diesen Menschendarstellungen die angeborenen oder die im Laufe des Lebens entstandenen körperlichen Behinderungen, sozusagen die Deformitäten, mit photographischer Genauigkeit dargestellt sind, ähnlich wie ich dies auch bei dementen Geisteskranken feststellen konnte. Zur Illustration nur einige Beispiele: Abb. 1 bis 4.

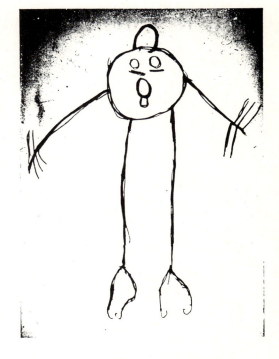

Abb. 1: P. I., 48-jähriger Mann, Imbezilität. Zustand nach Amputation der rechten Zehe

---

* Übersetzt aus dem Ungarischen von J. Bendl

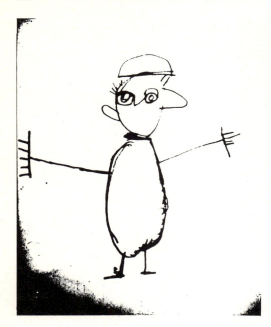

Abb. 2: F. L., 38-jähriger Mann, Debilität. Dysplasia coxae cong l.s.. Angeborene Hüftgelenksverkümmerung linksseitig

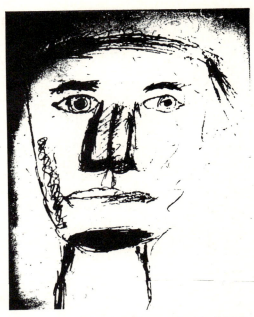

Abb. 4: Sz. S., 24jähriger Mann, perinatale Schädigung, Epilepsie, Pupillendifferenz, rechtsseitige Fazialisparese, Schielauge links

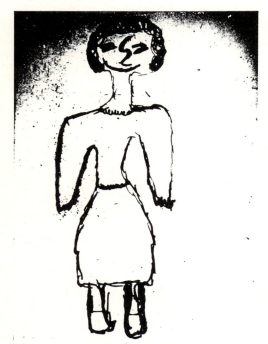

Abb. 3: S. Z., 19-jähriger Mann, Debilität, Homosexualität. Pes equinovarus l.d. (Spitz- und Klumpfuß, rechts)

Ein Zufall hat mich darauf aufmerksam gemacht, daß in den Menschendarstellungen auch die Schmerzen graphisch ausgedrückt werden können (ab Abb. 5).

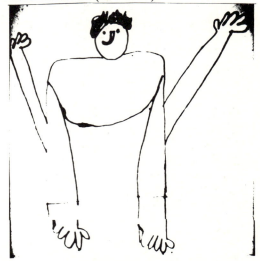

Abb. 5: K. F., 40jähriger Mann, Epilepsie, mit epileptischer Demenz und Charakterstörung

An der im März 1972 angefertigten Zeichnung hat er die rechte Brustwarze auffallend betont. Im August desselben Jahres bemerkte ich anhand einer anderen Untersuchung seine Gynäkomastopathie in der rechten Brust. Nach einer erfolglosen konservativen Behandlung mußte der feste Knoten mit der Umgebung entfernt werden. Die histologische Untersuchung hat die Diagnose Gynäkomastie bestätigt. Nach weiteren fünf Monaten, im April 1973, hat er auf einer ähnlichen Zeichnung die Brustwarze nicht mehr dargestellt (Abb.6).

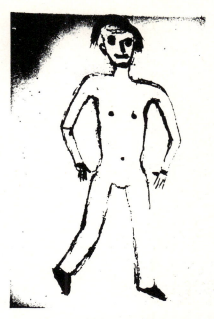

Abb. 7: Sz. S., 24jähriger Mann, linksseitige Mastopathie

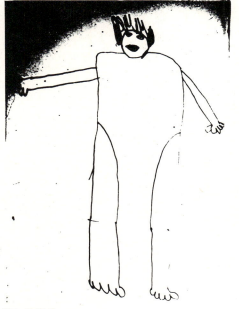

Abb. 6: K. F.

Nachdem ich seine vier Monate zuvor angefertigte Profil-Menschendarstellung herausgesucht hatte, konnte ich mit Erstaunen feststellen, daß die Brustwarze schon auf dieser Zeichnung auffallend dargestellt wurde.

Dies konnte noch ein Zufall sein, aber kurz danach hat sich ein anderer Kranker (Diagnose: Debilität, perinatale Schädigung, Temporallappen-Epilepsie) mit einer akuten linksseitigen Mastopathie gemeldet. Auf der zu dieser Zeit angefertigten en-face-Zeichnung stellte er beide Brustwarzen ausdrücklich dar (Abb. 7).

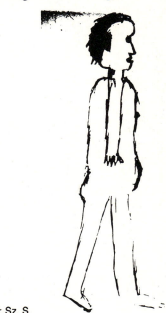

Abb. 8: Sz. S.

Der Onkologe hat ihn nach einer zweiein-
halbmonatigen konservativen Behandlung
für gesund erklärt, auf seiner zu dieser Zeit
angefertigten Zeichnung sind aber noch
beide Brustwarzen dargestellt, die erwähnte
linke ausdrücklicher (Abb. 8).

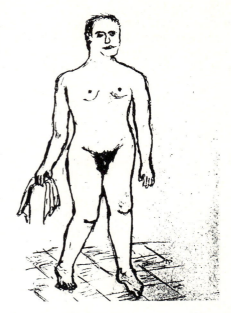

Abb. 10: P. I., 38jähriger Mann, beidseitige Mastopathie

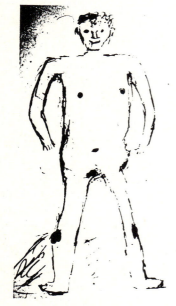

Abb. 9: P.I., 38jähriger Mann

Der dritte ähnliche Fall: Ein 38jähriger
Mann; infolge von epileptischen Anfällen ist
es bei ihm zu einer rechtsseitigen Temporal-
lappenresektion gekommen, und danach hat
sich ein organisches Psychosyndrom entwik-
kelt. Bei seiner Aufnahme in unsere Anstalt
hat er einen angezogenen Mann gezeichnet.
(Abb. 9) So konnte diese Zeichnung zu einem
Vergleich nicht gebraucht werden, als er zwei
Tage später beidseitig in der Brust schmerzende Knoten beobachten konnte. Zu dieser
Zeit hat er auf meine Bitte eine en-face-Men-
schenfigur ohne Kleidung gezeichnet (Abb.
10).

Drei Monate später hat er keine Beschwerden mehr, auf der jetzt angefertigten Zeichnung sind die Brustwarzen normal (Abb. 11).

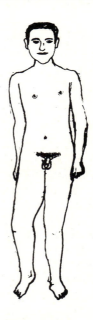

Abb. 11: P. I., drei Monate später

Danach habe ich psychisch und intellektuell normale Kranke der neurologischen Abteilung beobachtet, wie ihre somatischen oder somatisch-psychischen Leiden dargestellt werden. Einige Beispiele dafür: Abb. 12 bis 16.

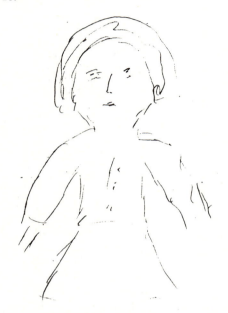

Abb. 12: T. J., 60jährige Frau; schmerzhaftes Lipom des rechten Oberarmes

Die 60jährige Frau (Abb. 12) hatte seit Jahren intensive Schmerzen im rechten Oberarm, und sie war infolgedessen auch in der Bewegung, besonders bei der Verrichtung der Arbeit behindert. Die Schmerzen haben sie auch beim Schlafen gestört. Die Behandlung mit Arzneien und mit Physiotherapie brachte nur symptomatische Erfolge. Die Röntgenuntersuchung des Oberarmes zeigte auf der schmerzenden Stelle einen unsicheren Schatten, der kaum intensiver als der Weichteil des Armes war. Bei der Operation stellte sich heraus, daß es sich um ein teilweise verkalktes Lipom von der Größe eines Hühnereies (histologisch bestätigt) handelte. Nach der Operation sind ihre Schmerzen verschwunden. Die vor der Operation angefertigte Zeichnung ist ein Spiegelbild das kommt häufig vor: Sie zeichnet die linke Schulter niedriger; der linke Oberarm ist im Vergleich mit dem gesunden anderen unsicherer, mit gestrichelter Linie gezeichnet. (Ihr Fall ist ganz neu, von einer Zeichnung nach der Operation kann ich noch nicht berichten.)

Ein weiterer Fall (Abb. 13): 30jährige Assistentin, sie meldet sich mit neuralgiformen Schmerzen in der rechten Schläfe, die seit einer Woche dauern. Sie nimmt viele schmerzstillende Mittel, mit wenig Ergebnis. Bei der Untersuchung konnte rechts eine Hyperästhesie im Gebiet des ersten Zweiges des Trigeminus und eine leichte Fazialis-Lähmung im Mundbereich festgestellt werden. Die Schmerzen können mit dem Drücken auf die Region vor dem rechten Ohr hervorgerufen werden. Ich habe an die Nebenwirkung eines Antikonzeptivums oder an die Wirkung einer aktuellen Nasennebenund Stirnhöhlenentzündung gedacht. Die dementsprechende Behandlung brachte aber nur dürftige Erfolge, sie hat jedoch nach einigen Tagen Fieber bekommen. Das jetzt durchgeführte Blutbild zeigte die wirkliche Ursache: Mononucleosis infectiosa (Pfeiffersches Drüsenfieber). Zu dieser Zeit waren ihre Lymphdrüsen vor und hinter den Ohren schon zu fühlen.

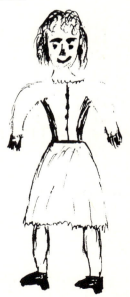

Abb. 13: R. S., 30jährige Frau; neuralgiforme Schmerzen in der rechten Schläfe

Drei Monate später hat sie keine Schmerzen mehr, die Lymphdrüsen sind noch zu fühlen. Ihre Menschendarstellung (nicht abgebildet) ist ganz normal.

Ein 47jähriger Mann mit Hypertonie; im Alter von 42 bzw. 43 Jahren mußten ihm beide Beine infolge einer stenosierenden Arteriosklerose amputiert werden (am rechten Bein unterhalb des Knies, am linken in der Mitte des Oberschenkels). Wie man auf seiner Zeichnung (Abb. 14) beobachten kann, konnte er diese Tatsache noch kompensieren, das linke Bein ist aber kürzer gezeichnet.

und infolge der Schmerzen wurde sie auch nicht zum Mitglied der Olympia-Mannschaft nominiert, obwohl sie reale Hoffnungen auf die Nominierung haben konnte.

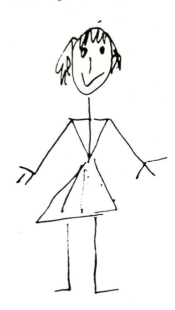

Abb. 15: V.M., 24jährige Frau; rechtsseitiger Calcaneus-Sporn (Fersenbeinsporn)

Sie zeichnet das rechte Bein kürzer (Abb. 15) und versucht, es mehr hinter ihrem Rock zu verbergen (ein Ausdruck der Verneinung!).

Ein Botaniker, selbst in hohem Alter noch äußerst bewegungsfähig. Im Alter von 76 Jahren, zweieinhalb Monate vor der Anfertigung der Zeichnung, entwickelt sich eine rechtsseitige faciobrachialbetonte Hemiparese mit partieller motorisch-amnestischer Aphasie und Agraphie. Er hat seine Krankheit, die zur Gebundenheit an Zimmer und Bett führte, nur sehr ungeduldig ertragen. Mit der rechten (!) Hand zeichnete er einen „hinkenden, alten, kahlen" Mann – wie er sagte – mit einem krummen Stock. (N.B.: Er war nicht kahlköpfig und hat auch keinen Stock benutzt.) (Abb. 16).

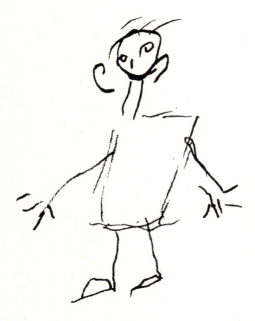

Abb. 14: L. Gy., 47jähriger Mann; Abduzensparese rechts, Trigeminusschädigung rechts

Die zur Zeit der Untersuchung erfolgte neuere zentrale vaskuläre (gefäßbedingte) Schädigung, die Lähmung des rechten Abduzensmuskels und die Sensibilitätsstörung der ganzen rechten Gesichtshälfte konnte aber nicht mehr ausgeglichen werden. Dies erscheint schon in der Zeichnung.

Die 24jährige Mittelstreckenläuferin wird von einem schmerzhaften Calcaneus-Sporn am Training und am Wettlaufen gehindert,

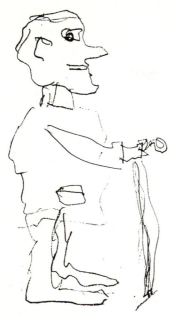

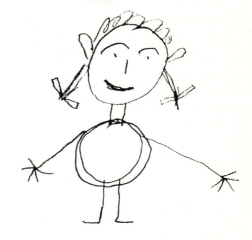

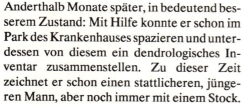

Abb. 16: P. J., 76jähriger Mann, rechtsseitige Hemiparese

Abb. 17: B. P., 40jährige Frau; Parese nach Kinderlähmung mit Amputation der linken unteren Extremi-
tät

Anderthalb Monate später, in bedeutend bes-
serem Zustand: Mit Hilfe konnte er schon im
Park des Krankenhauses spazieren und unterdessen von diesem ein dendrologisches Inventar zusammenstellen. Zu dieser Zeit
zeichnet er schon einen stattlicheren, jüngeren Mann, aber noch immer mit einem Stock.

Ich könnte die Beispiele fortsetzen, viel-
leich genügt aber das Dargestellte, um die
beschriebenen Phänomene zu illustrieren.
Ich muß aber auch vom Gegenteil sprechen;
von solchen Fällen, in denen trotz einer
schweren Krankheit, trotz einer auffallenden
körperlichen Behinderung, trotz irgendeiner
Verstümmelung, trotz einer den Menschen
schwer hindernden Krankheit, eine vollständige Menschengestalt gezeichnet wird. Nur
ein Beispiel dafür (Abb. 17):

Eine 40jährige Frau mit einem Kind, mit
gutem Intellekt, mit Gefühlswärme. Als
Kleinkind hatte sie die Heine-Medin-Krank-
heit (Kinderlähmung) bekommen. In deren
Folge blieb eine schwere Lähmung, die später
zur Amputation des linken Beines führte. Sie
hat ein deformiertes lumbosakrales Rückgrat
mit Knickung und Anzeichen, die auf eine
Arachnitis schließen lassen. Nach einer fieb-
rigen Episode wurde sie mit einer Lähmung
des rechten Beines ins Krankenhaus eingewiesen, wo sich ihr Zustand schnell besserte.
Auf ihrer Zeichnung ist die doppelte Kontur
des Rumpfes bemerkenswert, und dies bestätigt die Ergebnisse von Fisher und Cleveland,
daß nämlich jene Menschen, die die Oberfläche ihres Körpers als starke, vor der Umwelt
schützende Schicht erleben, sich den somatischen Leiden signifikant besser anpassen.

Hier könnte ich noch jene alte Frau erwähnen, die trotz eines enormen abdomina-
len Bruches die tägliche Arbeit als Kinder-
pflegerin gut verrichten konnte; oder die bett-
lägerige, bewegungsunfähige Tuberkulosepa-

tientin mit Spondylitis tuberculosa -, die die tiefe religiöse Überzeugung über die Erbärmlichkeit des Alltages mit Heiterkeit erfüllt hat – sie alle haben *vollständige Menschenfiguren* gezeichnet...

Wenn wir die Verschiedenheit der Beispiele vergleichen, läßt sich auf den Vorgang hinter dieser Erscheinung schließen. Zwischen den beiden Extremen, von der ‚photographischen' Zeichnung der sich wenig kontrollierenden Oligophrenen bis zu den Zeichnungen von sehr leidenden Schwerkranken, die vollständige Menschen darstellen, gibt es aus vielfältigen Gründen viele Übergänge.

Wenn wir auf den Zusammenhang der Menschendarstellungen und der Körperschemen aufgrund der zahlreichen Veröffentlichungen blicken, können wir mit Erstaunen folgendes feststellen: Während ein Teil der Verfasser die Ansicht vertritt, daß die Menschendarstellung und das Körperbild, das Körperschema, zusammenhängen, wird diese Ansicht von ebensovielen Sachkundigen bezweifelt. Fischer (FISHER:1970) formulierte seine Fragestellung angesichts der einander widersprechenden Meinungen folgendermaßen: „Die im Zusammenhang mit dem Defekt auftretende Angst kann kompensatorische Mechanismen in Gang setzen, so erscheint der Defekt in den Menschendarstellungen nicht immer". Das bisher Gesagte unterstützt die Richtigkeit dieser Hypothese.

Meiner Meinung nach sind die erwähnten Übergänge Folgen eines Gleichgewichts, das irgendwo zwischen zwei oder mehreren Wirkungskräften zustandekommt. Einerseits sind hier die körperliche Behinderung bzw. die Schmerzen, andererseits die kompensierenden Mechanismen, die Sublimierung, die wunscherfüllenden Phantasien zu erwähnen; bewußte Funktionen auf der einen Seite, unbewußte auf der anderen; periphere Vorgänge und von der Peripherie kommende Meldungen einerseits, auf der anderen Seite zentrale Systeme, die diese Meldungen aufarbeiten, sowie die Impulse, die aus diesen Zentren auslaufen. Durch ihr Zusammenspiel, durch ihr Gleichgewicht wird bestimmt, ob ein graphisches Merkmal der Behinderung in der Menschendarstellung erscheint oder nicht.

Zum Schluß möchte ich ausdrücklich betonen, daß die erwähnten Krankheiten mit klinischen Mitteln diagnostiziert werden müssen, aus den Menschendarstellungen kann und darf man z.B. die Diagnose Mastopathie, Hemiparese oder Calcaneus-Sporn usw. nicht stellen. Die Zeichnung kann aber eine sehr gute Unterstützung bieten, wenn wir feststellen wollen, ob der Kranke über ausgleichende Mechanismen verfügt, oder wie wirkungsvoll diese Mechanismen sind. Ich war der Meinung, daß diese Frage auch infolge des theoretischen Interesses wertvoll genug ist, um es hier darzustellen.

Literatur

ABEL T.M. 1953: Figure drawings in facial disfigurements. *Am. J. Orthopsychiat.* 23:253-264.

FISHER S. 1970: *Body experience in fantasy and behavior.* Meredith: New York.

GÜNZBURG H.C. 1955: Scope and limitations of Goodenough drawing test method in clinical work with mental defections. *J. Clin. Psychol.* 11:8-15.

STARR S. und MARCUSE F.L. 1959: Reliability in the ‚Draw-a-person' test. *J. Proj. Techn.* 23:83-86.

TÄGERT J. und PENN H.J. 1973: Figurenzeichnen als cerebrale Funktionsprüfung. *Nervenarzt* 44:263-267.

III.
Schmerz – Soziokulturelle Dimensionen

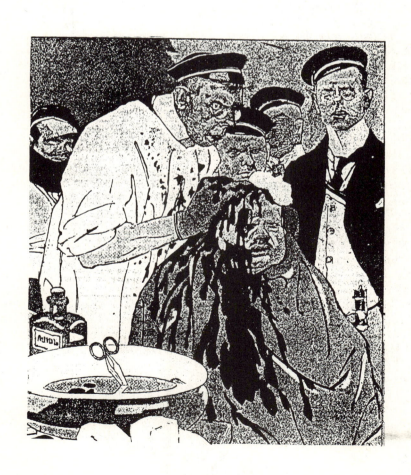

Wer wann wie Schmerz überhaupt ausdrücken darf, d.h. auch für andere mit Sinnen erfahrbar, hörbar, sichtbar machen darf, dies ist soziokulturellen Gesetzen unterworfen. In der vorliegenden Zeichnung aus dem Simplizissimus wird dies sehr eindrücklich an der Initiationsszene aus dem Leben schlagender Burschenschaften gezeigt: ein Blutopfer vor der eigenen Haustür. Der Schmerz wird durch die Verpackung verdrängt: „Kinder, macht'n dreckigen Witz, daß ich Au! sagen kann!'' Das Bild wurde im Schicksalsjahr 1914 veröffentlicht.

Der Schmerz der Männer in der Initiation
Das *so*-Ritual der Beti in Südkamerun

Michael Houseman*

Zusammenfassung

Der eigentliche Grund der Initiation liegt in einer im Sinne des Wortes ‚nicht-beschreibbaren' prägenden Erfahrung, die nur der Initiierte durch den Vollzug des Rituals erwirbt. Die Rolle des Schmerzzufügens und -erleidens wird unter den paradoxen Umständen der Durchführung analysiert: ein nicht existentes Tier jagen, sich auf Dornen ‚zur Ruhe' begeben usw. Der Schmerz macht im Erleben der Initianden eine Konzeptualisierung der widersprüchlichen Peinigungen unmöglich, die Vermeidung ist erst durch eine erfolgte Unterziehung möglich und schafft für den Initianden eine höhere Bedeutung und neue Selbstbewertung.

Summary

The foremost reason for the initiation lies in the ‚undescribable' forming experience, which only the initiated gains by going through the ritual itself. The role of imposing and receiving pain is analysed under the paradox circumstances of its procedure: to hunt a non-existent animal, to ‚lie down to rest' on thorns, etc. The pain makes a conceptualisation of the paradox tortures in the experience of the Initiant impossible, its avoidance will only become possible through a concluded undergoing, and it creates a greater meaning and a new self-evaluation in the initiant.

Schmerz und Initiation gehören zusammen, wie es nachdrücklich Pierre Clastres (CLASTRES 1973:116-117) unterstrich: „Von einem Stamm zum andern, von einer Region zur anderen unterscheiden sich die Techniken und die Mittel der Grausamkeit; aber das Ziel bleibt das Gleiche: man muß den Initianten leiden lassen. (...) in den primitiven Gesellschaften ist die Folter das Wesentliche des Initiationsrituals."

Für viele Autoren, auch für Clastres selbst, findet dieses unvermeidliche Leiden seinen paradigmatischen Ausdruck im Phänomen der körperlichen Verstümmelungen: Der Initiationsschmerz erscheint als Instrument einer Veränderung, aber auch und vor allem als Zeichen der Verwandlung, als das das Ritual Erfolg verspricht. So gesehen sind die Beschneidung, das Zähneschleifen, die Skarifikationen usw. so etwas wie eine fleischliche Schrift, eine unauslöschliche Inschrift der kulturellen Zugehörigkeit auf jenem untrennbaren Medium, dem Körper. Dennoch bleibt diese Betrachtungsweise wenngleich nicht falsch, so doch unvollständig.

Verbindet man den Schmerz mit den offenkundigen Folgen, so ist die Initiation ganz klar auf der Seite der nicht-initiierten Zuschauer, also derer, die von der Initiation ausgeschlossen sind und nicht auf der Seite derer, die sich ihr unterziehen oder die sie erfolgen lassen. Tatsächlich ist für letztere der initiatorische Schmerz weniger eine nicht entzifferbare ‚Schrift' als vielmehr eine unsagbare Erfahrung. Zusammenfassend läßt sich sagen: den Initiationsschmerz lediglich auf körperliche Einschreibungen einzuengen, hieße die innerliche Veränderung verschweigen, die dieses Ritual bewirkt, um es nur auf die äußeren Zeichen zu beschränken, die sichtbaren und notwendigerweise nur stückhaften.

* Der Vortrag von Michael Houseman wurde auf der Tagung frei gehalten. Ihm zugrunde liegt die Veröffentlichung „Le mal pour le mâle: un bien initiatique", herausgegeben von Jean Hainard und Roland Kaehr 1986: Le mal et la douleur. Neuchâtel. Die Übersetzung geschah durch Gabriele und Katrin Greifeld. Wir danken dem Musée d'Ethographie de Neuchâtel für die freundliche Genehmigung.

Um diesen Gesichtspunkt zu vervollständigen, ist es sinnvoll, den anderen, verborgenen Pol des Initiationsschmerzes zu betrachten, den eines anderen Schmerztyps, der ebenso kennzeichnend ist für männliche Initiationsrituale, der sich aber nicht einer Schrift annähert. Weit davon entfernt sich zu ‚inkarnieren‘, ins Fleisch zu schreiben als ein offenkundiger und bedeutungsvoller Abdruck – ein Code –, bleibt seine tatsächliche Spur im Innern des Körpers geheim, unerreichbar und unerklärlich. Dieser andere Typ des Schmerzes, der quasi hinter den Kulissen der Initiation stattfindet, wird nicht unter dem Siegel der Solidarität und der Ehre durchgeführt, sondern der Enttäuschung, der Erniedrigung und des Schreckens.

Das Initiationsritual der Männer der *So* (Beti) im südlichen Kamerun dient im folgenden als Beispiel. Die Darstellung des Rituals stützt sich auf eine Synthese zahlreicher beschreibender Arbeiten (HOUSEMAN 1984).

Der Ablauf des *So*-Ritus kann in mehrere Phasen aufgeteilt werden: in eine einleitende, eine überleitende – die wiederum zweigeteilt ist – und in eine Schlußphase. Diese vier Abschnitte werden verbunden mit verschiedenen Räumen, die den verschiedenen Graden der Dissimulation (visuell und auditiv) gegenüber den Nicht-Initiierten – den Frauen und Kindern – entsprechen.

Die einleitende Phase – zentriert im Dorf – beginnt mit dem Fest der ‚Vorstellung der Kandidaten‘ (*meyen mvono*). Sie besteht in einer ausdrücklichen Wertschätzung der Männlichkeit kraft Geburt der Kandidaten, die diesen Ritus über sich ergehen lassen. Dieser ersten Phase folgen die beiden Bewegungen, die die überleitende Phase ausmachen: zunächst eine ‚Zerstörung‘ der vorinitiatorischen Identität der Novizen, dann ein

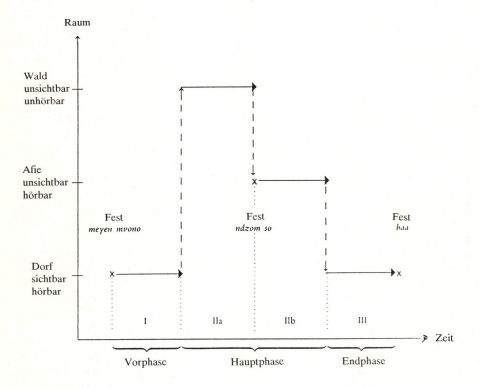

Abb. 1: Ablauf des *So*-Rituals der Beti in Südkamerun

‚Aufbau' ihrer nachinitiatorischen Identität als initiierte Männer. Die ‚Zerstörung' findet im Wald statt; von ihr wissen die Nicht-Initiierten nichts, für sie handelt es sich dabei um eine gemeinsame Jagd, die das Hauptfest des Ritus vorbereitet, das *ndzon so*. Der ‚Aufbau' findet im *afie* statt, jenem Gebiet zwischen Dorf und Wald, wo sich die Initiationshütte befindet. Die Nicht-Initiierten sind zwar ausgeschlossen, nehmen aber doch hörend daran teil. Schließlich beginnt die Schlußphase: nach einer Reklusionsphase in ihrer Initiationshütte kehren die Kandidaten in ihr Dorf zurück, wo sie verschiedenen Verboten unterworfen sind, die immer weiter gelockert werden bis zum Fest *baa* (das ist der Name der roten Schminke, die die Männer verwenden), der feierlichen Weihe ihres neuen Status' als Initiierte.

Im Verlauf des Rituals tritt der Schmerz dreimal auf. Während der Anfangsphase erscheint er im Rahmen der Demonstration der eigentlichen Männlichkeit der Kandidaten. So wird während der öffentlichen Tatauierung der Novizen das Zufügen der Skarifikation offensichtlich und explizit als schmerzhaft anerkannt: eine Gabel, offen zum Nacken hin, deren Stiel aus einem oder mehreren Strängen zusammengesetzt ist, erstreckt sich zwischen den Schulterblättern bis zur Mitte des Rückens. Während dieser gleichen Phase laufen die Kandidaten in den Busch, um Wedel der Raphiapalme zu pflücken. Diese benutzen sie dann zum Aufbau des Initiationsplatzes. Bei dieser Gelegenheit beziehen sie Prügel, die im Prinzip in eine Umkehrung der Situation mündet, zumal sich die Novizen gegen ihre Initianden wenden, um sich mit ihnen zu schlagen und/oder sich Kriegsübungen zu unterziehen: d.h., simulierter Angriff aufs Dorf, Verfolgung eines Initiierten durch das Land usw. Diese Sequenzen zeigen deutlich den Mut, die ‚Härte' (*ayog*) und die Aggressivität der Kandidaten. Hier werden die Novizen präsentiert als starke Männer kraft Geburt.

Im Verlauf der Höhepunkte des Rituals, die den zweiten Teil der Übergangsphase ausmachen, zeigt sich der Schmerz im Rahmen eines mysteriösen In-Szene-setzen von Tod/Wieder-Geburt. Nachdem die Kandidaten eine besondere Substanz geschluckt haben (genannt ‚Fett des *So*'), verlassen sie das Dorf, aus dem schon vorher die Nicht-Initiierten verjagt worden sind. Sie greifen die Pflanzungen der Frauen an, indem sie so tun, als ob sie Wildschweine seien. Völlig verdreckt kehren sie darauf in die Initiationshütte zurück. Zum richtigen Zeitpunkt schlagen dann die Initiierten die Trommeln und stimmen das Lied des *So* an; die Nicht-Initiierten – die sich außer Sichtweite, aber nicht sehr weit entfernt befinden – beginnen zu singen und zu schreien. Die Kandidaten rennen nach einigen Fehlstarts auf einem Weg, der hinter der Hütte beginnt und sich wie ein Zickzackband schlängelt. Auf beiden Seiten des Weges stehen Initiierte, die Bündel beißender Ameisen auf die Rennenden werfen. Die Kandidaten folgen dem Weg bis zum Ende und attackieren dabei auch diese Initiierten. Jenes Wegende ist ein unterirdischer Tunnel (*son-si* ‚Grab-Erde'), gefüllt mit Büscheln von Brennesseln und etwa zehn Meter lang, den sie durchqueren müssen. Sobald sie ihn verlassen haben, recken sie ihre rechte Hand, spreizen die Finger und laufen ins Dorf zum Männerhaus, berühren das Dach und rufen dabei aus: „oh Vater, oh Vater". Schließlich ziehen sich die Kandidaten in die Initiationshütte zurück. Einige Monate später verlassen sie sie, körperlich verändert durch den regelmäßigen Genuß von Fleisch, das bis dahin verboten war. Mittels dieser letzten Probe, einer rituellen ‚Empfängnis' und ‚Geburt' der Neophyten in die Hände der Männer, gewinnen sie eine neue soziale Männlichkeit.

So erscheint der Schmerz zum einen am Beginn des Ritus', nämlich in Verbindung mit der Hervorhebung der vorinitiatorischen Identifikation der Kandidaten (als männliche Kinder). Zum andern tritt Schmerz gegen Ende auf, nämlich in Zusammenhang mit der In-Wert-Setzung ihrer nachinitiatorischen Identifikation (als initiierte Männer). Diese beiden Momente ergänzen sich und beide führen letztlich zu einer körperlichen Veränderung (Skarifikation und Gewichtszunahme). Beide bringen den gleichen Typ des Leidens mit sich, nämlich einen *vernünftigen* und *ehrenhaften*. Die Intentionen, mit denen die nun verblaßten Schmerzen verbunden werden, sind klar, selbst wenn sie ungewöhnlich sind; denn es sind Proben, die die Autonomie der Kandidaten respektieren (etwa bei der Möglichkeit, sich gegen ihre Folterknechte aufzulehnen) und die ihre eigene Angriffslust ermutigen (etwa bei dem simulierten Angriff auf das Dorf, der Zerstörung der Pflanzungen und der Dorfplätze). Schmerz wird hier in einen Kontext gesetzt mit der anerkannten Solidarität zwischen Initianden und Kandidaten gegenüber den Nicht-Initierten. Schmerz ist eine Ruhmesquelle:

„Als die Operation (die Tatauierung) beendet war, zog sich der Kandidat unter Beifallsrufen zurück, *ayanga*, denn er hat nun die Marke empfangen, die aus ihm einen fast vollständigen Bürger macht" (TSALA und VINCENT 1973: Nr. 5606).

„Wenn Du am anderen Ende (des unterirdischen Tunnels) ankommst, geben alle, Deine Väter, Deine Brüder, Deine Onkel mütterlicherseits Gewehrsalven ab, um sich zu freuen und rufen aus: ‚Endlich haben wir einen Jungen!'" (LABURTHE-TOLRA 1985:286).

Aber diesem *vernünftigen und ehrenhaften* Schmerz, der am Anfang und Ende des Rituals steht, stellt sich ein anderer entgegen, ein *unverständlicher* und *erniedrigender*. Er hat zwischen diesen beiden Polen seinen Platz, nämlich während der ‚Zerstörung' der Identität der Kandidaten im Busch. Während dieser Zwischenphase und an diesem entlegenen Ort, an dem es keine Zuschauer gibt, nähert sich das Leiden dem Bösen.

Die Zeitspanne der Zerstörung steht von vornherein unter dem Zeichen der Desillusionierung. Am Ende der ersten Phase entsprechen die Kandidaten dem Ideal der erwachsenen Männlichkeit: die Initiation erscheint als eine einfache Bestätigung oder als formale Anerkennung ihrer Männlichkeit kraft Geburt, die auf diese Weise ganz deutlich gemacht wird. Die Novizen haben so den Eindruck, als ob sie im wesentlichen ihre

Marter schon überstanden hätten (nach der Tatauierung und dem Raphiaschneiden); in ihren Augen reduziert sich nun die Initiation auf ein Festessen mit Fleisch, das bis dahin verboten war. Wenn sie mit den Initiierten an der großen Jagd teilnehmen, die dem eigentlichen Fest *ndzom so* und dem so sehr erwarteten Festessen vorangehen, werden sie in dieser Sichtweise nur bestätigt. Aber nichts ist falscher als dies. Denn die eigentlichen Initiationsproben erwarten sie erst noch.

Die Kandidaten begleiten die Initiierten in den Wald, um sich dort einige Wochen aufzuhalten. Während dieser Zeit werden die Neophyten durch die Autorität und Duplizität ihrer Initianden systematisch gezwungen, ihre Identifikation als erwachsene Männer aufzugeben, die ihnen ausdrücklich während der ersten Phase zuerkannt worden war. Mit peinigenden und erniedrigenden Quälereien werden Ausdauer und Stolz der Kandidaten verneint, Aggressivität und Schönheit vernichtet. Zu diesen initiatorischen Mißhandlungen bemerkt Turner (TURNER 1969:81) allgemein, „es ist, als ob sie zerrieben wären, reduziert auf eine einheitliche Art, bis sie schließlich neu geprägt werden". Aus diesem männlichen Rohmaterial, undifferenziert und ungeformt, wie die Kandidaten zu diesem Zeitpunkt sind, wird tatsächlich ihre neue Identifikation als Initiierte neu geformt, nämlich mittels einer rituellen ‚Empfängnis' und einer rituellen ‚Geburt'.

Die meisten Schikanen setzen sich zusammen aus einer ironischen Verbindung der Neophyten mit Aktivitäten oder Gegenständen, die ausdrücklich eine Domäne der erwachsenen Männer sind. Ein großer Teil, der sich unbemerkt in die eigentliche Beschäftigung der Initiierten einmischt, parodiert die männlichste aller Aktivitäten: die Jagd. Werden die Kandidaten etwa dazu eingeladen, dieses oder jenes Tier zu jagen, befinden sie sich häufig selbst in der Falle, werden verfolgt, gebissen oder geschlagen von ihrer ‚Beute', hinter der sich nichts anderes verbirgt als ein verkappter Initiand. Andere Proben bestehen aus grauslichen Entstellungen alltäglicher Praktiken: in ein Horn blasen (jeder Mann besitzt ein Horn, in das er bläst, um böse Geister fernzuhalten), d. i. in den After des Initianden blasen; schmieden bedeutet sich den Finger mit einem Holzscheit zerquetschen lassen; sich waschen heißt in eine Pfütze einzutauchen, die stark gewürzt ist und gefüllt mit Exkrementen und anderen Widerwärtigkeiten.

Unter diesem Gesichtspunkt ist jedoch der *So*-Ritus überhaupt nichts besonderes. Die Literatur ist voll von solchen Beispielen, typischen Quälereien der männlichen Initiation: Löcher graben, um sie alsbald wieder aufzufüllen, Tiere jagen, die nicht existieren, auf allen Vieren laufen, um ‚schnell rennen‘ zu können, sich auf Nadeln auszustrecken um ‚sich auszuruhen‘, etwas Abstoßendes zu essen, als ob es etwas Delikates wäre, sich selbst beschimpfen, andere beleidigen, die einem am liebsten sind, usw. Auf diese Weise werden die Novizen in schmerzliche und abwertende Inszenierungen verwickelt, in denen sie sich gezwungen sehen – und sei es auch nur für ihre Unterwerfung –, paradoxerweise ganz offensichtlich widersprüchlichen Zielen und Reden zuzustimmen, wie z.B.: Jäger zu sein heißt gejagt zu werden, sauber sein heißt schmutzig sein, ein Mann sein heißt es nicht zu sein usw.

Wie lassen sich solche Ereignisse verstehen, die sich von simplen Schikanen unterscheiden und die auch keine Erprobungen sind, die man überwinden muß? Was ist ihr Ziel? Welchen Sinn können sie für die Teilnehmer selbst haben, und ganz besonders für die, die sich ihnen unterziehen müssen? Betrachten wir kurz eine Probe, die als exemplarisch angesehen werden kann für das Dilemma, in dem sich die Kandidaten befinden, und die in allen Berichten über das Ritual genannt wird, nämlich ‚das Sammeln der Kolanüsse‘ *(efa mebel)*.

Die Initiierten führen die Kandidaten an den Baum *engakom*, dessen hohle Zweige von kleinen schwarzen Ameisen bewohnt werden, deren Bisse extrem schmerzhaft sind. Die Initiierten erklären den Novizen, daß sie nun Kolanüsse pflücken sollen, indem sie ihnen zu verstehen geben, daß es darum geht, die obersten Blätter des *engakom* zu pflücken, vor dem sie sich gerade befinden. Nach Stock-

schlägen auf den Stamm, um die Ameisen aufzuscheuchen, fordern die Initiierten die Kandidaten auf hochzuklettern. Nacheinander klettert jeder Novize den Baum hinauf und kommt mit einem Blatt wieder herunter, jedoch mit völlig zerbissenem Körper.

Was geht dann im Geist der Neophyten vor? Sie wissen genau, daß ein Baum mit Ameisen kein Kolabaum ist, aber warum behaupten die Initiierten das Gegenteil? Keiner täuscht sich, also wie erklären sich diese Worte? Handelt es sich um ein Spiel? Um eine höhnische Marterei? Um ein endlich gelüftetes Geheimnis? Oder um eine Lehre?

Zumindest eine Sache ist gewiß: wir haben es hier weder mit einer einfachen Botanikstunde zu tun, noch mit einer Lehrstunde über esoterische Kenntnisse von Pflanzen. Tatsächlich verringert eine größere Vertrautheit mit diesen Bäumen nicht die Verwirrung, die diese Verbindung inspirieren kann. Während die Kolanuß (ein Genußmittel, das im Prinzip den reifen Männern vorbehalten ist) sehr eng verbunden wird mit der erwachsenen Männlichkeit, der Entwicklung der Gemeinde und der Bestätigung der sozialen Beziehungen, steht der Ameisenbaum für Hexerei und dem Fehlen von Gemeinschaft. Die Kolanuß, die aus mehreren zusammengesetzten Teilen besteht, ist im alltäglichen Leben eine gesellschaftliche Nahrung par excellence: sie zu teilen ist ein Zeichen der Freundschaft, der Solidarität und des Einverständnisses. Außerdem spielt die Kolanuß häufig als zeremonielle Speise eine Rolle und zwar im Verlauf der Rituale ‚bei Tage‘, die der Erhaltung der kulturellen Ordnung dienen; daher beginnen die Anti-Hexerei-Heiler *(ngengan)*, um ihre Zusammenarbeit mit dieser Ordnung auszudrücken, ihre Heilungen damit, daß sie sich ganz ausdrücklich mit der Kolapalme identifizieren. Im Gegensatz dazu ist der Ameisenbaum, der auch *mebenga* genannt wird, eng mit der Aggression ‚der Nacht‘ verbunden: einer der vier wichtigsten Typen der Hexer nennt sich *evu mebenga* (MALLART-GUIMERA 1981:57-9). Sie werden auch die ‚Alleinstehenden‘ genannt *(ntod mot)*, denn die Ameisen, die den Baum bewohnen und mit dem sie so verbunden sind, machen die Erde rings um ihn herum unfruchtbar. Nichts wächst um den *engakom*. Wie der Hexer ist der Baum ,ein einsames Wesen, das sein Wohl zum Schaden der anderen sucht'.

,Das Pflücken der Kolanüsse' betrifft also nicht das Erlangen neuen Wissens. Darüberhinaus wäre es ganz offensichtlich nicht hinreichend, beschränkte man diese Probe auf die Erteilung einer Morallektion (nach dem Stil ,um ein Mann zu sein, muß man vor der Drohung der Hexerei mutig bleiben'), oder auch auf eine Art ,negativer Verstärkung' (indem man eine ablehnende Haltung gegenüber der Aggression ,der Nacht' anstrebt). Außer der Tatsache, daß solche Lehren überflüssig erscheinen, erfordert ihre Vermittlung keineswegs dieses paradoxe In-Szene-Setzen, die die Eigenheit dieses Typs von Quälerei ausmacht.

In der wahrscheinlichsten Sichtweise, die von Turner (TURNER 1964) festgehalten wurde, dienen die Entstellungen des *sacra*, die den Neophyten präsentiert werden, vor allem dazu, bestimmte Merkmale als Objekte einer abstrakten Betrachtung zu isolieren. Die Gegenüberstellung der Kolapalme und des Ameisenbaumes würde so ein Hervorheben jedes dieser Begriffe herbeiführen, und, noch allgemeiner gehalten, der verschiedenen ,Welten' (der Nacht und des Tags), für die sie stehen. Auf diese Weise würden die Novizen durch jene Proben dazu gebracht, über bestimmte Kategorien und grundlegende Konzepte ihrer Kultur nachzudenken.

Obschon diese Sichtweise einen Teil der Wahrheit enthält, bleibt sie doch ungenügend. Denn ihre Erklärung von der Gegenüberstellung der Kolapalme und des *engakom* kann nicht den systematischen Rückgriff auf die widersprüchliche Beziehung rechtfertigen (jagen/gejagt werden, sich waschen/sich beschmutzen etc.), die diese ganzen Quälereien gerade wirklich paradox machen. Außerdem kann sie nicht die doch grundlegende Rolle des Schmerzes verdeutlichen. Um diese Betrachtungsweise zu überschreiten, ist es notwendig, sie umzukehren. Die Besonder-

heit dieser Schikanen ist es nicht, einen Kontext zur Verfügung zu stellen, der eine Kontemplation von kulturellen Konzepten oder Kategorien erlaubt (Kola, Zauberei, Jagd, Horn usw.), vielmehr im Gegenteil Kategorien und Konzepte miteinander zu verbinden, um auf diese Weise die Kontemplation eines Kontextes zu erzwingen, nämlich den der Initiation. Als erste Besonderheit dieser Proben geht es also nicht darum, die Natur der Elemente, die darin impliziert sind, im Gedächtnis zu behalten, sondern vielmehr die Beziehung des Gegensatzes, der sie vereint.

Sehr schematisch gesehen geht es im Verlauf der Proben darum, daß die Novizen bestätigen müssen, daß die Elemente identisch sind, obschon sie es offensichtlich nicht sind: ein *engakom* ist eine Kolapalme, sich auf Dornen ausstrecken heißt sich auszuruhen, sich erniedrigen heißt sich aufwerten, das Ekelerregende ist eine Köstlichkeit usw. Mit anderen Worten: sie sehen sich mit einer Art von verdrehten Rätseln konfrontiert, in denen es darum geht, die Bedingungen zu finden, in welchen diese Dinge, die offensichtlich anders und sogar gegensätzlich sind, sich tatsächlich als ähnlich herausstellen. Das Geheimnis dieser Quälereien ist, daß diese Bedingungen entweder inexistent sind – es handelt sich um tatsächliche Antinomien (jagen/gejagt werden, sich waschen/sich beschmutzen) – oder, was auf dasselbe hinausläuft, diese Bedingungen sind willkürliche: sie können in keinem Fall durch die Analyse der Elemente selbst abgeleitet werden. Die Kandidaten sehen sich also verdammt, vergeblich die Lösung begrifflich unlösbarer Widersprüche zu suchen.

Der einzig mögliche Ausweg aus dieser unsinnigen Situation bestünde darin, den widersprüchlichen Teil, der für diese Proben charakteristisch ist, zu akzeptieren, d.h. das Dilemma, das sie stellen, auszuschalten, indem man es ,einrahmt' in das Entgegengesetzte: ,dies ist ein Spiel', oder, was auf dasselbe hinausläuft, in die dogmatische Behauptung: ,dies ist theoretisch wahr'. Der Schmerz jedoch schließt eine solche Lösung des Problems aus, da er *niemals theoretisch* und *immer ernst* ist.

Gregory Bateson (BATESON 1955) meint, der Schmerz dieser Initiationsproben diene dazu, einen eventuellen Rückgriff auf einen geschlossenen, zustimmenden Rahmen („dies ist ein Spiel') in einen zu verwandeln, der offen und fragend ist: ‚ist dies ein Spiel?'. Indem eine einfache Auflösung des konzeptuellen Dilemmas, das diese Quälereien stellen, unmöglich wird, zwingt der Schmerz die Kandidaten, immer weiter die Frage zu verfolgen, immer drängender und per definitionem unendlich, nämlich die Frage nach den ‚widersprüchlichen' Elementen, die dort gegenübergestellt sind: einerseits ihre Taten und andererseits die Worte der Initiatoren dazu. Gleichzeitig verbietet ihnen der Schmerz jedes klare Verständnis der Realität, die diese Gegenüberstellungen repräsentieren sollen. Unter diesen Bedingungen zu sagen, die Kandidaten versenkten sich in die Betrachtung der kulturellen Kategorien, die diese Proben für sie darstellen, scheint gleichzeitig zu milde und zu kopflastig zu sein; denn physisch sind sie schmerzlich betroffen von den konzeptuellen Widersprüchen, die sie nicht überwinden können. Sie müssen ihre Stellung als denkende Wesen aufgeben, um Objekte einer Erfahrung zu werden, die über sie hinausgeht.

Gleichwohl, auch wenn die Befragung, der sich die Novizen unterziehen, eigentlich unendlich ist, ist sie es von einem tatsächlichen Gesichtspunkt aus ganz und gar nicht: die Novizen steigen vom Baum herunter, die Zeit der Proben im Wald geht ihrem Ende zu; die Kandidaten bedecken sich mit roter Okkerfarbe, um vor den Nicht-Initiierten die Spuren der erlittenen Mißhandlungen zu verbergen und kehren in die Initiationshütte zurück, um ihre kommende rituelle Wieder-Geburt vorzubereiten. Tatsächlich ist es ungenau zu sagen, die Kandidaten lösten die unmöglichen Rätsel nicht, die diese Proben ihnen stellen: sie lösen sie *in der Aktion*, d.h. indem sie sie erleiden. Die Novizen bestätigen durch ihre Taten, was sie niemals zu erklären wüßten auf propositionelle Art, z.B.: daß ein Ameisenbaum eigentlich eine Kola-palme ist, daß sich niederlegen auf Dornen tatsächlich ausruhen bedeutet usw. Die Kandidaten werden zu einer Neubewertung der Welt und ihrer selbst hingeführt, die darin besteht, eine Ebene höherer Wahrheit zu postulieren, die nur zugänglich wird durch die Initiationshandlungen; außerhalb dieser bleibt sie undefinierbar. Kurz: ein geheimes, unbeschreibliches Wissen. Ist es nicht genau dieser Grund, wenn die Initiierten, nach dem Sinn der Proben befragt, nur antworten können: „es muß gemacht werden!"

Durch diese paradoxen Proben und dank des ‚unverständlichen und erniedrigenden' Schmerzes, den sie mit sich bringen, erweist sich die Initiation als eine außerordentlich pädagogische Einrichtung. Die vermittelte Lehre bleibt untrennbar mit der Handlung verbunden: man lernt dabei keine neuen Wahrheiten, jedoch gewinnt man Zugang zu einem eigenen Kontext, zu einem Zustand neuer Wahrheit, der Initiation selbst. Diese ist ein unsagbares Wissen, das man machen muß und machen läßt, um zu verstehen. So geben in einer sich ständig wiederholenden Bewegung die ehemaligen Novizen als Initiatoren den Schmerz, den sie erlitten haben und das Wissen, das sie erworben haben, an jene weiter, die nun diese erste Rolle als Novizen innehaben. Im Zentrum der Initiation, deren Szene beiderseits frei von Zuschauern ist, erleben die Akteure den Schmerz zum Wohle der Männergemeinschaft.

Literatur

BATESON G. 1955: A Theory of Play and Fantasy. *Psychiatric Research Report 2.*

CLASTRES P. 1973: De la torture dans les sociétés primitives. *L'Homme* XIII/3:114-120.

HOUSEMAN M. 1984: Les artifices de la logique initiatique. *Journal des Africanistes* 54/1:41-65.

LABURTHE-TOLRA Ph. 1985: *Initiations et société secrètes au Cameroun.* Karthala: Paris.

MALLART-GUIMERA L. 1981: *Ni dos ni*

ventre: religion, magie, sorcellerie Evuzok. Laboratoire d'éthnologie et de sociologie comparative: Nanterre.

TSALA Th. und VINCENT J.F. 1973: *Mille et un proverbes Beti*. Ronéo: Yaoundé.

TURNER V. 1964: Symbols in Ndembu rituals. In: Gluckman M. (Hrsg.): *Closed Systems and Open Minds*. Aldine: Chicago.

-- 1967: *The Forest of Symbols: Aspects of Ndembu Rituals*. Cornell University Press: Ithaca.

-- 1969: *The Ritual Process*. Aldine: Chicago.

Zur Sozialisierung des Schmerzempfindens bei den Bayansi, Zaire

Josef Franz Thiel

Zusammenfassung

Die Bayansi sind eine Ethnie in Südwest-Zaire mit matrilinearer Verwandtschaftszurechnung. Obgleich sie keine Beschneidungsschulen – wie einige Ethnien der Nachbarschaft – und keine Altersklassen kennen und keine sonderlich aggressiv-kämpferische Ethnie darstellen, unterliegt die Definition des Schmerzes und das, was man öffentlich als Schmerz kundtun darf, sehr stark der Meinung der Gesellschaft. Hierbei sind deutliche Unterschiede zwischen dem gesellschaftlichen Schmerzempfinden von Männern und Frauen, Alten, Erwachsenen und Kindern festzustellen. Wer sich nicht an das „gesellschaftlich vorgegebene Schmerzgefüge" hält, wird an den Pranger gestellt (verlacht, in Liedern verspottet etc.) und sinkt dadurch in seiner sozialen Position. Ganz allgemein läßt sich sagen: Je höher der soziale Status, desto weniger Schmerz empfindet man, oder genauer: desto weniger Schmerz darf man nach außen zeigen.

Summary

The Bayansi of southwest Zaire are an ethnic group of matrilineal descent. Although the rituals of circumcision and age grades practised in neighbouring ethnic groups are unknown to the Bayansi and they are neither particularly aggressive nor warlike, the definition of pain, or that which may be publicly manifested as such, is strongly dependent on the opinion of society. Clear distinctions are made between the socially acceptable awareness of pain among men, women, the aged, adults and children. The persons who do not adhere to this „socially acceptable structure" are publicly exposed (ridiculed, mocked at in songs etc.) and their social status declines. Generally, it can be maintained: the higher the social status, the less pain is perceived; or more exactly: the less pain should be exhibited.

Vorbemerkung

Von 1961 bis 1971 habe ich ca. fünf Jahre bei den Bayansi gelebt (drei Aufenthalte). Ich lebte als Missionar und Ethnologe im Hinterland. Ein mehrjähriges medizinisches Praktikum war meiner Ausreise vorausgegangen. Ich hatte ein großes Gebiet zu versorgen; einen in westlicher Medizin ausgebildeten Arzt gab es in diesem Gebiet nicht.

Zur Vorbereitung auf die Tagung habe ich einen Teil meiner etwa einhundertzwanzig Tonbänder abgehört. In den Jahren 1961 bis 1971 habe ich einhundertzwanzig Tonbänder mit insgesamt ca. zweihundertfünfzig Stunden bei den Bayansi aufgenommen. Bisher habe ich erst einen kleinen Teil dieser Aufnahmen wissenschaftlich ausgewertet. Der körperliche Schmerz spielt in den langen Gesprächen, die ich mit den Bayansi in Kikongo und Kiyansi geführt habe, eine untergeordnete Rolle. Vielleicht aber auch deshalb, weil ich, insgesamt gesehen, mehr

ältere als junge Menschen aufgenommen habe und auch mehr Männer als Frauen. Etwa die Hälfte aller Aufnahmen wurden auch in einer kleinen Gruppe gemacht, also nicht nur ein Muyansi und ich.

Körperlichen Schmerz, so wird ein Muyansi erzogen, muß man beherrschen können. Reife Menschen, besonders Männer, dürfen niemals ihrem körperlichen Schmerz öffentlich Ausdruck geben. Eine sehr große Rolle spielt auf den Bändern hingegen das Leid. Diesem gibt jeder, auch der älteste Mann, öffentlich Ausdruck. Man darf sich auch niemals über jene, die Leid erfahren und dies bekunden, lustig machen. Es würde eo ipso Strafe nach sich ziehen. Ich müßte also, wollte ich ganz genau sein, von der Sozialisierung von Schmerz und Leid sprechen und nicht nur vom Schmerz allein.

Ich bemühe mich, in meinem Referat jene Fakten vor allem aufzuzählen, die die Bayansi als die schmerzvollsten empfinden. Ihre Empfindungen weichen in einigen Punkten entscheidend von unseren Empfindungen ab.

I. Die Bayansi

1. Die Bayansi siedeln am Unterlauf des Kwilu, genauer zwischen Kasai und Kwango in der Republik Zaire. Sie machen ca. 250.000 Seelen aus. Sie sind in mehrere Unterstämme gegliedert, von denen jeder in mehrere Häuptlingstümer zerfällt. Eine politische Einheit scheint es bei den Bayansi niemals gegeben zu haben. Nach meinen Forschungen siedeln sie seit etwa zweihundertfünfzig bis dreihundert Jahren in ihrem heutigen Wohngebiet.

2. Politisch zerfallen die Bayansi in eine Vielzahl autonomer Territorien. Auf jedem hat ein Klan die politische Macht inne. An der Spitze eines Territoriums steht der politische Häuptling, der bisweilen auch eine Frau sein kann, denn die Bayansi sind matrilinear organisiert. Allerdings hat auch die Patrilinearität wichtige Funktionen, so z.B. regelt sich die Erbschaft und das Speisetabu nach der Vaterseite.

3. Der Klan spielt außer bei der Heirat im täglichen Leben eine geringe Rolle. Eine gemeinschaftsbildende Funktion kommt ihm nicht zu. Die Lineage bildet hingegen den eigentlichen Rahmen, in dem sich das Leben der Bayansi abspielt. Die Lineage, auf Kiyansi *zum* (wörtl.: Mutterleib) ist eine ökonomische, soziale, juridische und religiöse Gemeinschaft, ohne die kein Leben möglich ist. Aus dem *zum* verbannt zu werden, z.B. durch Fluch für ein schweres Verbrechen, kommt der Todesstrafe gleich . Innerhalb des *zum* wird die größtmögliche Solidarität gefordert, geht sie infolge von Blockbildungen verloren, wird der *zum* geteilt, so daß die Solidarität wieder voll ausgeübt werden kann.

4. An der Spitze des *zum* steht gewöhnlich das älteste männliche Mitglied. Der *zum* verwaltet eine gemeinsame Kasse, in die jeder einzuzahlen hat und aus der die wichtigsten Ausgaben bestritten werden; häufig aber verwalten die ältesten Frauen des *zum* die gemeinsame Kasse. Wie man sagt, würden alte Frauen das Geld besser zusammenhalten; Männer seien immer wieder versucht, das ge-

meinsame Geld für junge Frauen und für Palmwein auszugeben.

5. Es herrscht Klanexogamie und meist virilokale Wohnfolge; das heißt, daß die Frauen meist aus dem Klan hinausziehen müssen, wenn sie heiraten. Ihre Kinder gehören aber in ihren Klan und wohnen somit vielfach in einem fremden Gebiet.

6. Die Bayansi sind bis vor wenigen Jahrzehnten einfache Rodungsbauer gewesen: Die Männer rodeten Urwald, richteten die Felder her, die Frauen pflanzten in der Hauptsache Maniok. Kommerzialisierbare Güter wie Fasern, Kaffee, Erdnüsse, Reis sind erst durch die Kolonialherren eingeführt worden. Kommerzialisierbare Güter werden sowohl vom Mann wie von der Frau gepflanzt. Der Maniok, die Grundnahrung, wird ausschließlich von Frauen gepflanzt.

7. Religiös stehen Fetischismus und Ahnenkult im Mittelpunkt des täglichen Lebens. Es gibt zwar einen Schöpfergott, auf den die Entstehung der Menschen zurückgeführt wird, aber im täglichen religiösen Leben spielt er eine geringe Rolle. Wenn auch sein Name häufig genannt wird, die eigentliche Macht besitzen die Ahnen und die zahlreichen Fetische und Geister.

8. Es gibt zahlreiche Priesterheiler, die, wie im ganzen Gebiet, *nganga,* pl. *banganga,* genannt werden. Es ist schwer auszumachen, wie weit die *banganga* mit magischen bzw. natürlichen Mitteln heilen. Meist besitzt der *nganga* auch einen oder mehrere Fetische, *nkisi,* mit denen er heilt, aber er verwendet vielfach auch natürliche Heilmittel wie Pflanzen, Mineralien usw. Über das Heilen möchte ich hier allerdings nicht berichten, sondern mich auf den sozialen Aspekt des Schmerzes beschränken.

II. Der Schmerz

Nach meiner Erfahrung ist der Schmerz bei den Bayansi nicht nur sehr stark den psychologischen Vorstellungen der Gruppe unterworfen, sondern er hängt auch davon ab, was die Gruppe als Schmerz definiert und akzeptiert. In meinen Ausführungen möchte ich zeigen, daß in vielen Belangen als Schmerz

das gilt, was in der Gruppe als Schmerz aus-
gegeben wird. Denn nicht jeden Schmerz, den
man empfindet, darf man auch zeigen oder
darüber jammern. Mehr als auf den physischen Schmerz möchte ich hier in meinen
Ausführungen auf den psychischen Schmerz,
also das Leid, eingehen. Der physische
Schmerz spielt eine geringe Rolle, und wenn
es ihn gibt, dann vermutet man dahinter doch
wiederum psychisches Leid. Geht der
muyansi zum *nganga*, dann wird dieser nicht
nur ein Medikament verabreichen, um den
Schmerz zu beheben, sondern er wird den
Patienten in sein sozio-religiöses Umfeld
stellen und die physischen Schmerzen aus der
gestörten Harmonie dieses Umfeldes erklären. Der physische Schmerz ist also immer
nur Folge der sozio-religiösen Disharmonie.
Er kann auch nur dadurch geheilt werden, daß
die Harmonie wieder hergestellt wird.

III. Die soziale Dimension des Schmerzes/ des Leids

1. Es wurde bereits darauf hingewiesen, daß
die Lineage eine solidarische Gruppe ist, auf
jeden Fall sein sollte. Wenn ein Mitglied der
Gruppe stirbt, kann jedes Mitglied sagen:
„wir sterben", wie es auch sagt: „wir heiraten". Dahinter steckt die Vorstellung, daß die
solidarische Gruppe eine gemeinsame Lebenskraft besitzt, von den Ahnen überkom-
men, die es zu mehren gilt. Wenn deshalb
jemand unfruchtbar ist, ist er ein totes Mitglied dieser Gruppe, da es nicht mithilft, die
Lebenskraft der Lineage zu vermehren. Eine
25jährige Frau oder ein junger Mann, der
keine Nachkommen besitzt, wird *murókwa*
genannt, Mensch des Sterbens. Selbst ein
kleines Kind kann einem solchen Menschen
vorwerfen: „Was willst du hier, warum willst
du mich zurechtweisen? Du bist nutzlos hier
auf Erden. Du kommst und frißt uns unsere
Sachen weg und wir haben nichts von dir." Die
altershierarchische Struktur der Gesellschaft
wird in so einem Fall außer Kraft gesetzt. Ein
Mensch, der ein *murókwa* ist, ist eigentlich
kein Mensch im vollen Sinne. Er kann
niemals Ahn werden; höhere Ämter sind ihm
versagt. Er kann auch seinen Schmerz öffent-

lich nicht äußern, da er ja ein nutzloses Glied
der Gemeinschaft ist. Die Unfruchtbarkeit
wird ja nicht nur als eine Laune der Natur
angesehen, sondern es wird meist behauptet,
sie sei die Strafe für ein früheres Vergehen,
und zwar wird gewöhnlich begangener und
nicht eingestandener Inzest als Vergehen angenommen, und die Strafe davon ist eben
diese Unfruchtbarkeit. Inzest (*kud'*), der ein-
gestanden wird, kann durch die Heiler, die
banganga und die Sippenältesten behoben
werden. Nicht rituell beseitigter Inzest zieht
Unfruchtbarkeit nach sich. Deshalb ist ein
unfruchtbarer Mensch nicht nur ein sich
selbst überlassener, nutzloser Fresser,
sondern er zieht auch noch die Strafe und den
Fluch der Ahnen auf sich. Unfruchtbare
Männer haben es im allgemeinen etwas leichter als unfruchtbare Frauen. Ich hatte einen
Koch, der unfruchtbar war. Er ließ aber seine
Ehefrau von einem Verwandten schwängern,
so daß er wenigstens sozial als Vater dieser
Kinder galt und man ihn öffentlich nicht als
unfruchtbar bezeichnen durfte. Frauen hingegen werden auch öffentlich zur Schau gestellt. Man kann sich vorstellen, daß dieser
Schmerz das Schlimmste ist, das einen Menschen bei den Bayansi treffen kann.

2. Eine weitere ganz schlimme Quelle des
Schmerzes ist die Hexerei (*kindoki*). Ich verstehe hier als Hexerei ganz allgemein das negative Einwirken auf das Leben und die Lebenskraft eines Individuums oder einer
ganzen Gruppe. Hexerei zu betreiben ist das
schlimmste Vergehen in den Augen der
Bayansi. Wer als Hexer (*muloki*) entlarvt und
überführt wird – früher durch die Giftprobe
–, wird, wenn er das Gift nicht erbrechen
kann, von den eigenen, nächsten Verwandten
erschlagen. Man schämt sich eines Verwandten, der Hexer ist. Man wird sozial gemieden,
gebrandmarkt. Es soll deshalb vorgekommen
sein, daß Kinder ihren Vater, der bei der Giftprobe das Gift nicht schnell genug erbrechen
konnte, eigenhändig erschlagen haben. Ein
Vorgang, den man sich bei den Bayansi überhaupt nicht vorstellen kann, weil gerade zwischen Vätern und Kindern die Liebe unwahr-
scheinlich groß ist.

Nicht immer jedoch ist das Urteil klar, daß

man Hexer ist. Lange hält sich der Verdacht. Es kann wochen-, ja jahrelang dauern, bis sich der Verdacht erhärtet. Wer deshalb im Ruf eines Hexers steht, der wird sozial gemieden und kann wiederum seinen Schmerz kaum jemandem kundtun, so daß er schließlich darauf drängen wird, öffentlich zu erweisen, daß er kein Hexer ist. Er verlangt dann selbst die Giftprobe oder ein Orakel, um seine Unschuld zu erweisen.

3. Der Tod innerhalb des eigenen *zum* ist selbstverständlich eine große Quelle des Schmerzes, da ja die eigene Lebenskraft dadurch gemindert wird. Doch der Tod wird nicht, wie bei uns, als ein Ende empfunden, sondern als das Tor zu einem neuen Leben, und zwar zum eigentlichen, vollen Leben. Der Tod gilt als *rite de passage*, und im Grunde genommen muß man sich freuen, wenn man wiederum einen tüchtigen Fürsprecher im Dorf der Ahnen hat. Wenn ein alter, geliebter Lineageältester stirbt, werden ihm die Angehörigen noch vorher sagen: „Und wenn du drüben bist, dann schicke uns doch Wild, dann mach doch, daß wir hier nicht mehr hungern müssen, daß wir auf der Jagd erfolgreich sind, daß die Kinder zu essen haben". Der Tod wird ritualisiert, man könnte aber auch sagen: Der Totenschmerz wird durch Ritualisierung überwunden. Man ist der Überzeugung, daß der Tod nur eine Umwandlung ist. Er kann deshalb nicht so schmerzvoll sein, weil er ja nur das Tor zu einem neuen Leben ohne Schmerz in der Gemeinschaft der Ahnen ist.

4. Die Intensität des Schmerzes durch den Tod hängt natürlich von der verwandtschaftlichen Nähe bzw. Ferne ab. Hierbei muß man jedoch folgendes bedenken: Unsere Verwandtschaftsbeziehungen sind nicht ohne weiteres zu übertragen. Ich habe jahrelang bei den Bayansi Umfragen gemacht und mehrere hundert Frauen befragt nach ihrer liebsten Person, ebenso bei verheirateten Männern. Ich habe kein einziges Mal eine Frau sagen hören, daß sie ihren Mann als geliebteste Person ansieht. Es waren immer die Kinder, ihre Eltern, Geschwister und dann kam gewöhnlich der Mann. Bisweilen kam der Mann auch an zweiter Stelle. Die Kinder kamen jedoch immer vor dem Ehemann. Ebenso

fand ich es bei den verheirateten Männern. Ein verheirateter Mann sagte mir einmal: „Meine Frau ist meine Freundin. Wenn ich etwas verbrochen habe, wird sie mir kein Essen geben, wird sie nicht mit mir schlafen. Meine Mutter oder meine Schwester aber werden mir immer zu essen geben, was immer ich auch angestellt habe".

Dennoch: stirbt ein Ehepartner, so wird von dem überlebenden Ehepartner verlangt, daß er den rituellen Tod mitstirbt und auf diese Weise den Trennungsschmerz überwinden kann. Der überlebende Partner hat sich für neun Bayansi-Wochen à vier Tage in Reklusion zu begeben und dort den rituellen Tod mitzusterben. Er gilt als tot, wie der Partner, den man zu Grabe getragen hat. Auch hier wiederum wird also durch Ritualisierung der Schmerz kanalisiert und schließlich überwunden. Sind die neun Wochen vorbei, so wird ein Fest veranstaltet und das Ende des Schmerzes verkündet. Genauso wird einige Monate, bisweilen ein bis zwei Jahre nach dem Begräbnis einer Persönlichkeit ein großes Fest veranstaltet zur Aufhebung des Schmerzes, *matanga* genannt. Alle Bekannten und Verwandten strömen zusammen, man ißt, trinkt und tanzt, weil nun die Trauer und der Schmerz ein Ende haben.

Wenn ein Kind stirbt, wird die Mutter alles tun, um nicht an diesen Schmerz erinnert zu werden. Hat das Kind gern Bananen gegessen, wird die Mutter über mehrere Monate keine Banane essen. Nach dem Grund gefragt, sagt sie: „Ich möchte doch nicht an den Tod meines Kindes erinnert sein." Man darf auch niemals das Foto eines Verstorbenen zeigen. Tut man es aus Unbedachtsamkeit doch, so wird einem vorgeworfen: „Du gräbst die Toten aus und kümmerst dich nicht um unseren Schmerz."

5. Wenn jemand krank ist oder stirbt, wird meist eine großangelegte Schmerzzeremonie durchgeführt, die aber wiederum – meiner Meinung nach – sozial gesteuert ist. Wird nämlich jemand krank oder stirbt jemand, so sucht man immer einen Schuldigen. Es gibt ja nichts, was ausschließlich natürliche Ursachen hätte. Um erst gar nicht in den Verdacht

zu kommen, an der Krankheit oder am Tod schuldig zu sein, gebärdet man sich außer sich vor Schmerz: wälzt sich auf der Erde, reißt sich die Kleider vom Leibe, bekundet Schmerz, der aber nicht so sehr eine persönliche als vielmehr eine soziale Komponente ist. Als einmal in dem Dorf, in dem ich lebte, ein alter Mann gestorben war, kamen eine Reihe junger, schön angezogener Frauen ins Dorf, lachten und schwatzten miteinander, und als ich sie fragte, was sie hier im Dorf machten, sagten sie, sie gingen zum Verstorbenen. Als ich ebenfalls kurz darauf dorthin kam, sah ich diese gleichen Damen weinend und schreiend mit entblößtem Oberkörper sich auf der Erde wälzen, um ihrer Trauer ungehemmt Ausdruck zu geben. Mir wurde klar, daß hier ganz offensichtlich mehr ein sozialer Ritus ablief denn eine Bekundung des Schmerzes.

6. Den stärksten seelischen Schmerz verursacht neben der Hexerei der Inzest. Das Inzestverbot wird bei den Bayansi ungemein streng gehandhabt, aber dennoch kommt es sehr häufig vor, nicht so sehr bei Erwachsenen, sondern bei Kindern und Jugendlichen. Man muß allerdings hier sagen, daß Inzest im Sinne der Bayansi nicht nur der geschlechtliche Beischlaf ist. Mir ist ein Fall bekannt geworden, daß ein Mann seine etwa 8- bis 9jährige Tochter abwusch. Er schrubbte mit der Hand und einer Schüssel Wasser das nackte Mädchen ab. Jemand sah es und machte ihn darauf aufmerksam, daß er Inzest begangen habe. Er mußte die Inzest-Zeremonie über sich ergehen lassen. Wer die Inzest-Zeremonie nicht über sich ergehen läßt, wird unfruchtbar. Man dringt deshalb in eine unfruchtbare Frau immer wiederum mit der Frage, mit wem sie Inzest begangen habe, bis sie schließlich selbst überzeugt ist, daß sie einmal irgendwann einem nahen männlichen Verwandten zu nahe gekommen sein muß. Ein Fall von schwerem Inzest ist mir bekannt geworden: Ein Mann ertappte seine Ehefrau, wie sie mit dem eigenen Sohn Geschlechtsverkehr trieb. Dies ist wirklich ein Einzelfall, und auch keiner der Alten, die ich befragte, konnte sich an einen ähnlichen Fall erinnern. Der Mann verfluchte seinen Sohn und auch

die Frau. Der Sohn wurde davongetrieben und starb, die Frau vegetierte dahin; man sagt, sie sei einige Zeit später gestorben.

In den 60er Jahren kannte ich ein Ehepaar sehr gut. Ich kam oft ins Haus dieser Leute, und die Frau machte immer einen gedrückten Eindruck. Der Mann hingegen ganz und gar nicht. Ich erkundigte mich eines Tages bei ihr, weshalb sie denn immer so bekümmert sei und ihre Antwort: „In unserem Klan haben wir keinen Klanältesten. Mein kleiner Bruder ist nun der älteste Mann in unserem *zum,* und du kannst dir vorstellen, daß wir keine Lebenskraft haben. Wie kann ich, wie können meine Kinder gedeihen, gesund sein und gesund bleiben, wenn kein Alter in unserem *zum* ist, der das Ahnenopfer vollzieht, der die Fetisch-Opfer vollbringt, kurz: der die Verbindung mit den Ahnen herstellt und uns gegen die Übergriffe der anderen Klane verteidigen kann? Wir haben keine Ältesten, und weil wir keine Ältesten haben, wird unsere Lebenskraft dahinschwinden."

Verglichen mit den seelischen Schmerzen, die die Bayansi aus anderen Ursachen als wir erfahren, sind die körperlichen Schmerzen zweitrangig. Ich sah einen alten Mann, den ich seit Jahren gut kannte, weinen wie ein kleines Kind, als er der Hexerei angeklagt wurde. Man hätte ihm sicher alle möglichen körperlichen Schmerzen zufügen können, geweint hätte er als alter Mann nicht.

Auf der Verbandsstation und Maternité der Mission bin ich häufig mit Kranken und Verletzten in Berührung gekommen. Ich war immer überrascht, wie wenig über körperliche Schmerzen laut geklagt wurde. Selbst Jugendliche konnten noch so schwere Verletzungen haben, gejammert haben sie kaum. Einmal war ein Schuljunge von einem Mango-Baum auf einen Pflock gestürzt, so daß die Lunge offen lag. Ich habe den Jungen mit meinen Möglichkeiten ohne lokale Anästhesie versorgt. Er hat kaum gejammert. Gut vier Wochen später war er schon wieder in der Schule.

IV. Der körperliche Schmerz und seine Sozialisierung

1. Das Kleinkind genießt alle Freiheiten. Es kann seinem Schmerz Ausdruck geben wie es will, aber jeder in der Gruppe wird alles tun, um die Schmerzen des Kindes so gut es geht zu lindern. Kinder werden verwöhnt, man gibt ihnen alle Leckerbissen, man trägt sie selbstverständlich immer mit sich herum, bis das nächste Kind kommt. Es ist allgemein bekannt, wie Kinder in solchen Ethnien bevorzugt behandelt werden.

Für Erwachsene gibt es standesgemäße Schmerzen, die man nicht zeigen darf, d.h. die offiziell nicht als Schmerzen anerkannt sind. Wer sie dennoch zeigt, verliert Sozialprestige. Eine Frau, die bei der Geburt laut jammert, weil es ihr weh tut, außer etwa bei der ersten Geburt, oder ein Mann, der laut jammert bei einem physischen Schmerz, kann sehr leicht Zielscheibe des Spottes werden. Bei den Bayansi wird so etwas gerne von den noch nicht verheirateten Mädchen in Lieder gefaßt und am Abend, wenn die Leute am Feuer vor ihren Häusern sitzen, in einer Art ‚Schnaderhüpferl‘ vorgetragen, um diejenigen öffentlich zu brandmarken, die sich nicht sozial konform verhalten. Solche ‚Schnaderhüpferl‘ gehen über Leute, die Ehebruch betreiben, die auf dem Markt stehlen, die laut über einfache Schmerzen jammern usw.

Solche Lieder können für den Betroffenen sehr kompromittierend sein. Ich habe wiederholt solche Situationen am Abend erlebt, und am nächsten Tag noch traute sich derjenige oder diejenige nicht so recht aus dem Haus, weil man im Dorf über sie lachte.

2. Die Intensität des körperlichen Schmerzes hängt vor allem davon ab, ob mit diesem Schmerz Lebenskraft verlorengeht. Wenn also jemand mit dem Stock geschlagen wird, so gibt man natürlich zu, daß dies weh tut; wenn man aber bei Gericht das Strafmaß sieht, was für solche Stockschläge zu zahlen ist, dann ist man erstaunt, wie gering die Strafe ausfällt. Denn, so wird argumentiert, bei den Stockschlägen sei ja kein Blut geflossen. Ein einfacher Stockschlag mit einer blutenden Platzwunde hingegen gilt als wesentlich schwerer, weil Blut fließt und vor allem, wenn das Blut auf die Erde fließt, denn dann wird argumentiert, es sei Lebenskraft verlorengegangen und die heilige Mutter Erde sei besudelt worden.

Lebenskraft ist aber nicht nur Blut. Aller materielle Besitz und auch alle Rechte sind Teil der Lebenskraft der Gruppe. Wenn also der Besitz eines Menschen kaputt gemacht wird oder seine Rechte beschnitten werden, dann wird der Besitzer genauso sagen: „Sie töten mich" oder „Ich sterbe", weil seine Güter und seine Rechte beschädigt werden, d.h. seine Lebenskraft.

Ich war bei Gerichtsverhandlungen über Ehebruch immer erstaunt, daß man kaum damit argumentierte, daß die Ehe gebrochen wurde, sondern das Argument lautete immer wieder: Die Rechte dieses Mannes sind verletzt und verkleinert worden. Ob nun die Frau in den Ehebruch eingewilligt hat oder nicht, war zweitrangig. Der Mann hatte ein Recht auf diese Frau, und deshalb wurde dem Mann Recht gegeben.

3. Was Schmerz ist und was kein Schmerz ist, kann man in etwa in Parallele sehen zu der Frage, was gut und was böse ist. Die Ältesten und diejenigen, die die Macht besitzen, entscheiden darüber, was weh tun darf und was nicht weh tun darf und somit auch nicht weh tut. Der Schmerz ist sehr stark dem Urteil der herrschenden Gruppe unterworfen. Alle Sprichwörter und Erzählungen geben ja letztendlich die Meinung dieser Ältesten und Machthaber wider. Sie sind deshalb auch dafür entscheidend, was als Schmerz anzusehen ist und was nicht. Der Schmerz scheint mir bei den Bayansi mehr eine sozial-psychische denn eine physische Größe zu sein.

Der sozialisierte Ausdruck von Schmerz bei Zircumcision und Entbindung als Übergangsriten bei den Ifanadiana Tanalas (Madagaskar)

Bodo Ravololomanga*

Zusammenfassung

Wenn Schmerz von Kindern und Erwachsenen gleichermaßen erfahren wird, stellt sich die Frage, ob sich dann seine Ausdrucksformen mit dem Grad der Sozialisation des Individuums verändert.
In diesem Beitrag, der den Tanala auf Madagaskar gewidmet ist, wird eben diese Frage in vergleichenden Untersuchungen von Schmerzmanifestationen abgehandelt, die vor und nach den Riten akzeptiert und/oder kritisiert werden: einerseits bei der Beschneidung der Jungen und andererseits beim Gebären der Frauen. Anhand dieser Übergangsriten, die den Jungen den Wechsel in den Status eines Mannes und den Mädchen in den höheren der Mütter ermöglichen, möchten wir die Reaktionen und Meinungen der einzelnen Akteure im Bezug auf Schmerz analysieren. Außerdem untersuchen wir die Sensibilitätsänderung, die durch solche rituellen Verhaltensweisen und traumatisierenden Erfahrungen hervorgerufen werden.

Summary

If by definition pain is experienced both by children and adults does its modes of expression change in function of the degree of socialization of the individual?
In this paper dedicated to the Tanala society of Madagascar the above stated question is handled by comparing the manifestations of pain which are accepted and/or censured before and after the rites: for one the circumcising of boys and on the other hand the girl's giving birth. Through these two rites of passage, allowing the boys to pass on to the status of men and the young girls to reach the higher status of mothers, we try to analyse the individual actor's reactions towards and opinions on pain. We also look at the changes of sensitivity which are provoked in a person through such ritualized behavior and traumatizing experiences.

Die Region Tanala im Süden Madagaskars erstreckt sich zwischen dem Fluß Faraony im Norden und im Süden zwischen dem Matitana und dem Mananjary. Die Tanala – ‚die Waldmenschen' – bilden keine ethnische Gruppe. Vielmehr bezeichnet man mit diesem Begriff eine Reihe von Einheimischen, die in einer Waldgegend leben und die sich durch gewisse kulturelle Gemeinsamkeiten auszeichnen, z.B. Produktionstechniken wie den Brandrodungsanbau. Die Gemeinschaft der Tanala von Ifanadiana kann von den Tanala von Ikongo oder von Mananjary anhand historischer, geographischer und einiger anderer kultureller Besonderheiten unterschieden werden.

Im folgenden beschreiben wir, wie Jungen – vor und nach ihrer Beschneidung – und Mädchen – vor und nach der ersten Geburt – Schmerzen empfinden und ausdrücken. Dabei soll Antwort auf folgende Fragen gegeben werden: Führen diese Initiationsriten zu einer Änderung des individuellen Verhaltens hinsichtlich Schmerzerfahrung und Schmerzausdruck? Wenn dies zutrifft, welches sind dann die sozio-kulturellen Faktoren, die diese Änderung bestimmen?

Reaktion des Kindes auf Schmerz

Wenn auch der Ausdruck von Schmerz in der frühen Kindheit für Jungen und Mädchen gleich ist, so ist es bemerkenswert, daß Unterschiede bezüglich des Geschlechts schon nach

* Aus dem Englischen übersetzt von Barbara Ernzerhoff und Norbert Kohnen.

der Stillzeit mit drei oder vier Jahren auftreten. Auf Schmerzen gleicher Intensität reagieren Jungen offensichtlich weniger als Mädchen. So verfallen letztere in ‚Jammern‘, und sie weinen und schreien für einige Stunden, sobald sie auch nur der geringsten körperlichen Aggression ausgesetzt sind. Jungen reagieren in der gleichen Situation viel weniger. Dies läßt sich folgendermaßen erklären: Während kleine Mädchen in einer Gruppe gleichaltriger Mädchen oder Jugendlicher bleiben und die Gemeinschaft von erwachsenen Frauen suchen, die eine Kontinuität des Mutterbildes darstellen – eine Gruppe, von der gewöhnlich Zärtlichkeit und Herzlichkeit ausgeht – entfernt sich ein Junge von dieser Gruppe und sucht die Gemeinschaft männlicher Jugendlicher und Männer, bei denen Stärke, Ausdauer und Leistungskraft gefragt sind.

Diese gegensätzlichen Einflüsse prägen die kindliche Persönlichkeit in einem solchen Maße, daß man bereits bemerken kann, daß Mädchen Schmerzen gegenüber sensibler sind als Jungen.

I. Die Schmerzen der Jungen zur Beschneidungszeit

In dem Alter, in dem die Jungen gewöhnlich beschnitten werden, also mit vier oder fünf Jahren, nimmt die Fähigkeit, Schmerzen zu ertragen, zu. Während dieser Zeit versuchen die Verwandten den Jungen auf denjenigen Sozialstatus vorzubereiten, den er durch den Beschneidungsritus offiziell erlangen wird. Tatsächlich bestimmt nach Margret Mead der Status des Jungen eher noch als der des Mädchens die „Konstruktion des Überbaus sozialer Bestimmung zwischen den Geschlechtern“ (MEAD 1966:14) ein Überbau, der vom Jungen während seines ganzen Lebens ausgenutzt wird. Um diese männliche Vorherrschaft implizit oder explizit zu betonen, versuchen die Eltern und Gruppenmitglieder dem Jungen, der beschnitten werden soll, zu erklären, daß für ihn eine zweifache anatomische und soziale Änderung bevorsteht und daß er sich nicht wie ein Kind verhalten soll,

wie ein kleines Mädchen oder eine Frau, wenn er dieser Veränderungen wert sein will. Ein mädchenhaftes Verhalten würde bei ihm nicht geduldet. Verhält er sich trotzdem wie eine Frau, wird die Gemeinschaft nicht zögern, abfällige Bemerkungen zu äußern oder ihn vor seinen Kameraden zu verspotten, so daß ihm der Ernst der Lage bewußt wird.

Die Beschneidung selbst wird – obwohl oft lebensbedrohliche Blutungen auftreten, die meistens auf Hexerei zurückgeführt werden – im Gespräch mit dem Jungen durch den Gebrauch von Euphemismen heruntergespielt. Anstatt ihm zu erklären, daß seine Vorhaut beschnitten wird, erzählt man ihm, daß „sein Penis gekniffen wird“ oder „seine Nabelschnur entfernt wird“. Dies geschieht, damit das Kind die Operation nicht fürchtet und an einen harmlosen Eingriff denkt, obwohl in Wahrheit etwas völlig anderes geschieht. Die Erwachsenen verhalten sich genauso. Sie benutzen die gleichen Euphemismen zur Verhinderung der traumatisierenden Situation. Was am meisten zählt ist, daß das Kind den Schmerz aushält und sich der durch den Beschneidungsritus ererbten Werte bewußt wird.

Die Wichtigkeit der Vorbereitungen des Ritus

Die Vorbereitungen des Rituals bieten einen großartigen Anblick, weil die ganze Gemeinschaft beteiligt ist. Beschneidungen sind – wie Begräbnisse – Zeremonien, die die Zusammengehörigkeit der Tanalas versinnbildlichen. Es ist ein Ritual, den der Junge niemals vergessen wird. Es wird über zwei bis drei Monate vorbereitet. Die Kosten werden diskutiert und geteilt – Reis, Alkoholika und vor allem diejenigen für das Zebu, dessen Symbolik für die Erwachsenen wie für die Kinder das Fest überragt. Jedes Kind der Tanala besitzt als Hauptspielzeug die kleine Tonfigur eines Zebu mit langen Hörnern, das es selbst oder sein älterer Bruder herstellt. Sie sind sich des Wertes bewußt, den dieses Tier repräsentiert.

In der Gesellschaft der Tanala wie in anderen Gesellschaften Madagaskars wird das Zebu – das nur zu Opfern verwendet wird – mit großem wirtschaftlichem Wert verbunden, bedeutet es doch den Reichtum schlechthin. Auch seine Rolle in der Landwirtschaft – das Stampfen – ist sehr wesentlich. Weiterhin verkörpert es Stärke und Männlichkeit wegen der Länge seiner Hörner, die für die Tanala phallische Symbole sind.

Nichts ist für ein Kind faszinierender als zu erfahren, daß die Familie zu seinen Ehren ein Zebu opfern wird. Der Junge, der beschnitten werden soll, ist überglücklich, wenn die Zeremonievorbereitungen beginnen. Das Haus der Familie und insbesondere das Gemeindehaus – *tranobe*: ‚großes Haus‘ – werden renoviert. Wände und Dächer werden repariert und Flechtmatten erneuert. Die Hausarbeiten werden entsprechend den Geschlechtern verteilt. Die Arbeiten, die große körperliche Anstrengungen verlangen, werden von den Männern übernommen.

Die Beschneidung und die Folgen

Am frühen Morgen wird dem Jungen sein Umhang und seine rote Kopfbedeckung angelegt. Diese Bekleidung wird nur bei der Beschneidung getragen. Frauen haben für einige Tage im Dorf gesungen, in den Liedern die Gunst von Göttern und Vorfahren erbittend, damit einerseits die Zeremonie gelingen und andererseits die Kraft und Leistungsfähigkeit der Männer bestärkt werden möge. „Gesegnet sei dieser Tag! Dieser Tag ist der Tag der Männer! Wie stark, wie kraftvoll unsere Männer sind!“ Sie singen und schreien und schwingen in der rechten Hand einen Speer oder einen Stock, als ob sie kämpften.

Im Mittelpunkt der Zeremonie stehen Heiligkeit und Vergnügen. Es ist eine Mischung aus beidem: die Segnung durch einen religiösen Führer in frommer und ehrfürchtiger Form und die Aufnahme eines erregenden Kampfes zwischen arroganten Jünglingen. Alles zusammengenommen bestärken diese Tatsachen und Gesten, die nur scheinbar gegensätzlich und ohne gemeinsames Ziel sind, den Jungen darin, sich als Mittelpunkt der Welt zu verstehen. Er spürt seine eigene Wichtigkeit, da ihn jedermann anblickt und ihm Aufmerksamkeit schenkt.

Wenige Minuten vor der Operation kommt der Junge mit dem Bruder seiner Mutter zum ‚großen Haus‘ – *tranobe* – und wird dort auf der Schwelle der westlichen Tür abgesetzt (die Westtür dient als Ein- und Ausgang der Lebenden, während die Osttür als Ausgang der Verstorbenen und der beschnittenen Jungen beim Beschneidungsritus benutzt wird. Dieser Teil des Hauses ist den Tanala heilig). Drinnen wird er von einem Verwandten väterlicherseits übernommen, der ihn zur östlichen Tür begleitet, wo der Kopf des Zebus liegt, auf den der Junge für die Beschneidung gesetzt wird.

Während der religiöse Führer seinen Segen austeilt, bereitet der Operateur alles für die Beschneidung der Vorhaut vor. Geschickt führt er mit einer Rasierklinge oder einem Messer die Operation durch. Unter dem Schock beginnt der Junge zu weinen. Aber er wird schnell durch die Osttür hinausgeführt, wo ein Verwandter väterlicherseits ihn in Empfang nimmt und versucht, ihm Sicherheit zu vermitteln. Im selben Augenblick bricht die Gemeinde in Freudenschreie aus. „Oh! Mann! Mann! Wie stark unser Blut ist! Wie männlich!“ Die Rufe der Familie übertönen das Weinen des Jungen. Man hört das Schlagen von Trommeln und das Blasen der Muscheln ein sehr schriller Ton ; sie ziehen die Aufmerksamkeit des frisch beschnittenen Jungen so sehr auf sich, daß er sich vom Rhythmus mitreißen läßt. Für den Moment vergißt er den Schmerz, zuweilen ist er wie gelähmt von dem Schreien und Durcheinander von Rufen. Er wird in ein Haus geführt, wo die Feuerstelle entzündet wurde, um ihn zu wärmen und um seine Schmerzen zu lindern. Er verbringt den Tag in der Nähe des Feuers und wird durch die Anwesenheit eines Erwachsenen beruhigt.

Abwechselnd besuchen ihn die Familienangehörigen in kleinen Gruppen und bringen Essen, Kleider oder Geld als Geschenke. Überall tanzen Leute. Überwältigt von der freundlichen und zärtlichen Atmosphäre und im Bewußtsein der ihm zuteil werdenden Aufmerksamkeit vergißt das Kind langsam seine Verletzung. Tatsächlich siegt die Freude über den Schmerz. Wenn er versucht zu weinen, wird er durch abfällige Bemerkungen gemaßregelt: „Weine nicht so, Du bist jetzt ein Mann!" Der Beschneidungsritus ist für den Jungen ein Ereignis von überragender Bedeutung, durch das er von der weiblichen Gruppe (mütterlich/maternalen) zur männlichen (väterlich/paternalen) Gruppe überwechselt.

Von da an gehört das Kind zu einer älteren Altersgruppe und wird deshalb Aufgaben zu erfüllen haben, die Stärke erfordern. Weil er als starker junger Mann zu handeln hat, darf er Schmerzen gegenüber nicht mehr empfindlich sein, seien sie körperlich oder geistig. Seine Gefühle zu zeigen wird als Zeichen der Schwäche ausgelegt. Sein Verhalten und seine Kleidung werden ihn von nun an von den jungen Mädchen unterscheiden, von denen er sich immer weiter entfernt. So ist es nicht verwunderlich, daß der Beschneidungsritus, der zum ,kulturellen Erbe' gehört, eine neue Geburt im Leben der jungen Tanala darstellt. Hierdurch wechselt das Kind vom weiblichen sozialen Pol der Gesellschaft zum männlichen über.

Gleichzeitig werden bestimmte Regeln von Meidungsverhalten zwischen dem jungen Beschnittenen und seinen weiblichen Verwandten etabliert. Auch wird der Junge durch dieses Ritual in die väterliche Lineage aufgenommen. Er wird ständig aufgefordert, sich durch Stärke, Männlichkeit und Ausdauer diesem Status würdig zu erweisen. Aufgrund seiner Männlichkeit wird sein Status als Ehemann später nicht angezweifelt werden.

Beschneidung – ein Fruchtbarkeitsritual – wird als notwendige Voraussetzung für die Fortpflanzungsfähigkeit angesehen. Man glaubt, daß ein unbeschnittener Mann zu normalem Sexualverkehr nicht in der Lage ist. Er soll unfähig sein, die Samenflüssigkeit so hervorzubringen, wie es für eine gute Entwicklung des Foetus ausschlaggebend ist. Der Beschneidungsritus ist für einen männlichen Tanala wichtig, um seine Nachkommenschaft zu sichern – die einzige Möglichkeit, Ahnenschaft und soziale ,Unsterblichkeit' zu erlangen.

II. Mädchen und Schmerzäußerungen

Bleiben junge Mädchen nun zeitlebens ,Jammerlappen', wie oft angenommen wird, oder werden sie ebenso wie Jungen einem Lernprozeß unterworfen, der sie zur Schmerzkontrolle befähigt? Einerseits lassen sich einige Antworten aus ihrer Erziehung ableiten, andererseits, und vor allem, aus ihrem Verhalten bei der Geburt ihres ersten Kindes und den damit einhergehenden Riten.

Der Schmerzausdruck von Mädchen bei Spiel und Beschäftigung

Wenn das kleine Mädchen nach dem Abstillen weiterhin in der angenehmen Atmosphäre der Frauengruppe lebt – eine Umgebung, die ihre Schmerzempfindlichkeit eher verstärkt –, wird in ihm langsam der Mutterinstinkt geweckt durch Spiele wie z.B. mit ihrer Puppe *kizaza* (,kleines Kind'), womit es den größten Teil seiner Zeit verbringt. Diesem Spielzeug (Hut, Tragekorb, Maiskolben oder ein Stoffstück, das mit einer Kordel umwickelt ist), das sie als kleines Kind ansieht, schenkt es all seine Liebe. Es spricht mit der Puppe, wiegt sie und teilt ihre Süßigkeiten mit ihr. Manchmal gibt sie ihr sogar die Brust und singt ihr Schlaflieder, um die Rolle der stillenden Mutter zu spielen. Es sorgt sich um sie in der gleichen Weise wie eine Mutter um ihren Säugling.

Die Gefühle des jungen Mädchens für seine Puppe unterscheiden sich erheblich von denen, die ein Junge für sein Spielzeug hat. Die Beziehung Mädchen – Puppe trägt stark zwischenmenschliche Züge. Indem es nun seine Mutter in der Fürsorge um sein ,kleines Kind' und im Trösten nachahmt, gleichzeitig aber leicht zum Weinen neigt oder bei leichtesten Schmerzen nach Hilfe ruft, kann ein junges Mädchen nicht mehr so lamentieren, denn es muß fürchten, deswegen lächerlich gemacht zu werden.

Diese Art der Sensibilisierung im Spiel verändert die Schmerzäußerung des Mädchens, obwohl der Prozeß nicht so offensichtlich ist wie beim Jungen. Die fürsorgliche Rolle wird später – wenn sie sich etwa in zehn

Jahren um ihre jüngeren Brüder und Schwestern sorgt – intensiviert werden. Bei Abwesenheit der Mutter übernimmt sie die Rolle der ‚Ersatzmutter‘. Auch kocht sie für die ganze Familie, wenn die Mutter verhindert ist. Die jüngeren Geschwister sind sehr abhängig von ihr auf der Suche nach Fürsorge und Zuneigung. Sie spürt mehr und mehr die Rolle als Beschützerin. Und obwohl sie noch sehr jung ist versucht sie, allen ihren Bedürfnissen gerecht zu werden. In ihrer Erfahrung als Ersatzmutter hat sie funktional teilweise ihre „symbolische Erfahrung der Mutterschaft“ erlebt (MALINOWSKI 1980:27).

Die verschiedenen Aufgaben erweitern ihr Urteilsvermögen und verändern ihre Persönlichkeit. Allmählich legt sie ihr kindliches Verhalten ab, d.h. alles, was durch große Empfindlichkeit gegenüber Schmerzen charakterisiert ist. Sie versucht sich der Rolle der Ersatzmutter, die sie auferlegt bekam und die sie akzeptiert, würdig zu zeigen; so tritt sie ohne jedes traumatische Erlebnis in die Phase der seelischen Pubertät ein. Trotzdem fühlt sie sich etwas unsicher, wenn sich ihre erste Regelblutung einstellt, besonders im Kontakt mit männlichen Familienmitgliedern, die sie streng meiden soll. Bereits im Pubertätsalter fühlt sie sich als Erwachsene und ist fasziniert vom Status Mutter und Ehefrau, der es ihr ermöglicht, im Clan des Ehemannes akzeptiert zu werden und von einer günstigen gesellschaftlichen Stellung innerhalb der Dorfgemeinschaft zu profitieren.

Jedoch ist dem Mädchen nicht bewußt, daß Mutterschaft noch nicht in ihrer Reichweite liegt. Hierfür muß sie sich vorbereitenden Riten unterziehen, die sie in Gestik, Ernährung und persönlichem Verhalten unterweisen. Doch sind diese Vorschriften anscheinend nicht belastend für sie. Sie ist einerseits zu sehr von dem Wunsch besessen, Mutter zu werden und gesellschaftlichen Status zu erlangen, andererseits fürchtet sie, unfruchtbar zu sein, von ihrem Ehemann abgewiesen zu werden, zur Außenseiterin abgestempelt und von der Gesellschaft gebrandmarkt zu werden. Konfrontiert mit den sozialen Bedürfnissen des Kindergebärens ist es für sie unbedingt notwendig, die Rolle der

Mutter anzunehmen. Der Umgang mit schwangeren Freundinnen oder Familienmitgliedern und deren Reaktionen auf Schwangerschaft und Geburt unterstützen ihre Erziehung. Durch das Privileg, bei einer Geburt anwesend zu sein, wird sie auf das bevorstehende Ereignis vorbereitet.

Im Alltag hört sie oft die älteren Frauen im Vorbeigehen – oder auch direkt an sie gerichtet – sagen: „Empfange und du wirst sehen“. Dies dient nicht dazu, sie wegen der Geburtsschmerzen einzuschüchtern, sondern um sie auf mögliche Schmerzen aufmerksam zu machen. Um das Verhalten einer Gebärenden zu umschreiben, die den Schmerz heftiger Wehen zu beherrschen sucht, indem sie eine möglichst bewegungslose Stellung einnimmt, spricht man auch manchmal von „derjenigen, die ihren Rücken zur Wand hat“.

Und in der Tat wird die Persönlichkeit des Mädchens durch Erlernen solcher Metaphern und Analogien geprägt. Trotz intensiver Wehentätigkeit schafft sie es meist, sich gerade aufzurichten und die Schmerzen zu verinnerlichen. Man hat sie gelehrt, daß es für sie wichtig ist, Schwangerschaft und Geburt gemäß den sozialen Vorschriften zu durchleben, um eventuell größere Probleme zu verhindern, die auf den Zorn von Ahnen oder Göttern zurückgeführt werden. Außerdem weiß sie, daß ihr am Tag der Geburt die meisten weiblichen Familienangehörigen moralisch und körperlich beistehen werden.

Hilfe für die gebärende Frau

Sobald sie die ersten Wehen spürt, eilen die Frauen des Dorfes herbei, um der Gebärenden beizustehen. Diejenigen, die verhindert sind, müssen eine Entschuldigung vorbringen, weil sie sonst in den Verdacht geraten, Böses im Schilde zu führen. Daraufhin versammeln sich die Frauen im Haus, in dem die Geburt stattfinden wird. Männer sind nicht zugelassen, doch der Ehemann muß für den Fall einer unvorhergesehenen Komplikation vor dem Haus verweilen. Bei Schwierigkeiten während der Geburt, die auf ehebrecherisches Verhalten der Frau zurückgeführt werden, wird der Ehemann aufgefordert, einen ‚Spreiz-Ritus‘ durchzuführen, der die Sünde beseitigen, die Schmerzen verringern und die Geburt beschleunigen soll. Wird ein schweres Vergehen wie z.B. Inzest vermutet, ruft man den Familienältesten.

Während der Geburt muß jede Frau die ihr im Haus zugedachte Rolle und Funktion erfüllen. Die Hebamme und die älteren Frauen, die eine privilegierte Stellung einnehmen, unterweisen die Kreißende, insbesondere wenn es eine Erstgebährende ist, weder zu weinen noch zu schreien, denn es wird gesagt, daß diejenige, die bei der ersten Geburt weint, dies fortan immer tun wird. Die Frau muß ihre Schmerzen bewältigen, wenn sie ihrer Familie Ehre machen und deren Anerkennung würdig sein will. So stellt sie sich bei heftigen Wehen mit dem Rücken zur Wand und klammert sich mit zusammengebissenen Zähnen daran. Immer wieder setzt sie sich nieder und die Hebamme massiert ihr den Rücken und reibt sie mit heißem Wasser ab, um sie zu beruhigen. Sie benutzt auch Heilpflanzen, deren Zusammensetzung von Familie zu Familie unterschiedlich ist. Der Kreißenden gibt man einen Aufguß, den *fandatsahana* ‚das, was der Geburt hilft‘. Dieses Getränk, das in verschiedenen Regionen Madagaskars verwandt wird, wirkt in den meisten Fällen als reiner Oxytocin-Träger. Eine zu hohe Dosis oder ein überstarker Aufguß können ernsthafte Verletzungen verursachen und sogar einen Gebärmutterriß und heftige Blutungen zur Folge haben. Aber alles in allem dienen diese ganzen Aktionen der Beschwichtigung der Frau. Jede versucht sie zu trösten. Sollte sie trotzdem schreien, wimmern oder weinen, kritisieren sie sie und tun so, als würden sie den Raum verlassen mit den Worten: „Laß sie doch, sie ist immer noch ein Mädchen, keine Frau!"

All das findet statt, damit die Frau ihr Unbetragen einsieht und spürt, daß sie die anderen Frauen um sich braucht. Sie will ihr Eingreifen nicht und muß deshalb Selbstbeherrschung üben. Die sie umgebenden Frauen sind jedoch keineswegs unsensibel gegenüber ihren Schmerzen, und wann immer sie sie um Hilfe bittet, wird dieser nachgekommen. Nur muß die Gebärende auch ihren

Teil der Verantwortung auf sich nehmen, und die Verinnerlichung des Schmerzes ist ein Teil davon. Unter den Preßwehen murmeln die Frauen, von der Hebamme angeleitet, fast schon wie ein Lied „Preße, preße, es ist ein Junge!". Obwohl das Geschlecht noch nicht bekannt ist, soll es die Gebärende zur größten Anstrengung ermuntern. Dies führt nach der Entbindung zu mancher Enttäuschung bei der hoffnungsvollen Mutter, aber was zählt, ist die erfolgreiche Ermunterung.

Wenn die junge Mutter nach der Geburt positiv auf Schmerzen reagiert, vermeiden die Leute um sie herum eine verbale Zurechtweisung. Nichtsdestoweniger veranlassen ein kritischer Blick, Schweigen oder Gleichgültigkeit die junge Frau zur Selbstkontrolle.

In der Erfüllung der Bedürfnisse ihres Kindes ist sie zärtlich, streichelt es oft und beschäftigt sich mit ihm. Während sie ihren Pflichten als Mutter nachkommt, worin sich die Erhöhung ihres gesellschaftlichen Status' widerspiegelt, ist die Äußerung von allzu großer Schmerzempfindlichkeit fehl am Platz.

Während der Beschneidungsritus den Jungen übergangslos dazu auffordert, seine Schmerzen von frühester Kindheit an zu bewältigen, erlernt das Mädchen dieses Verhalten in einem langsamen Erziehungsprozeß, vom Kind über Jugendliche, Ehefrau und Mutter. Die beiden Erziehungsprozesse haben trotz sehr unterschiedlicher Realisationswege das gleiche Ziel. Während den Männern der Tanala keinerlei Zeichen von Schmerzäußerung zugestanden wird, müssen die Frauen aus Gründen der Kindererziehung die Schmerzen langsam verinnerlichen lernen.

Literatur

MALINOWSKI B. 1980: *La sexualité et sa repression*. Petite Bibliothèque Payot: Paris.
MEAD M. 1966: *L'un et l'autre sexe*. Edition Gonthier: Paris.
RAVOLOLOMANGA B. (im Druck): *Naître et grandir chez les Tanala d'Ifanadiana*. Thèse de 3ème cycle en Ethnologie, Ecole des Hautes Etudes en Sciences Sociales, Paris.

Schmerzerleben der Cabuntogueños
Faktoren des Schmerzes
in einer philippinischen Fischergruppe

Norbert Kohnen

Zusammenfassung

Die medizinische Fachterminologie wendet den Begriff Schmerz überwiegend auf körperliche Empfindungen an. Dagegen hat Schmerz in der deutschen Umgangssprache eine sehr viel weitere Bedeutung, die von Trauer bis zu eng lokalisierten, körperlichen Mißempfindungen reicht. Noch ursprünglicher und umfassender verwenden einige fremde Ethnien ihren Begriff für Schmerz. Dies soll im folgenden am Beispiel der Cabuntogueños, Einwohner einer Fischergemeinde im Süden der Philippinen, dargestellt werden. Sie verstehen unter *masakit* nicht allein physische Schmerzen, sondern sprechen davon, daß chronische Krankheiten wie Geistesschwäche oder Blindheit ‚schmerzen‘, die nach unserem Verständnis nicht von Schmerzen begleitet sind. Ein Rückblick in die Geschichte zeigt, daß früher auch im abendländischen Kulturkreis ein ähnlicher weiter Schmerzbegriff vorgeherrscht hat.

Da die Hilflosigkeit gegenüber bestimmten Krankheiten schmerzverstärkend wirkt, können Mittel, die die Hilflosigkeit reduzieren und die Kontrollüberzeugung stärken, schmerzlindernd wirken. Sie fördern das allgemeine Wohlbefinden. Dabei ist es belanglos, ob wirksubstanzgebundene oder magische Methoden eingesetzt werden. Dies ist ein Grund, weswegen magische Therapien bei den Cabuntogueños immer noch mit Erfolg angewandt werden.

Summary

Respondents and methods: In a field study lasting more than 8 months aspects of the perception of illness in a fishing community in the northeast of Mindanao (Philippines) were investigated. 100 individuals served as respondents. From frequently occurring illnesses known to the fishing men 54 concepts were selected. The respondents were asked to order the illness concepts according to certain criteria (for instance according to the intensity of pain, fear, helplessness facing an illness or according to the availability of means of treatment, costs of treatment, infectiousness, dangerousness, prognosis, etc.). In this way the Cabuntogueños' judgement of 24 aspects, i.e. attributes or qualities of illnesses, were collected. Computer-aided regression analyses were employed to analyze the more than 60.000 rank-ordered data points in an effort to find mutual interdependence between the attributes of the perception of illness. Furthermore, multidimensional scaling was applied to the data and the criteria identified that underly the ordering and classification of the illness categories.

Results: In Cabuntog pain (masakit) includes more than physical pain alone. Especially chronic diseases, as mental deficiency of blindness hurt. The concept of pain of diseases has a much wider meaning than in our own society. This is not to say that people complain more frequently of pain while presenting their complaints to healers. Cabuntogueños rarely express pain. Illnesses with high costs of treatment are seen as especially painful. The pain of illnesses correlats strongly with the knowledge that one would be helpless due to insufficient financial means. The knowlegde that medical and technical possibilities of treatment exist but cannot be accessed due to poverty is pain-increasing. Painful illnesses are seen as dangerous and tend to have a bad prognosis; reasons why they are feared. Helplessness in the face of certain diseases can be seen as pain-increasing. Methods with both employ effective substances and magical means and which strengthen one's feeling of control and reduce one's helplessness have the effect of lowering pain.

Untersuchungen bei den Cabuntogueños

Auf neun Forschungsreisen (1981 bis 1988) führten wir Untersuchungen zu Krankheitsvorstellungen und zum Krankheitsverhalten in der philippinischen Fischergruppe der Cabuntogueños durch. Die Auswertung der breit angelegten Untersuchung (KOHNEN 1987) ergab unter anderem neue Erkenntnisse zum Schmerzbegriff dieser Gruppe.

Probanden und Methodik

Cabuntog ist eine Gemeinde an der Pazifikküste der kleinen südphilippinischen Insel Siargao (Provinz Surigao del Norte) (Abb.1). Die Cabuntogueños sind Fischer und Reisbauern, die in Häusern aus Holz und Palm-

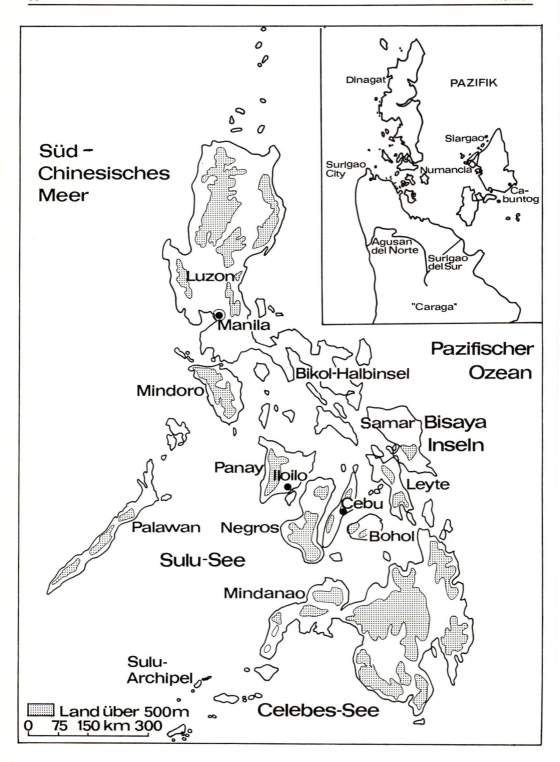

Abb. 1: Das Untersuchunggebiet. Im Ausschnitt Cabuntog und die Insel Siargao

blattgeflecht wohnen. Nach einer 300-jähri-
gen Präsenz der katholischen Kirche sind
heute über 95 % römisch-katholischen Glaubens, doch sind noch Elemente einer früheren Religion besonders bei der Erklärung von
Krankheitsursachen lebendig. Die Einheimischen glauben an Erd- und Baumgeister
sowie an Zwerge. Bei Verletzung dieser
Wesen können sie aus Rache beim Menschen
chronische Krankheiten hervorrufen.

52 Probanden wurden aufgefordert, ihr
Urteil zu 54 ihnen bekannten Krankheiten
(Tab. 2) abzugeben. Alle Krankheitsbegriffe
waren indigene Termini. Die Auswahl der zu
untersuchenden Krankheiten erfolgte nach
der Häufigkeit des Vorkommens und dem
Bekanntheitsgrad in der Gruppe. Die Übersetzung der Krankheitsbegriffe in Krank-
heitsbezeichnungen aus unserer Kultur bzw.
in wissenschaftliche Termini ist zwar mit
Schwierigkeiten verbunden, die an anderer
Stelle diskutiert wurden (KOHNEN 1987:85-
181), ist aber grundsätzlich möglich. Die Probanden erhielten die Aufgabe, die Begriffe
nach Ähnlichkeiten und nach bestimmten
Krankheitsmerkmalen in Rängen zu ordnen.
So wurde jede Krankheit nach dem Grad des
Schmerzes, der Angst, der Hilflosigkeit, der
Verfügbarkeit von Behandlungsmitteln, der
Kosten einer Behandlung, der Infektiosität,
der Gefährlichkeit und der Prognose in
jeweils vier verschieden starke Kategorien
klassifiziert. Einschließlich der Krankheitsursachen wurde die Einschätzung der Cabuntogueños zu 24 verschiedenen Faktoren Merkmalen oder Qualitäten von Krankheiten er-
mittelt.

Die mehr als 60.000 Rangordungsdaten
wurden mittels computerunterstützter Rechenverfahren (Friedman-Varianzanalyse,
DIXON 1981:437-447 und Regressionsver-
fahren DIXON 1981:278-282) daraufhin ausgewertet, inwieweit sich die einzelnen Faktoren beim Erleben von Krankheiten gegenseitig beeinflussen. Die erhobenen Daten
wurden außerdem mittels multidimensiona-
ler Skalierung (MINISSA- und PROFIT-Pro-
gramm der MDS(X)-Serie: 17, 4) ausgewertet
und die Ordnungskriterien bestimmt, nach
denen Krankheitsbegriffe klassifiziert

werden[1].

Ergebnisse

Bei der Einschätzung von Schmerzen bei den
verschiedenen 54 vorgegebenen Krankheiten
(Tab. 1) in vier Schmerzgrade werden von 52
Informanten in 2808 Urteilen insgesamt 69 %
der Erkrankungen als schmerzhaft eingeschätzt (Tab. 2)

Bei der Beurteilung der Schmerzhaftig-
keit durch die Cabuntogueños fällt auf, daß
häufig auch solche Krankheiten als schmerzhaft eingeschätzt werden, bei denen nach me-
dizinischem Wissen kaum somatische
Schmerzen auftreten, wie beispielsweise bei
der Blindheit, die als ebenso schmerzhaft wie
Kopfschmerzen angesehen wird, oder Geistesschwäche, die für schmerzhafter als
Durchfallerkrankungen gehalten wird (Tab.
1).

Diese Schmerzeinschätzung der Cabuntogueños kann nicht allein aus den körperlichen
Befunden der Krankheiten abgeleitet
werden. Die Beurteilung eines Schmerzes
erfaßt nicht bloß den somatischen Charakter
dieses Empfindens, sondern schließt sehr viel
stärker als in unserem Sprachgebrauch auch
das seelische Erleben mit ein. So bezeichnet
masakit bei den Cabuntogueños ein umfassendes schmerzliches Empfinden, das wegen
der Bedeutungsbreite des Begriffs mit
,Schmerzerleben' übersetzt werden soll.

Faktoren, die das Schmerzerleben im
Krankheitsfall beeinflussen, sind Beurteilun-
gen des Krankheitszustandes bezüglich einer
sozialen Einschränkung, einer körperlichen
Funktionseinbuße, einer (schlechten) Prognose, der Behandlungserwartung sowie der
Hilflosigkeit. Deswegen nehmen Krankheits-
bilder wie Tuberkulose, Lepra, Schlaganfall
und Geschlechtskrankheit einen der ersten
Ränge unter den schmerzhaften Krankheiten
ein (Tab. 1).

Tuberkulose (Rang 1) und Lepra (Rang 4)
sind für die Cabuntogueños mit mehr
Schmerzen verbunden als ein Knochenbruch
(Rang 5) oder ein Hundebiß (Rang 7). Geistesschwäche (Rang 18) gilt als schmerzhafte-
re Erkrankung als Rheuma (Rang 21), und ein

Tabelle 1: Rangordnung der Erkrankungen nach dem Merkmal Schmerz

Rang	Erkrankung	Rangsumme
1.	Tuberkulose	8090
2.	Nierensteinerkrankung	8200
3.	Schlaganfall	8255
4.	Lepra	8270
5.	Knochenbruch	9695
6.	Geschlechtskrankheit	10085
7.	Hundebiß	10470
8.	Tollwut	10555
9.	Magenschmerzen, Sodbrennen	10710
10.	Zahnschmerzen	10810
11.	Schlangenbiß	10885
12.	Menstruationsstörung	11035
13.	Magen-Darmerkrankung	11360
14.	Schmerzen in der Brust	11370
15.	Halsbeschwerden	11385
16.	Harnwegsinfekt	11555
17.	Malaria	11830
18.	Geistesschwäche	11855
19.	Heller Durchfall	11960
20.	Blutiger Durchfall, Ruhr	12070
21.	Gliederschmerz, "Rheuma"	12080
22.	Asthma	12610
23.	Schwellung, Tumor	12880
24.	Aufgetriebener Leib	12895
25.	Kollaps, Bewußtlosigkeit	13030
26.	Vergiftung	13470
27.	Epilepsie	13800
28.	Fischvergiftung	14040
29.	Kropf	14130
30.	"Beri-beri", Parästhesie	14305
31.	Schnittwunde	14340
32.	Kopfschmerz	14400
33.	Blindheit	14590
34.	Sucht	14680
35.	Aire, Windkrankheit	14925
36.	Masern	15090
37.	Nervöse Erkrankung	15620
38.	Langsames Erblinden	15790
39.	Verbrennung	15960
40.	Allgemeine Körperschwäche	16330
41.	Augenentzündung	16630
42.	Lymphknotenschwellung	17555
43.	Panohod, Erkältung	17560
44.	Taubheit	18010
45.	Ohrenentzündung	18100
46.	Fieber	18110
47.	Katoy, infizierte Wunde	18320
48.	Blutarmut, "Anämie"	18400
49.	Stummheit	18695
50.	Wurmerkrankung	18725
51.	Depression	19605
52.	Grippe	20175
53.	Sawan, Angstkrankheit	20345
54.	Verhext, Hexenkrankheit	21705

Kropf (Rang 29) schmerzt mehr als eine Schnittwunde (Rang 31). Auf Befragen antwortete man, daß Lepra deshalb sehr schmerzhaft sei, weil man bei dieser Krankheit von der Familie getrennt und in einem Leprosorium auf einer einsamen Insel isoliert werde. *Inutil*, Geistesschwäche, und *buta*, Blindheit, schmerzen wegen der körperlichen Funktionseinbußen, die sie hervorrufen, der Arbeitsunfähigkeit und der sozialen Abseitsstellung.

Tabelle 2: Verteilung der kategorialen Zuordnung beim Merkmal Schmerz (n = 52, 2808 Einzelbeurteilungen)

Diese Krankheit ist:

		Prozent
äußerst schmerzhaft	609	21,7 %
sehr schmerzhaft	584	20,8 %
schmerzhaft	744	26,5 %
nicht schmerzhaft	871	31,0 %

Bei den Cabuntogueños ist Schmerz kein isoliertes, rein auf ein Organ bezogenes, körperliches Empfinden, sondern ein umfassendes seelisches Erleben. Krankheiten werden sehr viel mehr als *schmerzliche* und weniger als *schmerzhafte* Erfahrung wahrgenommen. Dies verdeutlichen Beispiele aus der Rangordnung der Schmerzeinschätzung von Krankheiten (Tab. 2). Funktionsstörungen rangieren vor körperlichen Schmerzen, wie sie beispielsweise bei Entzündungen auftreten: Blindheit (Rang 33) wird für schmerzhafter gehalten als Erblinden (Rang 38) und dieses wieder für schmerzhafter als eine Augenentzündung (Rang 41). Taubheit (Rang 44) ist mit mehr Schmerzen verbunden als eine Ohrenentzündung (Rang 45). In der deutschen Alltagssprache gibt es in vereinzelten Redeweisen noch diese (übertragene) Bedeutung seelischen Schmerzes wie in „dein Verhalten bereitet mir Schmerzen" oder „es war eine schmerzliche Erfahrung". In ihr kann auch dieser besondere Schmerzcharakter adjektivisch mit ‚schmerzlich' gegenüber ‚schmerzhaft' ausgedrückt werden, eine Unterscheidung, die allerdings sprachlich nicht konsequent durchgehalten wird.

Häufigkeit von Schmerzen

Während unserer klinischen Tätigkeit in der Gesundheitsstation von Cabuntog versorgten wir mehr als 500 Patienten und dokumentierten ihre Anamnese, Krankheitssymptome und Therapie. Die am häufigsten vorgetragenen Schmerzbeschwerden waren *soyo-soyo* oder *kabuhi*. Beide Begriffe bezeichnen Magenschmerzen, die einen treten mit, die anderen ohne Pulsationen im Epigastrium auf. 22 % der Patienten über 20 Jahre klagten über Magenschmerzen, die damit die erste Stelle der vorgetragenen Beschwerden einnehmen.

Die Ursache für diesen hohen Prozentsatz an Magenbeschwerden glaubten wir anfangs neben einer einseitigen Ernährung in der Vorliebe der Einheimischen erkannt zu haben, alle Speisen mit *soka* (Palmweinessig) zu ‚verfeinern'. Erst Untersuchungen zur Angst eröffneten einen weiteren wesentlichen Aspekt zur Erklärung von Magenschmerzen. Es zeigte sich, daß sich die Cabuntogueños in hohem Maße als ängstliche Menschen einschätzten. 78 % der Männer und sogar 95 % der Frauen erklärten, daß sie unter Ängstlichkeit litten. Während Bauchschmerzen und Magendruck von allen Befragten (n = 432) nur in 34 % bzw. 32 % als leitende Syptome für Angst angegeben wurden, klagten ängstliche Frauen bei Angstzuständen in 99 % über Bauchschmerzen und in 98 % über Magenschmerzen. Wir deuten diese Befunde so, daß sich Angstzustände bei dieser Population vorwiegend psychosomatisch als Bauch- bzw. Magenschmerzen manifestieren.

Dies bedeutet weiterhin, daß die Symptome Magen- bzw. Bauchschmerzen weit mehr als bisher angenommen im Rahmen der nachgewiesenen Grundstimmung Hinweise für latente Ängste sind, die mit großer Wahrscheinlichkeit auf eine starke Existenzangst

zurückzuführen sind. Die Einheimischen sind ohnmächtig den Naturgewalten (Taifunen und Erdbeben) ausgeliefert. Absicherungen für Notfälle, wie Krankheit, Invalidität und Alter gibt es nicht. Allerdings führt vor allem Sorglosigkeit zu fehlenden finanziellen Rücklagen. So können schon geringe Anlässe das Individuum und seine Familie vor Probleme stellen, die in das Gefühl mangelnder Kontrollüberzeugung führen. Dieses Empfinden wird seinerseits wiederum mit Gleichgültigkeit und Sorglosigkeit beantwortet.

Das Schmerzerleben bestimmende Faktoren

Bestimmte Faktoren verstärken die Intensität, mit der Schmerzen im Krankheitsfall wahrgenommen und erlebt werden. Es zeigte sich eine positive Korrelation zwischen Schmerzwahrnehmung und der Einschätzung der Höhe der Behandlungskosten, dem Maß der Hilflosigkeit, der Angst und der Gefährlichkeit einer Krankheit. Wissen um eine uneingeschränkte Behandlungsmöglichkeit und vorhandene Heilmittel verringern dagegen das Schmerzerleben bei den Cabuntogueños.

Tabelle 3: Korrelationen des Merkmals Schmerz mit anderen Merkmalen

Merkmal	r =
1. Behandlungskosten	0,76
2. Hilflosigkeit	0,67
3. Angst	0,64
4. Gefährlichkeit	0,64
5. schlechte Prognose	0,59
6. Wissen zur Therapie	- 0,46
7. Handlungsfreiheit	- 0,38
8. Heilmittelverfügbarkeit	- 0,38

Als besonders schmerzlich werden Krankheiten empfunden, die hohe Behandlungskosten verursachen. Diese sind nach ihrer Rangordnung: Lepra, Tuberkulose, Schlaganfall, Nierensteinerkrankung, Geschlechtskrankheit, aufgetriebener Leib, Tollwut, Kropf und Hundebiß.

Der Schmerz bei einer Krankheit korreliert stark mit der Einsicht, einem Leiden aufgrund mangelnder finanzieller Mittel hilflos gegenüberzustehen, dies ist der Fall bei Schlaganfall, Lepra, Tuberkulose, Geistesschwäche, Blindheit, Nierensteinerkrankung, Malaria, Geschlechtskrankheit und Kropf. Schmerzverstärkend ist das Bewußtsein, daß es sehr wohl medizinische und technische Möglichkeiten zur Behandlung gibt, diese aber wegen Armut nicht genutzt werden können. Da Korrelationen zwischen zwei Merkmalen noch keinen Schluß auf ihren kausalen Zusammenhang zulassen, kann die Beeinflussung auch umgekehrt gedeutet werden: Je schmerzlicher eine Krankheit ist, um so hilfloser fühlt sich der Patient.

Schmerzhafte Krankheiten gelten als gefährlich (Tuberkulose, Schlaganfall, Blindheit, Lepra, Geistesschwäche) und neigen zu einer schlechten Prognose (Ruhr, Tuberkulose, Malaria, Sucht, aufgetriebener Leib, Vergiftung, Nierensteinerkrankung, Lepra), weswegen sie gefürchtet werden.

Da Hilflosigkeit gegenüber bestimmten Krankheiten schmerzverstärkend wirkt, können Mittel, die diese Hilflosigkeit reduzieren und die Kontrollüberzeugung stärken, schmerzlindernd im Sinne des Schmerzbegriffs der Cabuntogueños wirken. Sie fördern das allgemeine Wohlbefinden und stützen die Überzeugung, die Krankheit beherrschen zu können. Dabei ist es belanglos, ob wirksubstanzgebundene oder magische Methoden eingesetzt werden. Dies ist unter anderem ein Grund, weswegen magische Therapien in Cabuntog immer noch mit Erfolg angewandt werden.

Zur wissenschaftlichen Erklärung dieses Phänomens soll an die experimentellen Versuche mit Ratten von Weiss (WEISS 1971) und Rakover (RAKOVER 1976) erinnert werden. Sie wiesen nach, daß das Erlernen von Möglichkeiten, einer schmerzhaften Situation auszuweichen, die Schmerzwahrnehmung mindert, die Toleranz für Schmerzreize erhöht und körperliche Zeichen von Streß

verringert. Das verminderte Schmerzempfinden trat auch dann noch auf, wenn diese erlernten Schmerzvermeidungsreaktionen gar nicht mehr angewandt werden konnten. In den beiden Untersuchungen wurden Ratten zweier Vergleichsgruppen gleichstarken elektrischen Stromschlägen ausgesetzt. Diejenigen Tiere, die darauf konditioniert waren, Schmerzreizen auszuweichen und den Ausweg während der Schmerzreize wiederfanden, tolerierten höhere Schmerzreize, bevor sie flohen. Weiss fand, daß diejenigen Ratten, die gelernt hatten, Schmerzreizen ausweichen zu können, in Situationen, die einen Ausweg nicht mehr zuließen, weniger Streß und meßbare somatische Folgen nach Schmerzreizen zeigten als eine Vergleichsgruppe, die von vornherein keine Möglichkeit zur Flucht hatte (WEISS 1971a,b,c).

Die Überzeugung, durch magische Behandlungen Krankheiten bewältigen zu können, ist ein kulturspezifischer Lernprozeß, der dem Erlernen von Ausweichmöglichkeiten im genannten Experiment entspricht. Aufgrund dieses Wirkmechanismus lassen sich traditionelle Heilmethoden neu deuten.

Schmerzbehandlung

Traditionale Heiler in Cabuntog besitzen kaum wirksame Heilmittel zur unmittelbaren Beseitigung körperlicher Schmerzen. Da das Schmerzerleben bei den Cabuntogueños jedoch von Faktoren beeinflußt wird, die die Spezialisten mit ihren Mitteln und Methoden gut behandeln können, sind sie sehr wohl in der Lage, das Befinden des Patienten zu bessern und seine Schmerzen zu lindern.

Der Heiler bietet dem Patienten eine in seiner Kultur leicht verständliche Krankheitserklärung und einsichtige Behandlungsmethode an, die keine großen Kosten verursacht und vom Patient meist selbst ausgeführt werden kann. Schon nach den ersten Behandlungen ist der Kranke oft überzeugt, nun sein Leiden selbst bewältigen zu können. Aufklärung und Erläuterungen des Heilers zu den Krankheitszeichen unter Angabe der Ursachen können das mangelnde Wissen des Patienten beheben und seine Kontrollüberzeugung stärken. Sein Leiden verliert an Gefährlichkeit. Hilflosigkeit und Angst verringern sich. Der Krankheit wird die ‚Schmerzlichkeit' genommen. Das allgemeine Wohlbefinden des Patienten bessert sich. Diesen Prozeß habe ich an anderer Stelle ausführlich dargestellt (KOHNEN 1987:353-360).

Die verschiedenen Heiler wenden bei Schmerzsyndromen keine einheitliche Behandlung an, sondern die jeweils von ihnen auch bei anderen Krankheiten bevorzugten Methoden, wie Räucherung (*tu-ob* oder *tapa*), Beblasen des Körpers (*tayhup*) und Gebete (*orasyones*). Durch keine dieser Methoden können Schmerzen auch nur annähernd so wirksam und schnell wirkend angegangen werden wie durch unsere ‚chemischen' Analgetika. In Cabuntog sind diese Schmerzmedikamente im Health Center in kleinen Mengen kostenlos und in anderen Geschäften ohne Rezept erhältlich. 55 % der Befragten allerdings gehen bei Krankheit nicht nur in die Gesundheitsstation, sondern gleichzeitig auch zum *medico*, um alle möglichen Ursachen und Verhaltensweisen der schmerzhaften Krankheit zu erfahren.

Diskussion

1. Übertragung der indigenen Termini für Schmerz

Bei Forschungen der vorliegenden Art wird oft kritisch die Frage gestellt, ob die indigenen Termini adäquat übersetzt sind. Könnte es sich bei dem hier diskutierten Begriff *masakit* und den beschriebenen Phänomen nicht eher um den Begriff der Krankheit überhaupt gehandelt haben?

Die Cabuntogueños unterscheiden Krankheit, *sakit*, und Schmerz, *masakit*, durch zwei verschiedene Worte. Erkrankungen, bei denen vor allem Schmerzen im Vordergrund stehen, werden in Zusammenhang mit dem betroffenen Organ oder der schmerzhaften Funktion benannt: *masakit mangihi* (Schmerzen beim Wasserlassen), *masakit na tiyan* (Bauchschmerzen), *masakit na totunlan* (Halsschmerzen), *masakit na tuhod* (Gliederschmerz) und *masakit sa ngipon* (Zahn-

schmerz). Mit dem Wort *masakit* verbindet man also eindeutig den schmerzhaften Charakter einer Gesundheitsstörungen.

Die Fragestellung zum Schmerzmerkmal, die mehreren *cross checkings* unterworfen und in schriftlicher Form vorgelegt wurde, war im Lokaldialekt Surigaonon und gleichzeitig in Englisch formuliert, da 60 bis 70 % der einheimischen Erwachsenen aufgrund ihrer Schulbildung Grundbegriffe des Englischen verstehen:

Kini nga balatian ang...	/ This sickness is...
labing labaw nga masakit	/ extremly painful
masakit kaayo	/ much painful
masakit	/ painful
dili masakit	/ not painful

Dagegen lautet die Frage nach dem Schweregrad einer Krankheit, die wir ebenfalls formulierten:

Kini nga balatian ang...:	
Diese Erkrankung ist eine:	
maayo ra sakit	: leichte
dili kon grabe na sakit	: mittelschwere
grabe na sakit	: schwere Krankheit

Aufgrund dieser Erfahrungen im Wortgebrauch glauben wir, *masakit* mit Schmerzerleben übersetzen zu können. Wenn es sich also um ein Schmerzerleben handelt, sollte noch die Frage geklärt werden, ob es ein dieser Gruppe eigenes Erleben ist, was den Rückzug in die Beschreibung des rein Phänomenologischen als ein besonderes und privates Erleben einer Gruppe bedeuten würde, oder ob es erlaubt ist, von einem zu unserem abendländischen Schmerzerleben gemeinsamen Grundzug auszugehen und einen Vergleich der Erlebnisse durchzuführen.

2. Parallelen in der abendländischen Kultur

Ein vergleichbar weiter Schmerzbegriff wie bei den Cabuntogueños liegt möglicherweise dem ursprünglichen Erleben von Schmerzen bei Germanen und Altgriechen zugrunde. Denn die Einengung des Schmerzbegriffs auf einen rein körperlich-somatischen Aspekt in den medizinischen Wissenschaften ist nur der vorläufige Endpunkt einer Entwicklung und wissenschaftlichen Spezialisierung im Laufe der abendländischen Geschichte. Ursprünglich bezeichnet das Wort Schmerz die seelischen Aspekte, denn für den körperlichen Schmerz gebrauchte man im Deutschen von altersher das Wort ‚Pein', dessen Bedeutung heute allerdings auch fließend geworden ist. Im späten Mittelalter war die ‚peinliche Befragung' vor Gericht nicht nur seelisch, sondern auch mit körperlichen Schmerzen verbunden, denn es war eine Befragung unter der Folter. Im Englischen bezeichnet das aus dem Urgermanischen stammende Wort *pain* heute gleichfalls den Körper- und Seelenschmerz, und auch das indogermanisch verwandte lateinische *poena = Strafe* weist darauf hin, daß Strafe in alter Zeit mit körperlichen und seelischen Schmerzen verbunden war.

Im Altgriechischen findet sich ein ähnlich weiter Begriff, weswegen die medizinische Terminologie noch heute von einer *Arthralgie* (somatischer Gelenkschmerz) und von einer *Nostalgie* (seelischer Sehnsuchtsschmerz) sprechen kann. Der Wortstamm *algos*, *algia* und *algedon*, auf den die genannten Wortformen zurückgehen, bezeichnete beide Schmerzbereiche, während *algema* den rein köperlichen und *algesis* den Seelenschmerz umschrieb. Weiterhin wird in den ersten großen medizinischen Schriften noch nicht streng zwischen dem Krankheits- und dem Schmerzbegriff unterschieden, vielmehr wird das Krankheitserleben als schmerzliche Situation beschrieben. *Polybos*, der Schwiegersohn des *Hippokrates* (460 – 375 v. Chr.), sagt:

„Der Körper des Menschen enthält in sich Blut, Schleim, gelbe und schwarze Galle, sie stellen die Natur seines Körpers dar und ihrertwegen empfindet er Schmerzen und ist er gesund. Gesund ist er nun besonders dann, wenn diese Substanzen in ihrer wechselseitigen Wirkung und in ihrer Menge das richtige Verhältnis aufweisen und am besten gemischt sind; Schmerzen empfindet er, wenn sich eine von diesen Substanzen in geringerer oder größerer Menge im Körper absondert und nicht mit allen genannten gemischt ist." (nach MÜRI 1979:191-192)

Experimentelle Forschungen im 18. und 19. Jahrhundert leiteten eine Entwicklung in der Schmerzforschung und Schmerztherapie ein, die heute noch nicht abgeschlossen ist, und die den Bedeutungsgehalt des Begriffs Schmerz erheblich veränderte. Indem man nach bewährter naturwissenschaftlicher Methode das Hauptproblem in Einzelprobleme zerlegte, kam man zur Trennung der Schmerzempfindung vom Schmerzerleben. Durch weitere Zergliederung sind hinsichtlich der Schmerzempfindung in Histologie, Physiologie und Biochemie bestimmte Teile des Schmerzgeschehens naturwissenschaftlich faßbar und definierbar geworden.

3. Vorgaben der Untersuchung

Da bisher noch keine vergleichbaren Erfahrungen zu den Faktoren des Schmerzerlebens bei fremden Ethnien vorliegen, haben wir aufgrund unserer Beobachtung wesentlich erscheinende Faktoren (Merkmale wie Angst, Hilflosigkeit, Kosten einer Behandlung usw.) in die Fragestellung der Untersuchung eingebracht. Mittels der Untersuchung von Rangkorrelationen haben wir die Bedeutung einiger Merkmale oder Faktoren, die dem Krankheits- und Schmerzerleben zugrunde liegen, feststellen können (KOHNEN 1987: 42, 350ff.) und die bedeutenden acht Eigenschaften in Tabelle 3 genannt. Dabei kann aber nicht von einer vollständigen Tafel der Schmerzfaktoren gesprochen werden. Möglicherweise gibt es andere, noch unberücksichtigte Merkmale des Schmerzes.

Interkulturelle Untersuchungen von Ots (OTS 1988) und vor allem sein Beitrag in diesem Buch zeigen, daß immer dann, wenn ein mangelnder Wortschatz, der differenzierte Angaben zum Krankheitgeschehen unmöglich macht, das Symptom Schmerz als Bedeutungsgehalt von Krankheit verwandt wird. In dieser Weise können wir bei unserer klinischen Tätigkeit bei den Cabuntogueños die Symptomatik ‚Magenschmerz' eventuell noch zu wörtlich genommen haben. Es ist denkbar, daß der Einheimische uns Fremden gegenüber bei der klinischen Untersuchung dieses Symptom nur symbolisch verwandt hat, um auszudrücken, „ich habe eine schmerzliche Krankheit", „ich leide unter einem Unwohlsein, das mir auf den Magen schlägt".

Anmerkung

1) Standardliteratur zur Einführung und Theorie dieser Rechenverfahren siehe im Literaturverzeichnis: Ahrens, Coxon, Kruskal, Lingoes, Roskam, sowie neue Literatur (nach 1980) ebendort: Borg, Carroll, Golledge, Roskam, Schiffman, Schweizer.

Literatur

AHRENS H.J. 1974: *Multidimensionale Skalierung*. Beltz: Weinheim, Basel.

BORG I. 1981: *Anwendungsorientierte Multidimensionale Skalierung*. Springer: Berlin, Heidelberg, New York 1981.

CARROLL J.D. und ARABIE P. 1980: Multidimensional scaling. *Ann. Rev. Psychol.* 31:607-649.

CHANG J.-J. und CARROLL J.D. 1968: *How to use PROFIT, a computer program for property fitting by optimizing nonlinear or linear correlation*. Bell Laboratories: Murray Hill (New Jersey).

COXON A.P.M. und JONES C.L. 1977: Multidimensional Scaling. In: O'Muircheartaigh C.A. und Payne C. (Hrsg.): *The analysis of survey data*. Vol. 1. Exploring data structures. Wiley: New York.

COXON A.P.M., JONES C.L. und TAGG S.K. s.a.: *MDS(X)-Programs. An integrated series of multidimensional scaling programs with a common command language*. Department of Sociology, University College: Cardiff.

DIXON W.J. (Hrsg.) 1981: *BMDP statistical software 1981*. University of California Press: Berkeley, Los Angeles, London.

GOLLEDGE R.G. und RAYNER J.N. (Hrsg.) 1980: *Multidimensional analysis of large data sets*. Univ. Minnesota Press: Minneapolis.

KOHNEN N. 1987: *Aspekte der traditionellen Medizin in Cabuntog (Siargao Island, Philippinen). Ethnomedizinische Untersuchung zum Krankheitserleben und zur Angst vor Krankheiten in einer philippinischen Gemeinde*. Habilitationsschrift Univ. Düsseldorf.

KRUSKAL J.B.1977: Multidimensional scaling and other methodes for discovering structure. In: Enslein, Ralston und Wilf (Hrsg.): *Statistical methods for digital computers*. John Willey: New York.

-- und WISH M. 1978: *Multidimensional scaling*. Sage Publ.: Beverly Hills, London.

LINGOES J.C. und ROSKAM E.E.: A mathematical and empirical study of two multidimensional scaling algorithms. *Psychometrika* 38 (Monograph Supplement).

MICHLER M. 1979: Zur Entstehung des medizinischen Schmerzbegriffes. *Orthopädische Praxis* 15:347-350.

MÜRI W. (Hrsg.) 1979: *Der Arzt im Altertum. Griechische und lateinische Quellenstücke von Hippokrates bis Galen mit der Übertragung ins Deutsche*. Heineran: München.

OTS T.1988: Die Bedeutung der Beschwerde ‚Schmerz' als Variable kulturell tradierter und linguistischer Ausdrucksmöglichkeiten... *Curare 11*:13.

RAKOVER S.S. 1976: Effect of discriminative cues and time interval on tolerance of pain as a measure of fear. *Psychol. Reports* 38:31-41.

ROSKAM E.E. 1975: *A documentation of MINISSA (N)*. Tech. Report 75 MA 15. Catholic Univ. Dep. Psychol.: Nijmegen.

-- E.E. und LINGOES J.C. 1981: MINISSA. In: Schiffman S.S., Reynolds M.L. und Young F.W. (Hrsg.): *Introduction to multidimensional scaling*: 362-371. Academic Press: New York.

-- E.E. und LINGOES J.C. 1970: MINISSA-I: A Fortran IV (G) program for the smallest space analysis of square symmetric matrices. *Behavioral Science* 15:204-205.

SCHIFFMAN S.S., REYNOLDS M.L. und YOUNG F.W. 1981: *Introduction to multidimensional scaling.Theory, methods and applications*. Academic Press: New York.

SCHWEIZER T. 1983: Interkulturelle Vergleichsverfahren. In: Fischer H. (Hrsg.): *Ethnologie. Eine Einführung*: 427-445. Reimer: Berlin.

-- T. 1980a: Multidimensional scaling of internal differences in similarity data: The perception of interethnic similarity in Indonesia. *J. Anthropological Research* 36/2:149-173.

-- T. 1980b: Regressions- und Faktorenanalyse ethnologischer Daten. *Z. f. Ethnologie* 105/1-2:1-31.

WEISS J.M. 1971a: Effects of coping behavior in different warning signal conditions on stress pathology in rats. *J. Comparative Physiological Psychology* 77/1:11-13.

-- J.M. 1971b: Effects of punishing the coping response (conflict) on stress pathology in rats. *J. Comparative Physiological Psychology* 77/1:14-21.

-- J.M. 1971c: Effects of coping behavior with and without a feedback signal on stress pathology in rats. *J. Comparative Physiological Psychology* 77/1:22-30

Das ‚Schmerznehmen' im mitteleuropäischen Volksbrauch
Eine nicht unproblematische Methode der
Symptombehandlung

Ebermut Rudolph*

Zusammenfassung

Schmerz tut weh: seit jeher haben Menschen versucht, ihre Schmerzen loszuwerden bzw. weitestmöglich zu reduzieren. Im mitteleuropäischen Volksbrauch kennt man dafür verschiedene Methoden: 1) Durch Handauflegen (vgl. ‚Heile, heile Segen...'), wodurch autosuggestiv Schmerzen ‚genommen' oder stark gemindert werden. 2) Durch die Verwendung einer religiös verbrämten Spruchformel, einen sogenannten ‚Schmerz-Segen', der von den Ausübenden als ‚Gebet' verstanden wird, tatsächlich aber mehr einem Bannspruch im Sinne des „Kleinen Exorzismus" ähnelt. 3) Durch Übertragen auf die Person des Heilenden in sehr seltenen Fällen. 4) Durch echtes Gebet wie einen Segensspruch, auch in die Ferne und gelegentlich ohne Wissen des Leidenden, unter Zuhilfenahme eines Fotos desselben, eines Taschentuches oder Haarbüschels von diesem (sogenannte ‚Mumie', vgl. Paracelsus). In manchen Fällen wäre mit telepathischen Fähigkeiten auf Seiten des Behandelnden zu rechnen. Ist auch die Mehrzahl der Fälle des Schmerznehmens noch im Rahmen psychischer bzw. psychosomatischer Erscheinungen zu sehen, so kommt es andererseits doch zu Schmerz-Verlusten, die von Ärzten als ‚medizinisch nicht mehr erklärbar' bezeichnet werden. Das Referat enthält einige Fallbesprechungen, z.T. aus eigenem Erleben des Referenten, den Erfahrungsbericht eines praktischen Arztes sowie anekdotisches Material aus dem Umkreis ländlicher Heiler.

Summary

Pain hurts: at all times man tried to get rid off or at least reduce pain. To reach this different methods are known in centraleuropean folkmedicine: 1. imposition of hands, 2. using trimmed scripture-texts so-called ‚pain-blessings' which sound like prayers but in fact are used as spellings or exorcisms, 3. transference of pain to the healer and 4. using prayers and blessings with or even without patients (blessing a picture, a handkerchief or hairs of the patients).

Durch Feldforschung auf dem Gebiet der Volksmedizin in deutschsprachigen Ländern zwischen 1970 und 1976 wurde mir ein Unterschied bewußt, der zwischen volkstümlichen Heilmethoden gemacht werden sollte. Auf der einen Seite wird mit allerlei greifbaren Mitteln gearbeitet, mit Wurzeln, Blättern, Tees, Salben, mit besonderem Wasser und mancherlei natürlichen Chemikalien. Ich möchte diesen Teil der Volksmedizin als *materiale* Volksmedizin bezeichnen. Dem aber steht, gelegentlich begleitend, ein anderer Teil gegenüber, der als *magisch-mediale* Volksmedizin bezeichnet werden könnte. Diesem wäre zuzuordnen z.B. das Handauflegen, das Bepusten oder Bestreichen einer Wunde, Segensspruch und sogenannte ‚Gebete' (im Schwäbischen ‚Gebetle'), sowie alles, was in den Bereich des Paranormalen fällt; also besonders das Fernheilen, das für außerschulmedizinische Heilkundige als Tatsache feststeht, während die ‚Wissenschaft' alles Paranormale der menschlichen Einbildungskraft, der Täuschung oder dem Betruge zuordnen möchte.

Im folgenden geht es um ein Teilgebiet aus der *magisch-medialen* Volksmedizin, und zwar um die Beseitigung von Schmerzen durch Handauflegen, Rezitation eines Segensspruches, Gebet und Konzentration von Gedankenkräften. Dazu einleitend ein Beispiel aus freilich einer ganz anderen Gegend

---

* Von den Herausgebern überarbeitet, da der Autor seit Spätherbst 1988 schwer erkrankt ist.

dieser Erde.

1978 befand ich mich auf meiner ersten Philippinenreise, in Begleitung einer deutsch-schweizerischen Reisegruppe, bestehend aus Patienten und deren Angehörigen. Wir logierten im damaligen Ramada-Hotel in Manila. Zwei Nächte hintereinander konnte ich nicht schlafen vor Schmerzen in der linken Wange. Weder Schmerz- noch Schlafmittel konnten eine Änderung meines Zustandes herbeiführen. Der Schmerz war über die ganze Backe verteilt, womit es zusammenhängen mag, daß ich an das Allernächstliegende überhaupt nicht dachte: Zahnschmerz. Unsere Gruppe befand sich in Behandlung des inzwischen sehr bekannt gewordenen medialen Heilers Alex Orbito aus Quezon-City/Manila, der mir versprach, eine ‚Diagnose‘ zu liefern. Alex Orbito rieb die linke Wange mit Kokosöl ein und legte ein Stück Papier darauf. Auf dem eingefetteten Papier, welches mit Grafit und Kugelschreiber zur Konservierung von mir eingerieben wurde, entstand der Umriß eines Backenzahns. Die auf dem Papier entstehenden Umrisse wurden von Alex Orbito als ‚x-ray‘ bezeichnet. Der Heiler machte mich darauf aufmerksam, daß ich mich daheim, also in Deutschland, zu einem Zahnarzt begeben solle; nur dieser könne mir helfen.

Nun arbeitete für unsere Gruppe noch ein anderer Heiler, Chris Generao aus Sison (Provinz Pangasinan). Die beiden Heiler hatten ihre Kompetenzbereiche gegenüber der zu behandelnden Gruppe so abgesteckt: Alex Orbito übernahm die blutigen Extraktionen, bei denen sogenannte tissues aus dem schmerzenden Körperteil entfernt wurden, Chris Generao hingegen beschränkte sich auf das Aussaugen von ‚Wunden‘ mit sichtbaren Ergebnissen. Überwiegend aber beschäftigte sich Chris mit magnetic healing, einer Art Mesmerismus. Als Chris hörte, daß Alex Orbito mir nicht weiterhelfen konnte, bat er mich in sein eigens für ihn gemietetes Hotelzimmer. Ich mußte mich auf die Kante seines Bettes setzen. Chris Generao legte mir die Hand auf die schmerzende Stelle und murmelte etwas, was ebensogut ein Gebet wie ein Bannspruch sein konnte in Tagalog, der Landessprache, oder einem pangasinischen Dialekt. Innerhalb von nur fünf Minuten waren die Schmerzen wie weggeblasen und kamen nie wieder. Nach fünf Jahren mußte jener Backenzahn gezogen werden: die Füllung war herausgebrochen, unter den Wurzeln hatten sich Eiterpölsterchen gebildet; der Nerv war längst abgestorben. Ob ich bei der Heilbehandlung, dem Schmerznehmen, besonders ‚gläubig‘ gewesen bin, weiß ich nicht. Ich erinnere mich einer gewissen Aufgeschlossenheit gegenüber dem Versuch. Chris würde von ‚Vertrauen‘ sprechen. Im wesentlichen aber war es das Gefühl, es könne ja doch nicht noch schlimmer werden mit den Schmerzen. Zahnärzte in Deutschland, denen ich jenes Erlebnis erzählte, hatten dafür eine Erklärung: rein zufällig, sagten sie mir, müsse der Nerv des Zahnes in den Minuten abgestorben sein, als Chris Generao seine Hand auf die Wange legte.

Ähnliche Methoden, wie Chris Generao sie anwandte, sind seit eh und je auch in unseren Breiten als Schmerznehmen im mitteleuropäischen Volksbrauch bekannt gewesen. Sie wurden und werden noch ausgeübt und zwar gelegentlich mit erstaunlichen Erfolgen. Verwendet werden dabei in den meisten Fällen Heilsegen. Der in Berlin verstorbene Volkskundler Prof. Adolf Spamer kannte noch 22.000 Heilsegen, eine beachtliche Zahl, von denen die allermeisten heute nicht mehr bekannt sind bzw. nicht mehr benützt werden. Gegen Zahnweh ist folgender Spruch überliefert:

„In unseres Herrn Gottes Herz, da stehen drei Rosen. Die erste ist die Andacht. Die zweite ist die Demuth. Die dritte ist sein gnädiger guter Wille. Schmerz steh stille... Im Namen der Heiligsten Dreifaltigkeit, Gottes des Vaters und des Sohnes und des Heiligen Geistes.“

Man bekreuzigt sich und spricht das Ganze dreimal hintereinander. Für Schmerzen ganz allgemein verwendet Georg Müller (geb. etwa 1901) aus Denklingen am Lech folgendes ‚Gebet‘[1]:

„Ich bitte Dich, O Heilige Dreifaltigkeit, daß Du (dem) N.N. (mit Vor- und Familienname) alle Schmerzen nehmest. Das helfe mir

Gott der Vater, der Sohn und der Heilige Geist. Amen."

Georg Müller leidet selbst seit geraumer Zeit an chronischen Gliederschmerzen, empfängt aber dennoch am Tage etwa dreißig Patienten. Oft erlebte der außerordentlich sensible Heiler das sonst relativ seltene Phänomen der *Identifikation*, d.h. er spürte die Leiden der anderen am eigenen Leibe. „Ich spür's dann am ganzen Körper", sagte er mir einmal, „ich habe da so viel Erfahrung...". Nun aber sei er, „immer krank in den Gliedern". Da manche Heiler vorgeben, sich auch selbst die Schmerzen nehmen zu können, fragte ich ihn hierzu. Er machte mir ein erstaunliches Geständnis. „Ja", so sagte er, „damit habe es seine Schwierigkeit". Aber vor etwa drei Jahren habe er einen anderen, „angelernt", einen in Oberspeissenberg, und nun nähmen sie sich gegenseitig die Schmerzen, wenn einmal einer in Nöten sei. Viele Heiler spüren deutlich das Problem des ‚hilflosen Helfers'. Sie verweisen in diesem Zusammenhang gerne auf die Worte der Augenzeugen der Kreuzigung Jesu: „Anderen hat er geholfen; sich selber aber kann er nicht helfen" (Matt. 27, 42).

Bezeichnend für die Demut dieses Heilers, der ursprünglich Theologie studieren wollte, ist folgendes Bekenntnis (vom 17.7.1971): „Ich frage mich immer wieder: wer bin ich, daß so etwas möglich ist? Das kann doch nur sein, daß Gott uns diese Gaben gibt? Früher habe ich nicht an Gott geglaubt. Aber seit der Geschichte mit dem Leibhaftigen (hier meint er ein dämonisches Erlebnis aus den zwanziger Jahren), bin ich wieder zum Glauben gekommen...".

An dieser Stelle möchte ich auf ein Problem hinweisen, mit dem die Theologen konfrontiert sind, soweit das Problem der Spruchheilungen ihr Interessengebiet tangiert. Die mehr evangelisch-pietistische Gruppe protestantischerseits hält die Spruchheilung oder genauer -behandlung ganz schlicht für ‚Teufelswerk' und spricht von ‚Gebetszwängerei' oder der ‚Steckdose nach unten'. Andere, welche dieses Phänomen als solches ernst nehmen, ordnen die Heilerfolge dieser überwiegend volksfrommen Menschen verschieden ein: Einmal unter den ersten Glaubensartikeln; sie sehen den Erfolg als naturgegeben bzw. schöpfungsbedingt an, vermuten dahinter Gott, der den von ihm geschaffenen Menschen verschiedene Gaben schenkte. Andere, freilich weniger, halten diese Gabe für ein Charisma, eine Gnadengabe, so wie Jesus sie beim Abschied von dieser Erde auf seine Jünger übertrug (vgl. Mark. 16, 18: „... auf die Kranken werden sie die Hände legen, so wird es besser mit ihnen werden ..." oder Jakobus 4, Vers 13f.: „Leidet jemand unter Euch, der leide; ist jemand guten Muts, der singe Psalmen. Ist jemand krank, der rufe zu sich die Ältesten der Gemeinde, daß sie über ihm beten und ihn salben in dem Namen des Herrn. Und das Gebet des Glaubens wird dem Kranken helfen, und der Herr wird ihn aufrichten, und so er hat Sünden getan, so werden sie ihm vergeben werden.").

Mir ist der Fall eines baptistisch-freikirchlichen Arztes aus dem Allgäu bekannt, dem der ihn behandelnde Professor riet, seine irdischen Dinge zu ordnen; er selbst könne nicht mehr helfen. Er solle tapfer dem Tode ins Auge sehen. Nachdem die Vorsteher seiner Glaubensgemeinschaft sich bei ihm eingefunden und unter Handauflegen über ihm gebetet hatten, wendete sich alles zum Guten. Als er mir ungefähr 1973 seine Geschichte erzählte, übte er bereits seine Praxis wieder aus. Ähnliche Beispiele könnte man aus anderen evangelikal-pietistisch geprägten Kreisen berichten; hier handelt es sich wohl zumeist um echte Charismata, von den Betroffenen als Gnadengaben Jesu Christi empfunden. Unsere ländlichen Volksheiler erinnern zwar auch gelegentlich an Jesu Auftrag und Vollmachtsübertragung an seine Jünger, auch daran, daß es auch heute diese Gabe noch gebe, sehen aber in der Regel ihre Anlagen doch mehr schöpfungsbedingt als eine Mischung zwischen Gläubigkeit und (guter) Nervenkraft. Sie bezeichnen sich als ‚Werkzeuge Gottes', als Gottes Draht zu den Menschen und bescheiden sich so mit einer Art Katalysatorfunktion. Ihre bei der Heilbehandlung verwendeten *Sprüche* (vgl. das skeptisch-despektierliche Sprichwort: „einer mache nur Sprüche") werden zwar als *Gebete* bezeichnet, erinnern formal aber mehr an einen *Bannspruch* gegen den personal vorgestellten Krankheitsdämon.

Wie aber ist die oft beobachtbare Wirkung einer solchen Spruchbehandlung in der Direktbehandlung wie auch der telepathischen Fernheilung zu erklären? Meines Erachtens gibt es dafür folgende Erklärungen: entweder es gehen tatsächlich heilende Kräfte vom Heiler auf den schmerzleidenden Patienten aus; dafür würde die sogenannte Kirlian-Photographie sprechen, wo sich die farbige sogenannte ‚Aura‘ vor und nach der Behandlung beim Heiler wie beim Patienten sichtbar verändert. Ich rechne aber darüber hinaus mit einer zweiten Möglichkeit, wobei die eine die andere nicht auszuschließen braucht: Durch die Konzentrationsphase während des ‚Gebetes‘ des Heilers, bzw. während der Rezitation seines Spruches, entsteht ein wie die Parapsychologen sagen ‚affektives Feld‘, in welchem sich kausal nicht, sinngemäß aber sehr wohl zusammengehörende Vorgänge ereignen. C.G. Jung sprach von *Synchronizitäten*.

Die sogenannten *Segenssprüche* bzw. *Gebete* bestehen in der Regel aus drei Teilen:

1) der episch-beschreibende Teil: hier wird ein zumeist imaginäres Ereignis aus dem Leben Jesu und/oder aus dem der Jünger erzählt, oft in etwas volkstümlicher Art, den Merseburger Zaubersprüchen nicht unähnlich. Der Heiler wandert in Gedanken in ein imaginäres Gebiet hinüber und vergißt, was ihn wenige Minuten vorher noch bewegt haben mag. Diesem folgt

2) der konzentrative Teil, während dessen in der Regel beim Patienten die Veränderung zum Positiven hin erfolgt.

3) Ein ritualisiertes Gebet: ein Vaterunser, das Credo oder – seltener – das Ave-Maria, und – fast immer – die oben beschriebene Dreieinigkeitsformel.

Die Frage nach dem ‚Mißbrauch‘ des Namens Gottes, ob also eine Art ‚Gebetszwängerei‘ vorliegt, läßt sich meines Erachtens nicht theoretisch, sondern nur von Fall zu Fall entscheiden. Das oftmals gegen die Spruchheiler ins Feld geführte Argument, ein

‚Gebet‘ käme schon deswegen nicht in Betracht, weil es sich hier um zuviel Geheimnistuerei handele, was dem echten Gebete wesensfremd sei, könnte man allenfalls teilweise zustimmen. Dem Heiler geht es in der Regel aber gar nicht so sehr um Geheimnistuerei, wohl aber darum, daß er im Ernstfall Worte zur Verfügung hat, die anderen nicht bekannt sind, bei denen er sich besser konzentrieren kann, die nicht irgendwann einmal dem Spott anheimfallen. Ich ziehe meine Schlüsse aus den Kontakten mit mehr als dreihundert deutschsprachigen Volksheilern, von denen mir etwa die Hälfte auf Vertrauensbasis ihre Sprüche verrieten, mich also in ihr intimstes Geheimnis einweihten, während einige wenige sogar ihre Gabe auf mich zu übertragen suchten, weil sich sonst heute ‚niemand mehr für sowas interessiere‘.

Zu eigenen Erfahrungen mit dem *‚Schmerznehmen‘* äußerte sich Anfang der siebziger Jahre der 1975 im Alter von 82 Jahren verstorbene Spruchheiler Johann Forster aus Kaufering bei Landsberg:

„Ich habs schon mal macht. Und da haben sie mich bittet und bettelt der Sohn war doch auch querschnittsgelähmt , ich sollt doch mal acht Tage kommen, daß ich's ihm alle Tag dreimal abbeten künnt. Und da bin ich dann nach Murnau gefahren und hab ein bissel ausgeruht. Schauen Sie, ich bin doch vor einem Jahr auch operiert worden. Ich hab plötzlich kein Wasser mehr mache könn, plötzlich. Und das sind qualvolle Schmerze. Und da sind wir zum Arzt gefahren, zu dem Urolog. Da hat der gesagt: Ja, da hilft alles andere nix wie sofort operiere, weil das sind furchtbare Schmerzen, wenn man kein Wasser machen kann... Die Operation hat über eine Stunde gedauert. Ich hab gewußt: Ich bin erst in der Früh zum Operieren, und ich hab mir alles abbet! Ich hab nicht eine Minute einen Schmerz gehabt. Garnicht! Nach zwölf Tag hab i heimdürft. Hat er gesagt: Sie sind ein Wunderpatient, hat er gesagt. Der hat mi noch nit kennt, daß ich der Forster bin der ischt nich nit lang drin gweest..." (RUDOLPH 1978[2]:13).

In noch schwierigerer Lage befand sich einmal sein Sohn, der nach einem Autounfall eine schwere Kopfverletzung davongetragen hatte:

„Er hatte Schädelbruch und im Becken Splitter. Und die Bänder am Fuß waren ab. Und die Ärzte haben ihn sofort aufgegeben, und war keine Rettung mehr. Und sie ham ja zuerst nicht gewußt wer's ischt vor circa drei Jahren, bis sie dann gewußt haben, daß er von mir ischt. Und ein Wärter ischt dort der ischt schon zwölf Jahr lang, der ischt dazu kommen und hat ihm sofort ein Schippele Haar runtergeschnitten und ist zu mir gefahren. Und wenn i die Haar sieh, sieh ich den ganzen Körper, und wenn er da noch lebt, kommt er durch, und gelebt hat er noch, und wie er nach einem halben Jahr heimkommen ist, hat er kaum mit zwei Krücken laufen könne, und heut schafft er wieder den Hof. Und der Chefarzt, zu meinem Sohn hat er gesagt: Dein Leben hast du deinem Vater zu verdanke! Und er hat gesagt: In fünfundzwanzig Jahren ist es ihm noch nicht passiert, daß er so einen durchbracht hat. Der Chefarzt, das is auch einer, wo glaubt. Ja ich helf bei Schmerz und Fieber. Und wenn ich's andächtig bet, geht es bei einem Mal. Nur wenn die Leute den Schwund haben, dann muß man dreimal abbeten" (a.a.O.).

Seine *Fernheilungen* vollzog Forster unter Zuhilfenahme eines Bildes, eines Büschels Haare oder eines Schnupftüchleins des Leidenden. Wahrscheinlich sind diese Dinge, die weit außerhalb des echten kirchlichen Gebetes liegen, wichtige Konzentrationshilfen, vielleicht bilden sie auch eine Art Brückenpfeiler zum Kranken hin. Wir fühlen uns an die Zeit eines *Paracelsus* erinnert, der mit ähnlichen Methoden arbeitete, die heute in unserer aufgeklärten Zeit als medizinisch überholt, als Überbleibsel gelten. Nur wenige Heiler sind in der Lage, sich bei schweren Schmerzen, sei es durch Gebet, sei es autosuggestiv, selbst zu helfen. Andere haben Hemmungen, weil sie meinen, eine solche Gabe verliere ihre Wirksamkeit, wenn man sie zum eigenen Wohl und nicht zu dem der anderen nutze. Forster hatte keine Bedenken, *beides* zu tun.

Unfallverletzungen und Verbrennungen sind häufig sehr schmerzhaft. Im Allgäu finden sich zahlreiche *Brandsegen*, die bei schweren Verbrennungen angewendet werden, etwa durch kochendes Wasser oder kochende Milch. Der allgäuer Bauer hat die Telefonnummer des nächsten *Brandlöschers* stets parat: das kann ein Bauer sein, ein altes Mütterchen, aber auch die Angestellte einer Raiffeisenbank. Erreicht sie ein solcher Anruf, gehen sie in den Herrgottswinkel ihres Raumes und ‚beten' einen *Brandsegen* etwa nach folgendem Schema:

„Jesus und Petrus gingen über Land, da sahen sie brennen einen Brand. Da lag St. Lorenz auf seinem Rost. Unser Herr kam ihm zu Hilfe und Trost. Er sagte: Brand, du sollst stille stehn; und nicht mehr weiter gehn im Namen Gottes etc..."

Der St. Lorenz-Segen liegt in Hunderten von Varianten vor. *Schmerznehmen* und *Brandlöschen* konnten im niedersächsischen Raum noch 1973 weise Frauen miteinander verbinden: Dazu Frau Anna Hellweges, Landkreis Stade (geb. 1905):

„Da war eine Frau, die war ganz verbrannt, da war gar keine Haut mehr drauf, und dann haben die Ärzte in Stade sie aufgegeben. Sie sollte nach Hamburg; sie konnten nichts mehr machen. Sie weinte, auch wie ich reinkam. Da hat der Arzt aber gesagt, er wolle erst die Besuche machen; dann könnten wir reingehen. Aber er hat keinen Blick nach ihr geworfen... Er wußte, warum ich gekommen war. Na, und dann weinte sie, und dann hab ich die Hand konnt ich da nich auflegen, weil das rote Fleisch war: Da hab ich sie von *weitem* behandelt. Da hat sie gelacht, und gleich weg waren die Schmerzen. Da kommt sogleich das Wundfieber zu, nich... Na, und dann war's ziemlich weg, war's schön geheilt, und dann kommt die Schwester bei und wascht das ab irgendwomit. Das Verbrennung, das darf man gar nicht naß machen. Schon nicht gut. Dann hatte sie so viel Schmerzen, dann mußte ich wieder hin, nich. War auch gleich wieder weg. Ja, die is wieder besser geworden..."

Viele ähnliche Berichte ließen sich noch heute auch aus dem süddeutschen Raum zusammentragen. In der Umgebung von Kempten im Allgäu erzählt man sich folgende

Begebenheit: Die jungen Burschen eines Dorfes hatten viel Brennbares zusammengetragen, um damit ihre ‚Funkenhexe' in Flammen aufgehen zu lassen. Das ist ein allgäuer Brauch, der die Tragödien der früheren Hexenverbrennung ins volkstümlich-vergnügliche ausmünden läßt. Sechzig bis achtzig solcher Funkenfeuer kann man in der Nacht vor dem Stillen Sonntag, dem ersten der Passionszeit, zwischen Memmingen und Oberstdorf zählen. Durch die Explosion eines Benzinkanisters erlitten drei der jungen Männer schwere Brandwunden mit starken Schmerzen. Sie kamen ins Krankenhaus. Gleichzeitig aber wurde als *Brandlöscherin* die alte Sofie Wurm verständigt, die sich als ‚weise' Frau über ein Sympathiebuch Kenntnisse auf dem Gebiet der *magisch-medialen* Volksmedizin erworben hatte. Die drei jungen Männer wußten davon. Zwei glaubten daran, daß Frau Wurm ihnen die Schmerzen nehmen könne. Der dritte soll darüber gelacht und gespottet und demzufolge auch keine Linderung seiner Schmerzen erfahren haben.

Beim *Brandlöschen* werden in der Regel zuerst die *Schmerzen genommen*; dann regeneriert die schwer geschädigte Haut überraschend schnell, ‚doppelt so schnell' als mit Salbe und – was den Berichterstattern wichtig ist – ohne Zurücklassung von Narben.

Der Chefarzt eines oberschwäbischen Krankenhauses, gebürtiger Ostpreuße, bekannte mir gegenüber, er habe mehrere dieser Fälle von *Brandlöschung* untersucht, habe aber bisher keine medizinische oder psychologische Erklärung für den Erfolg finden können.

Anmerkung

1) Georg Müller aus Denkligen am Lech war auch Referent auf der 6. Internationalen Fachkonferenz Ethnomedizin in Erlangen im Jahre 1982. Die Beiträge mit Nachträgen sind als Sonderband 5/1986 der *curare* erschienen unter dem Titel: Traditionelle Heilkundige Ärztliche Persönlichkeiten im Vergleich der Kulturen und medizinischen Systeme. Herausgegeben im Auftrag der Arbeitsgemeinschaft Ethnomedizin von Wulf Schiefenhövel, Judith Schuler und Rupert Pöschl.

Literatur

RUDOLPH, E. 1978[2]: *Die geheimnisvollen Ärzte*. Olten.

IV.
Beiträge aus der medizinischen Forschung und Praxis

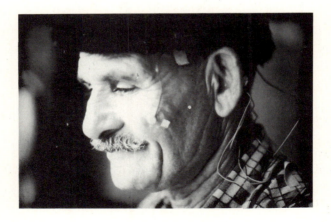

Ein Danke an den Probanden*

Schmerzerleben in seiner individuellen Tragweite und Bedeutung und in seiner kulturellen Dimension ist ohne eine Forschung am leidenden Subjekt nur wenig erschließbar. Diese Zeitschrift hat bereits am Beispiel des Feuerläufers in Griechenland zu solcher Aufgabe ausführlich dokumentiert (1). Mit dem Titelbild, das uns Wolfgang Larbig zur Verfügung stellte, möchten wir daher eben den Probanden in Erinnerung bringen und für die Mitarbeit danken. Red.

,,Die Abbildung zeigt Diogenes, einen 65 Jahre alten griechischen Feuerläufer (Pyrovaten), der jährlich im Rahmen eines religiös motivierten Feuerlaufes zusammen mit ca. 15 anderen Pyrovaten am 21. Mai, dem Feiertag des Hl. Konstantin und der Hl. Helena, aufs Feuer geht. Diese Zeremonie wird zur Erinnerung an das historische Ereignis durchgeführt, als der Kaiser Konstantin unverletzt heilige Reliquien aus einer brennenden Kirche gerettet hatte. Bei diesem Feuerlauf, der in Langadas in der Nähe von Thessaloniki stattfand, wurden bei einigen Pyrovaten neben psychophysiologischen Untersuchungen auch telemetrische EEG-Ableitungen durchgeführt (s. Titelbild; Elektrode des infraorbitalen Elektrookulogramms (EOG); die EEG-Elektroden am Schädel sind durch eine Pelzkappe verdeckt)." (2)

(1) Vgl. curare 4 (1981), Heft 3 mit Beiträgen von P. M. Ladiges (Die Anastenaria. Feuerlauf im alten Europa) und M. Lesk et al. (Aufs Feuer gehen, Feuerlauf in Griechenland und Selbstversuche).
(2) aus: Larbig, W. 1982. Schmerz. Grundlagen — Forschung — Therapie. Stuttgart: Kohlhammer.
* aus: curare 9 (1986), Heft 1.

Transkulturelle Untersuchungen für Schmerzbewältigung am Beispiel verschiedener kultischer Schmerzrituale[1)]

Wolfgang Larbig

Zusammenfassung

Einleitend wird in dem Vortrag darauf hingewiesen, daß die erfolgreiche Anwendung verschiedener psychologischer Möglichkeiten der Kontrolle von Schmerz und Streß in asiatischen Ländern seit Jahrhunderten praktiziert wird. Hierzu werden verschiedene meditative und autohypnotische Verfahren verwendet, um unwillkürliche vegetative Körperfunktionen ‚willentlich' zu beeinflussen. Die Erziehung in östlichen Kulturen legt großen Wert auf die Kontrolle autonomer Körperfunktionen im Gegensatz zu westlichen Ländern, in denen die Erziehung vor allem auf die Kontrolle der quergestreiften Muskulatur und Sprache konzentriert ist. Am Beispiel religiös motivierter Schmerzrituale – dem Feuerlaufen in Nordgriechenland und dem Hakenschwungzeremoniell in Sri Lanka – werden psychologische, physiologische und kulturelle Befunde dieser Schmerzdemonstrationen dargestellt, sowie die Bedeutung der ursprünglich vorwiegend in asiatischen Ländern beheimateten Selbstkontrolltechniken für die moderne psychologische Behandlung von chronischen Schmerzen diskutiert.

Summary

Psychophysiological investigations of pain perception and pain control in various cultures using different states of altered consciousness (trance states) suggest that the hypnotic trance state may be important in ameliorating pain experience. By cross-cultural comparison of different religious pain ceremonies, e.g. fire walkers in Greece, hook hanging celebrants in Sri Lanka and extreme pain demonstrations by a fakir in the laboratory in Tübingen with regard to behavioral, central nervous (EEG telemetric recordings) and peripheral parameters mainly central nervous system manoeuvres reducing pain were discussed. In all studies a significant increase in EEG power within the theta band occures during anticipation and control of painful stimulation primarily over the parietal cortex. This shift was more pronounced in the pain ritualists than in the untrained control subjects. It was hypothesized that a shift towards slow frequencies and an increase in amplitude in order to control phasic pain stimulation may involve a self-induced dissociation of higher thalamic and cortical from lower arousal structures. Comparable EEG patterns of somnambulic states indicating slow wave sleep confirm these speculations. These results of an increased parietal theta activity elucidates older dissociation theories concerning pain control and show that different classical pain control strategies like trance, attention diversion, music, dance, hypnosis and meditation may have common culturally determined psychophysiological roots.

1. Einleitung

Ausgehend von Melzsacks unbestrittener Annahme über den bedeutungsvollen Einfluß zentralnervöser Strukturen bei der Schmerzwahrnehmung und -verarbeitung, beschäftigt sich unsere Arbeitsgruppe in Tübingen (BIRBAUMER, ELBERT, ROCKSTROH, LARBIG, LUTZENBERGER und MILTNER) bei den im folgenden dargestellten Schmerzuntersuchungen im Feld und im Labor auf meßbare zentralnervöse Prozesse, die mit Schmerzkontrollverhalten kovariieren (zusammengefaßt in LARBIG 1982; LARBIG 1989). Es wurden unter anderem das Spontan-EEG, langsame kortikale Gleichspannungsverschiebungen (CNV) und Hautleitfähigkeitsreaktionen in Antizipation und während der Verarbeitung schmerzhafter Stimulation untersucht.

Entsprechend der integrativen Sichtweise des ‚Gate-Control-Konzeptes' wurden zur weiteren Hypothesen-Generierung für nachfolgende Laborexperimente zunächst Feldstudien bei griechischen Feuerläufern, Hakenschwung-Zelebranten in Sri Lanka und einem Fakir (Tübinger Labor) durchgeführt. Ein wesentlicher Grund für die Untersuchungen war die Vermutung, daß es sich bei diesen Zeremonien um kulturell bedeutsame

Schmerzkontrollsituationen handeln könnte. Ferner erschienen diese Zeremonien geeignet, außerhalb experimenteller Anordnungen die Wirkungen selbst applizierter intensiver Schmerzen und deren zentralnervöse Korrelate systematisch zu untersuchen.

Seit Jahrhunderten wurden vor allem in asiatischen Ländern verschiedene psychologische Möglichkeiten der Kontrolle des Schmerzerlebens erfolgreich praktiziert. Erstaunt nehmen wir in unserer westlichen Kultur die Leistungen sogenannter ‚visceraler Athleten' aus dem Fernen Osten zur Kenntnis. Bekannt sind z.B. Berichte über tibetische Mönche, die während der Meditation bei der Fixation ihrer heiligen Berge lange Zeitperioden nackt in den Schnee- und Eismassen des Himalayas ausharren, ohne Erfrierungen davonzutragen (ELIADE 1975).

Die Literatur über mystische Praktiken, Initiationsriten und ekstatische Besessenheitskulte z.B. bei den Schamanen im zentralasiatischen Raum ist voll von Beschreibungen außergewöhnlich schmerzhafter kultischer Praktiken, die ohne sichtbare Schmerzreaktionen erduldet wurden. Ethnomedizinische und anthropologische Untersuchungen z.B. in Neuguinea (SCHIEFENHÖVEL 1980) und in der Kalahariwüste Südafrikas machen starke Unterschiede in der Schmerzwahrnehmung und der Schmerzbewältigung im Vergleich zwischen östlichen und westlichen Kulturen deutlich. Bekannt geworden sind anthropologische Beobachtungen über den Geburtsschmerz (vgl. MELZACK 1984), der in vielen außereuropäischen Kulturen auf der subjektiven und motorischen Schmerzebene scheinbar nicht auftritt (*Couvade*). In manchen Sprachen fehlt nach unserer Kenntnis sogar der Schmerzbegriff ganz (z.B. bei afrikanischen Ethnien) oder aber – wie z.B. in der Eiposprache auf Neuguinea – in der eine der Schmerzbezeichnungen neben Mitteilungen subjektiver Erlebnisqualitäten im selben Wort auch Hinweise für die Bewältigung enthält (z.B. heißt ‚foana' sowohl heller Schmerz als auch Blasen und Bestreichen; gleichzeitig sind also schmerzlindernde Aktivitäten in dem Schmerzbegriff mit enthalten; vgl. SCHIEFENHÖVEL 1980).

Die Verwirklichung dieser außergewöhnlichen Fähigkeiten der Schmerzkünstler war Jahrhunderte hindurch einer der heimlichen Träume der Menschheit. In den verschiedenen geschichtlichen Epochen hat man sich in unterschiedlicher Weise mit diesem Phänomen beschäftigt. Wenige aussagekräftige wissenschaftliche Daten auf der einen, mystische Deutungen und Intuition auf der anderen Seite, spiegeln sich in Legenden und Mythen wider. Die Mischung von Glaubwürdigkeiten und Phantastischem verhinderte lange Zeit eine naturwissenschaftlich orientierte Forschung dieser Schmerzphänomene.

Neben der Untersuchung psychologischer und neurophysiologischer Prozesse des Bewußtseins und der Aufmerksamkeit, die während dieser Rituale mit der Schmerzwahrnehmung und Schmerzverarbeitung im zentralen Nervensystem einhergehen, bestand ein weiteres Motiv unserer kulturellen Feldstudien darin, die dabei verwendeten Schmerzkontrolltechniken zu identifizieren und zu beschreiben. Nicht zuletzt erhofften wir uns daraus auch bedeutsame Hinweise zur Verbesserung psychologischer Schmerztherapien ableiten zu können.

Überblickt man das Repertoire der uns heute zur Verfügung stehenden psychologischen Behandlungstechniken, so fällt auf, daß die Mehrzahl dieser Verfahren auf einer Änderung des subjektiv-verbalen Verhaltens oder des motorischen Verhaltens ausgerichtet ist. Ich meine also vor allem die sogenannten Selbstkontrollansätze zur Beeinflussung autonom-vegetativer Körpervorgänge, die zentrale Techniken zur Schmerzkontrolle bei indischen Fakiren oder anderen östlichen Schmerzritualen darstellen. Die Anwendung der autonomen Selbstkontrolle, also der willentlichen Kontrolle vegetativer Körperreaktionen (z.B. des Blutdrucks, des Pulses, der Hirnströme, der Körpertemperatur) mittels Hypnose, Meditation oder einfacher Ablenkung ist uralt und vielfach belegt durch die östlichen Schmerzrituale. Es ist bekannt, daß die asiatischen Schmerzkünstler jahrzehntelange Erfahrungen im Umgang mit verschiedensten Selbstkontrollübungen haben. Obwohl diese Fähigkeiten seit langem bekannt sind, ist es erstaunlich, daß sich die Wissenschaft lange gegen den Gedanken wehrte, unwillkürliche Körperfunktionen durch ähnliche Verfahren zu beeinflussen. Auch haben die Ergebnisse der Kulturvergleiche bisher noch kaum Eingang in die gegenwärtige Schmerzforschung gefunden. Möglicherweise ist die geringschätzige Bewertung fernöstlicher meditativer Verfahren der Selbstkontrolle seitens der abendländischen Kultur ein Ergebnis ihrer auf Rationalität, mathematischer Logik und Körperfeindlichkeit ausgerichteten Erziehungsprinzipien. Generell wird in der westlichen Kultur z.B. die Unfähigkeit der Kontrolle autonomer Körperfunktionen nicht als Mangel empfunden. Möglichkeiten der Kontrolle über Organprozesse und Funktionen des vegetativen Nervensystems spielen somit in unserem Erziehungssystem eine untergeordnete Rolle.

In fernöstlichen und afrikanischen Kulturen hingegen wird bereits im frühen Kindesalter der erfolgreiche Umgang mit Schmerz vermittelt. Meist erfolgt dies durch eine wiederholte Konfrontation mit Schmerz sowie durch intensive körperliche Zuwendung der Familie oder anderer, wenn dem heranwachsenden Kind eine erfolgreiche Schmerzbewältigung gelingt (soziale Verstärkung der Schmerzbewältigung). In den westlichen Ländern hingegen erfolgt die hauptsächliche Zuwendung eher auf eine Schmerzreaktion, also auf Klagen, Weinen usw. (soziale Verstärkung des Schmerzerlebens). Diese relativ groben Überlegungen, angewandt auf ganze Kulturen, sind natürlich spekulativ und sollen vor allem Unterschiede im Umgang mit Schmerz in verschiedenen Kulturen betonen.

In der Regel fehlt außereuropäischen Ethnien die bei uns ausgeprägte Kontrollerwartung von Krankheit und Sterben durch medizinische Technik oder durch den schnellen Griff zur Pille. Kontrollverlust über Schmerz wird somit auch nicht so ohnmächtig erlebt wie in unserer abendländischen Gesellschaft. Die dauernde Konfrontation mit Leiden, Tod und unkontrollierbaren Naturereignissen mobilisiert alle menschlichen Kontrollreserven einschließlich magischer Techniken und schafft dadurch auch Bedingungen

für eine alltägliche Desensibilisierung und Relativierung von Schmerz. Die zahlreichen religiös motivierten Rituale wie das Hakenschwingen in Indien und auf Ceylon, auf das ich im folgenden noch näher zu sprechen komme, die Selbsttorturen einiger indianischer Ethnien Nordamerikas und die Initiationsriten auf Neuguinea haben eine wichtige Modellfunktion, die dem Betroffenen eine spätere Bewältigung ähnlicher Schmerzreize erleichtert.

2. Felduntersuchungen bei Feuerläufern in Griechenland

In Nordgriechenland (Saloniki/Langadas) wurde über mehrere Jahre das Feuerlaufen (Pyrovasie) bei griechischen Pyrovaten untersucht. Bedeutsamstes Charakteristikum des Feuerläufers ist das völlige Fehlen von Verbrennungszeichen an der Fußhaut trotz direktem Kontakt mit der Glut während des Feuertanzes. Die Temperatur der Glutschicht beträgt in der Regel 300-500 °C. Die Pyrovasie ist ein alter religiöser Ritus, der im südosteuropäischen und asiatischen Raum u.a. in Indien, Indonesien und auf den Südseeinseln weit verbreitet ist. In Griechenland gilt das Feuerlaufen als Unverletzlichkeitsritus (Akaia), der jährlich am 21. Mai, dem Feiertag des heiligen Konstantin und der hl. Helena drei Tage lang stattfindet. Überlieferungen ist zu entnehmen, daß Konstantin während seiner römischen Herrschaft unverletzt christliche Reliquien aus einer brennenden Kirche gerettet hat. Die Pyrovasie dient der Identifikation mit den Heiligen, um ähnliche Fähigkeiten zu erlangen, Streß und Schmerz zu bewältigen. Rituelle Übungen wie Tänze, Tieropfer, Gruppenkontakte, Prozessionen mit Ikonen, die zum Teil im privaten Heiligtum (Konaki) der Feuerläufergemeinde stattfinden, dienen der Vorbereitung auf die Feuerlaufzeremonie. Besonders wichtig sind meditative Übungen, die bereits während des Jahres vor dem Feuertanz zu bestimmten Zeitpunkten stattfinden. Am Abend des 20. Mai versammeln sich dann die Feuerläufer in dem Heiligtum des Anführers. Nach meditativen Übungen beginnt auf ein

Zeichen des Leiters der Tanz mit stündlich sich wiederholenden rhythmischen Bewegungen nach einer genau festgelegten Schrittfolge. Gesänge zu monotonen Klängen der Lyra und Pauke, Konzentration auf Kerzen, Flammen und Ikonen, Hyperventilation, Weihrauch und zunehmend schneller und lauter werdende Musik sind typische Reize, die allmählich eine Bewußtseinsänderung in eine Art Trance hervorrufen. Äußere Kennzeichen der Trance sind mimische Starre, kurzzeitiger Stillstand der Tanzbewegungen, plötzliche gellende Schreie oder leise Zischlaute, Zuckungen einzelner Körperteile und in seltenen Fällen ein Sturz zu Boden. Die zunehmende Meditationstiefe während des Tanzes wird durch wiederholtes Berühren der Hand mit der Kerzenflamme im sogenannten Kerzentest überprüft. Am Vormittag des 21. Mai findet dann das Tieropfer mit der Zerlegung des Tieres und der Verteilung der Fleischstücke an die Gemeinde statt. Dieser Opferkult erinnert an altgriechische Bräuche, wobei die Opferung einen rituellen Höhepunkt des altgriechischen dionysischen Wintertanzes darstellt.

Ähnliche rituelle Abläufe werden bei verschiedenen Besessenheitsriten in Afrika oder von Indianern im Amazonasurwald beschrieben. Der Feuertanz beginnt nach Anbruch der Dunkelheit und wiederholt sich zwei Tage später unter den gleichen Zeremoniebedingungen und jeweils unter reger Anteilnahme einiger tausend Zuschauer. Die Feuerläufer tanzen auf einer Glutfläche, die in der Regel einen Durchmesser von ca. 4 m, sowie eine Schichtdicke von ca. 5 cm hat. Der Feuertanz dauert so lange, bis die glühende Asche meist nach ca. dreißig Minuten völlig erloschen ist. Typische Bedingungen, die besonders günstig für das Erreichen des tranceartigen Bewußtseinszustandes sind, sind regelmäßiges Fasten sowie sexuelle Enthaltsamkeit ein bis zwei Wochen vor dem Feuerlauf sowie auch typische Auslösereize durch die monotone Musik, den Tanzrhythmus und stereotype Tanzbewegungen, Hunger, Gruppeneffekte, Ikonen, brennende Kerzen und autohypnotisch wirksame religiöse Vorstellungen (XENAKIS et al. 1977; LARBIG 1982).

Zur Untersuchung unserer zentralen Annahme, daß bei Feuerläufern ein suggestiv erzeugter Trancezustand auftritt, der den Berührungsschmerz der nackten Fußsohle mit glühenden Holzkohlen von bis zu 500 $^{\circ}$C blockiert, wurden u.a. die Hirnströme der Feuerläufer gemessen. Zur artefaktfreien Meßwerterfassung über längere Zeiträume und um die natürlichen Bedingungen des kultischen Zeremoniells möglichst wenig zu stören, wurde für die EEG-Ableitungen während des Feuerlaufes eine drahtlose Telemetrie-Anlage entwickelt. Der Feuerläufer trug einen Telemetrie-Sender, der ca. 200 g schwer war, während des Feuertanzes auf dem Rücken. Die EEG-Signale wurden auf ein in der Nähe befindliches Magnetband per Funk übertragen. Gleicheitig wurde die Temperatur der Glutfläche mit Hilfe eines Thermoelementes gemessen, das an der nackten Fußsohle des Feuerläufers angebracht wurde.

Bei der Darstellung der Ergebnisse beschränke ich mich auf die elektro-physiologischen Daten. Die EEG-Ableitungen während des Feuerlaufes an zwei Abenden zeigten bei allen Direktkontakten der Fußsohlen mit der Glut deutliche Anstiege langsamer schlafähnlicher EEG-Muster (hochamplitudige Thetaanstiege) über dem Bereich des sensomotorischen Kortex. Telemetrische Ableitungen des EEG's bei einer Versuchsperson, die nicht zu den Feuerläufern gehörte und nicht an die Fähigkeiten der Pyrovaten glaubte, zeigte während des Feuerlaufes keine Thetaanstiege, äußerte jedoch Schmerzen an den Fußsohlen.

Unter ähnlichen Bedingungen wie in Griechenland, nur ohne die rituell-meditativen Vorbereitungen, wurde mehrfach in Deutschland das Feuerlaufen mit freiwilligen Versuchspersonen wiederholt. Hierbei ergab sich, daß bei Berührungszeiten der Fußsohle unter 400 msec und Oberflächentemperaturen um 400 $^{\circ}$C keine Schmerzempfindungen auftraten, jedoch auch bei einigen Versuchspersonen ein langsames EEG beobachtet wurde, das als eine Veränderung des Bewußtseinszustandes in Richtung vertiefte Entspannung gedeutet werden konnte.

Es fanden sich folgende Ergebnisse bei

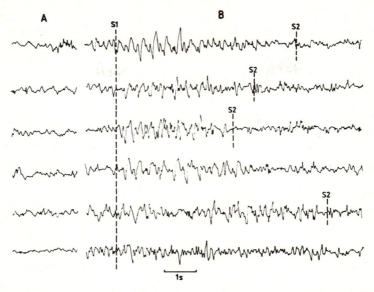

Abb. 1: EEG-Aufzeichnung vom Vertex eines Feuerläufers, während er sich barfuß auf der Glut befindet. A markiert die Zeit von 8-10 Sekunden vor dem Kontakt mit der Glut, B die Zeit von einigen Sekunden auf der Glut (Beginn des Kontaktes = S1, Ende = S2) (nach Larbig 1982).

den Feuerlaufstudien:

Alle untersuchten Feuerläufer wiesen keinerlei Verbrennungen auf. Voraussetzung dafür war jeweils geschicktes Laufverhalten mit deutlich abscherenden Fußbewegungen zum Abstreifen der Glutpartikel von 200 bis 400 msec. Mehrere griechische Personen, die nicht zu den Feuerläufern gehörten, zogen sich massive Verbrennungen zu, da die Kontaktzeiten mit der Glut verlängert waren. Alle Versuchspersonen waren durchschnittlich intelligente Menschen, die keinerlei psychopathische Auffälligkeiten zeigten. Sämtliche erhobene Streßhormone und Endorphine im Blut zeigten vor, während und nach dem Feuerlauf keinerlei Anstiege, die für das Vorliegen einer starken, angstauslösenden Streßsituation sprechen könnten.

Zusammenfassend zeigte sich bei den Untersuchungen an den Feuerläufern, daß bei geschicktem Laufverhalten keine aktuellen Schmerzen auftreten, d.h. keine noxische Hitzereizung vorliegt. Die schlafähnlichen EEG-Rhythmen können als Zeichen des veränderten Bewußtseins gesehen werden, das der Angstreduktion dient, die notwendig ist, um die Mutprobe des Feuerlaufes zu bewältigen.

Der Feuerlauf kann somit als Mutprobe für erwartete Schmerzen und nicht in jedem Fall als Schmerzkontrollsituation angesehen werden. Gelegentlich auftretende Verbrennungen deuten jedoch darauf hin, daß schmerzhafte thermische Reize durchaus auftreten können und insbesondere bei schlechtem Laufverhalten massive Verletzungen hervorrufen können.

3. Felduntersuchungen in Sri Lanka

In einer weiteren Schmerzuntersuchung wurde das sogenannte Haken-Hänge-Ritual an der Universität Colombo in Sri Lanka untersucht. Dieses Ritual (auch Hakenschwung-Zeremoniell genannt) ist ein alter hinduistischer Ritus, der seit Jahrhunderten in Indien und Sri Lanka durchgeführt wird. Entsprechend einem alten Brauch wird ein Mitglied der Dorfgemeinde ausgewählt, das die Macht der Götter verkörpern soll. Der auserwählte Zelebrant segnet mehrmals im Jahr neugeborene Kinder und fällt Früchte der benachbarten Dörfer während einer Prozession. Das Bemerkenswerte an diesem Vorgang ist die Tatsache, daß dem Zelebranten ca. sechs bis acht Stahlhaken, die mit Seilen an der Spitze eines fahrbaren Holzkarrens befestigt sind, durch die Haut in die Rückenmuskulatur gestoßen werden. Während des Segnens schwebt der Zelebrant frei, nur an den Haken gehalten, mehrere Stunden über den Kindern und Getreidebündeln.

Dieser Vorgang wiederholt sich viele Male, ehe in einem nahegelegenen Tempel die hinduistische Feier abgehalten wird. Zahlreichen Berichten ist zu entnehmen, daß während und nach dieser Zeremonie des Segnens keine Schmerzreaktionen und auch keine Blutungen auftraten. Während der Schmerzdemonstration sollen sich die Zelebranten in einem ekstatischen Zustand befinden. Nach Entfernen der Haken heilen die Wunden meist innerhalb von zwei Wochen, ohne größere Narben zu hinterlassen. Die medizinische Behandlung besteht lediglich in der Anwendung von Holzasche, die auf die Wunden gestreut wird. Das Hakenschwung-Zeremoniell wird als Ersatz für Menschenopfer interpretiert, die in früheren Jahrhunderten am Ende der Erntefeier erfolgten (KOSAMBI 1967).

In Ceylon wurden insgesamt neun Hakenschwungzelebranten telemetrisch vor, während und nach der Zeremonie untersucht. Nach dem Anlegen der Elektroden und des telemetrischen Senders saßen die Zelebranten zunächst ca. drei Minuten in einem meditativ-entspannten Zustand, Gebete murmelnd, mit aneinandergelegten Handflächen auf einem Schemel. Danach legten sie sich auf eine Liege unterhalb eines Bambusgerüstes. Eine Begleitperson führte dann mit schnellen, routinierten Handgriffen jeweils vier bis sechs Haken in die Rückenmuskulatur ein. Von diesen Haken führten Seile zu einem zentralen Knoten, der mit einem kräftigen Zugseil verbunden war. Mit Hilfe dieses Zugseiles wurde der Zelebrant dann von vier Männern, die hinter dem Gerüst standen, langsam nach oben gezogen und blieb in freischwebender Position an den Haken für ca. 10 bis 15 Minuten ohne Hilfestellung hängen. Mit Ausnahme der Einstichvorgänge waren ansonsten keine Schmerzreaktionen oder Blutungen beobachtbar.

Bei der Mehrzahl der Versuchspersonen (70%) zeigte sich ähnlich wie bei den Feuerläufern in Antizipation und während der Schmerzreizung eine erhöhte Thetaaktivität über sensomotorischen Hirnabschnitten, die bei fünf Zelebranten sogar nach Ablauf der Schmerzzeremonie noch sehr ausgeprägt feststellbar waren.

4. Laboruntersuchung eines Fakirs

In unserem psychophysiologischen Labor wurde ein 48 Jahre alter französischer Fakir mongolischer Abstammung während seiner ca. dreißig Minuten dauernden ,Schmerzdemonstration' untersucht. Seine Routinedemonstration, die er allabendlich zeigt, besteht aus dem Einstechen von vier ca. 50 cm langen spitzen Dolchen durch die Zunge. Der Fakir benutzt immer unterschiedliche Körperstellen, wovon zahlreiche Hautnarben zeugen. Der Fakir berichtet auch über Kreuzigungen, die er in früheren Jahren durchgeführt hat. Weitere Fakirpraktiken sind: lebendig begraben werden nach vorausgehenden Übungen mit minimaler Atmung, um dann ein bis zwei Tage in einem Sarg unter der Erde zu überleben, liegen auf einem Nagelbrett, sowie in einem Flammenmeer in einer mit Benzin gefüllten Wanne zu sitzen. Verschiedene Operationen (u.a. Blinddarmoperation und Zahnarztbehandlungen) wurden bei dem Fakir ohne Anästhesie durchgeführt. Die Schmerzkontrolle gelang ihm regelmäßig auf Grund des selbstinduzierten Trancezustandes. Der Fakir führt seine Fähigkeiten, sehr schnell in einen tranceartigen Bewußtseinszustand zu gelangen, auf das jahrelange mentale Training zurück. Mentale Fixationsübungen stehen in dem Bemühen, nichts zu denken. Den Zustand der Gedankenleere erreicht er meist durch bewußte Konzentration auf bestimmte Themen, die er versucht intensiv durchzudenken. Dadurch gelingt es ihm, andere andrängende Gedanken und Vorstellungen zu blockieren, bis dann die ausschließliche Konzentration auf eine Idee oder Geschichte in eine Gedankenleere mündet, die dann die gewünschte Schmerzblockade hervorruft. Bei den EEG-Ableitungen zeigte sich wiederum, ähnlich wie bei den Voruntersuchungen, ein starker Anstieg der Thetaaktivität vor und während der Schmerzapplikation über parietalen Hirnabschnitten, die mit der Schmerzverarbeitung involviert sind. Die Blutspiegel der Katecholamire stiegen kurz nach der Schmerzdemonstration sehr stark an (Adrenalin von 115 auf 800 pg/ml; Noradrenalin von 140 auf 304 pg/ml). Diese starken Katecholaminanstiege könnten mit der fehlenden Blutung während der Schmerzdemonstration in Zusammenhang stehen.

5. Diskussion

Bei den Felduntersuchungen und Feldexperimenten zeigten sich starke Verlangsamungen der Hirnströme vor allem über Hirnabschnitten, die mit der Schmerzverarbeitung befaßt sind, vor und während der Schmerzreizung. Die stark erhöhte Thetaaktivität kann somit als ein Korrelat der Schmerzkontrolle und gleichzeitig als Korrelat des veränderten Bewußtseinszustandes während der Schmerzreizung angesehen werden. Diese auffällige

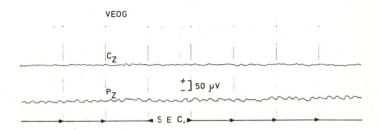

Abb. 2: Langsames EEG-Muster (Theta-Wellen), abgeleitet von den zentralen (Cz) und postzentralen (Pz) Arealen während der Schmerzdemonstration des Fakirs (nach Larbig 1982).

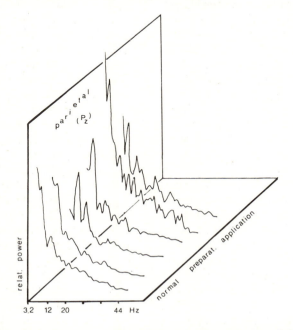

Abb. 3: EEG-Frequenzspektrum des Fakirs vor, in Vorbereitung auf und während der Schmerzdemonstration über postzentralen Hirnabschnitten (Pz) (nach Larbig 1982).

EEG-Synchronisation ähnelt EEG-Mustern in verschiedenen Schlafstadien, wird aber auch in tiefen Entspannungs- und Meditationszuständen gefunden, in denen vermutlich die Schmerzempfindlichkeit ebenfalls stark herabgesetzt ist. Neben dem schlafähnlichen Hirnstrombild befanden sich jedoch die untersuchten Personen in einem Zustand erhöhter Konzentration, erhöhter geistiger Leisturgsfähigkeit und verstärkter motorischer Aktivität.

Unsere Ergebnisse weisen darauf hin, daß mit Hilfe psychologischer Methoden über eine aktive Beeinflussung der Aufmerksamkeit jene Hirnregionen in einen unterschiedlich lang anhaltenden sogenannten ‚Mikroschlaf‘ versetzt werden können, der durch die schlafähnlichen Hirnstrommuster repräsentiert wird. Gleichzeitig befinden sich andere Gebiete des zentralen Nervensystems und der Peripherie in einem unveränderten oder sogar gesteigerten Aktivitätszustand. Dies ließ sich beobachten bei den intensiven Tanzaktivitäten der Feuerläufer bei gleichzeitig schlafenden Hirnabschnitten. Diese Dissoziation zwischen Gehirn und Körper könnte ein Mechanismus sein, durch willentliche selektive Aufmerksamkeitseinengung zum Erzeugen eines Trancezustandes sozusagen funktionell das Gehirn vom Körper abzutrennen, um eine effektive Schmerzkontrolle zu erreichen. Das längere Aufrechterhalten eines solchen selbstinduzierten Mikroschlafs verhindert die Weiterverarbeitung und die Bewertung der Schmerzreize. Gleichzeitig bleibt die Sensorik und die Motorik intakt.

Wir alle kennen durch eigenes Erleben oder Fremdbeobachtung den Zustand des Schlafwandelns, bei dem derartige Dissoziationen deutlich zutage treten. Bei schlafendem Hirn befindet sich der Körper in einem ‚wachen‘ aktiv-motorischen Zustand. Der gleichzeitig bestehende Tiefschlafzustand verhindert jedoch eine gedächtnismäßige Speicherung der Situation, so daß auch Schmerzreize nicht wahrgenommen werden können. Wesentliche Voraussetzung zur Erlangung der Selbstkontrolle über derartige Dissoziationen ist ein intensives Training sowie das häufige Erleben von Konfrontationen mit Schmerzreizen.

Wenn unsere Spekulation tatsächlich zuträfe, daß partieller Schlaf einzelner Hirnregionen bei gleichzeitiger aktiver Konzentration und intakter Motorik eine wirksame Schmerzkontrolle gewährleistet, so böte diese Theorie einen Erklärungsansatz für viele scheinbar sehr unterschiedliche Phänomene von Schmerzbewältigung. Hypnose, Musik, Tanz, Meditation, Fixation, bestimmte Drogen usw., die immer wieder zur Schmerzbeseitigung herangezogen werden, hätten somit vielleicht eine gemeinsame Wurzel. Dieser Gedanke ist jedoch nicht neu, Ernest Hilgard und andere Hypnoseforscher haben bereits ähnliche Ideen und Experimente formuliert.

Der naturwissenschaftliche und psychologische Blick auf die elektrische Hirnaktivität des Menschen mit Hilfe neuer Technologien, wie wir es bisher versucht haben, eröffnet aber vielleicht einen besseren Zugang zur Frage der psychologischen Schmerzkontrolle.

Zur Illustration östlicher Schmerzkontrolltechniken möchte ich beispielhaft eine Meditationsübung eines buddhistischen Mönches in einer entlegenen ceylonesischen Siedlung am Rande des Urwaldes demonstrieren, ohne jedoch mönchische Abgeschiedenheit zu propagieren, da auch Meditation und Selbstversenkung in einer turbulenten westlichen Großstadt möglich ist. Jener Mönch sitzt mehrmals täglich auf seinem steinernen Sitz und betrachtet die Skelette seiner vor ihm gestorbenen Schüler. Diese Meditationsübung erinnert an schamanische Initiationsprüfungen mit dem Ziel, sich selbst als Skelett sehen zu können. Der Sinngehalt dieser ‚geistigen Operation‘ scheint zu sein, im Rahmen einer überzeitlichen Perspektive Distanz und Unabhängigkeit von leiblichen Einflüssen, Schmerz und Krankheit zu gewinnen, um in diesem selbstgeschaffenen streß- und zeitlosen Raum im Sinne einer geistigen Erneuerung und unter Bewußtwerdung der Vergänglichkeit Krankheiten und Schmerz besser kontrollieren zu können.

Anmerkungen

1) Die in der vorliegenden Arbeit beschriebenen Untersuchungen wurden von der Deutschen Forschungsgemeinschaft (DFG) finanziert. Dieser Artikel stellt eine gekürzte und modifizierte Fassung von LARBIG 1989 dar.

Literatur

ELIADE M. 1975: *Schamanismus und archaische Ekstasetechnik.* Suhrkamp Verlag: Frankfurt.

KOSAMBI S.C. 1984: Living in prehistory in India. *Scientific American* 216:105-114.

LARBIG W. 1982: *Schmerz. Grundlagen – Forschung – Therapie.* Kohlhammer: Stuttgart.

-- 1989[2]: Transkulturelle und laborexperimentelle Untersuchungen zur zentralnervösen Schmerzverarbeitung. Empirische Befunde und klinische Konsequenzen. In: Miltner W., Larbig W. und Brengelmann J. (Hrsg.): *Psychologische Schmerzbehandlung.* Röttger Verlag: München.

-- und MILTNER W. 1989: *Chronischer Schmerz.* Verlag Chemie: Weinheim.

MELZACK R. und WALL P.D. 1965: Pain mechanisms: a new theory. *Science* 150:971-979.

MELZACK R. 1984: The myth of a painless birth. *Pain* 19:321-337.

SCHIEFENHÖVEL W. 1980: Verarbeitung von Schmerz und Krankheit bei den Eipo, Hochland von West-Neu-Guinea. In: Davies-Osterkamp S. und Pöppel E. (Hrsg.): *Emotionsforschung.* Vandenhoeck und Ruprecht: Göttingen.

XENAKIS C., LARBIG W., TSAROUCHAS E. und BALLIS T. 1977: Zur Psychophysiologie des Feuerlaufes. *Archiv für Psychiatrie und Nervenkrankheiten* 223:309-322.

„Herr Doktor, ich fühl mich nicht." – „Ja, wo tut es denn weh?" Über die Rolle des Medizinsystems bei der Produktion chronischen Schmerzes. Eine Pilotstudie

Thomas Ots

Zusammenfassung

An fünfhundert chinesischen, türkischen und deutschen Patienten wird die Hypothese untersucht, daß die kulturelle Sicht des Körpers des jeweiligen Medizinsystems und damit das ärztliche Verhalten an der Produktion chronischen Schmerzes beteiligt ist. Die grundlegenden Paradigmata der westlichen Medizin, die Quantifizierbarkeit und die Organpathologie, bedingen eine Tendenz zur Monosymptomatologie und zur semiotischen Differenzierung von Zeichen und Symptomen. Funktionelle und psychosomatische Störungen, die meist durch einen Symptomkomplex charakterisiert sind, werden auseinandergebrochen und nicht erkannt. Folge ist eine ärztlich induzierte Fixierung der Patienten auf das ‚Leitsymptom Schmerz' unter Mißachtung der anderen Körpersymptome. Der chronische Schmerz wird so durch das Medizinsystem mitproduziert.

Summary

Analysis of data on 500 Chinese, Turkish and German patients supports the hypothesis that culture-specific views of the body play a decisive role in the construction of chronic pain. The basic paradigms of Western biomedicine, quantification and organ pathology, lead physicians to set aside symptom patterns in favor of monosymptomatology. Patients in the context of Western biomedicine are culturally trained to focus on pain and redefine many other symptoms as pain. The semiotic differentiation between ‚objective signs' and ‚subjective symptoms' makes it difficult to understand the nature of functional and psychosomatic disorders.

Die Vernachlässigung des Schmerzes in der westlichen Medizin

„Schmerz ist das häufigste Symptom, dessentwegen Patienten den Arzt aufsuchen, und gleichzeitig ist der chronische Schmerz eines der unangenehmsten Probleme für die Ärzteschaft" (POSNER 1979:720).

Mit diesen Worten leitet Jerome B. Posner seinen Beitrag zum Thema Schmerz in der 1979er Ausgabe von Cecil's „Textbook of Medicine" ein. Man dürfte erwarten, daß dem häufigsten Symptom in der Medizin die größtmögliche Aufmerksamkeit entgegengebracht wird. Doch Posners Beitrag umfaßt lediglich acht Seiten in dem 2350 Seiten dicken Handbuch. Die Vernachlässigung des Phänomens ‚Schmerz' in deutschen medizinischen Lehrbüchern der siebziger Jahre war noch ausgeprägter: Schmerz existierte nicht als eigenständiges Phänomen, sondern nur im Rahmen der Beschreibung von Krankheitsbildern. In der 1969-er Ausgabe des Klinischen Wörterbuch Pschyrembel findet sich zum Schmerz folgende und einzige Eintragung: „Schmerz, laszinierender: siehe Tabes dorsalis" (Syphilis; T.O.) (PSCHYREMBEL 1969:1093).

In Bleulers „Lehrbuch der Psychiatrie" von 1975 wird Schmerz nur in einem einzigen Satz erwähnt (als halluzinierter Schmerz) (BLEULER 1975:717); in der 1984er Ausgabe von Peters' „Wörterbuch der Psychiatrie und Medizinischen Psychologie" findet sich ebenfalls keine Eintragung zum Schmerz als eigenständigem Phänomen, sondern nur zu psycho pathologischen Varianten des Schmerzes wie Schmerzasymbolie, Schmerzfreude, Schmerzgeilheit und Schmerzwollust (PETERS 1984:503).

Es ist nicht schwer, den Grund für diese Mißachtung des Schmerzes in der westlichen Medizin zu finden. Posner gibt ihn gleich in dem Folgesatz zu obigem Zitat: „Schmerz entbehrt einer präzisen Definition, denn nur das Individuum, das unter ihm leidet, nicht aber der Beobachter, nimmt ihn wahr." Eine Medizin, deren grundlegende Paradigmata die Quantifizierbarkeit und die Organpathologie sind, steht einem Phänomen wie dem Schmerz ratlos gegenüber, vor allem dem funktionellen – meist chronischen – Schmerz ohne Nachweis einer somatischen Läsion.

Schmerzen, die hinweisend auf ein organpathologisches Geschehen sind (Schmerz über dem Gallenpol mit Ausstrahlung zur rechten Scapula, Herzschmerz mit Ausstrahlung in den linken Arm, der Loslaßschmerz über den Punkten Mc Burney und Lanz, hinweisend für eine Appendizitis, etc.) finden als diagnostische Hinweise natürlich Beachtung. Eine Erforschung der Schmerzphysiologie und -pathologie fand kaum, eine Erforschung des funktionellen Schmerzes, der uns in dieser Studie am meisten interessiert, fand faktisch nicht statt. Die funktionellen Störungen sind das Stiefkind der westlichen Medizin, eben weil kaum oder nicht quantifizierbar. Schätzungen der Weltgesundheitsorganisation WHO gehen davon aus, daß in den Industriestaaten siebzig Prozent aller gesundheitlichen Störungen funktioneller und/oder psychosomatischer Art sind.

Heute wird dem Schmerz – lange nachdem in den USA *pain clinics* eingeführt wurden – auch in Deutschland zunehmend mehr Interesse entgegengebracht. Seit 1978 erscheinen die „Schmerzstudien" der 1975 gegründeten Gesellschaft zum Studium des Schmerzes für Deutschland, Österreich und die Schweiz. 1980 erschien erstmalig „Schmerz – Halbjahresbericht zur interdisziplinären Behandlung chronischer Schmerzerkrankungen" als Organ der Europäischen Gesellschaft für Erforschung und Behandlung von chronischen Schmerzen, die später als Vierteljahrschrift „Schmerz – Pain – Douleur" fortgeführt wurde. 1987 erschien rechtzeitig zum „Fifth World Congres On Pain" in Hamburg die Zeitschrift „Der

Schmerz". In jeder größeren Stadt existieren heute Schmerzzentren in Kliniken und Praxen, an die der überforderte Praktiker seine Problempatienten überweisen kann. Die Hilflosigkeit der klassischen Schulmedizin dem Schmerz gegenüber und die damit verbundene Suche nach alternativen Methoden hat viele Schmerzzentren zu einem Integrationsfaktor zwischen Schulmedizin und alternativen Heilansätzen werden lassen: die Akupunktur und ihre westlichen Weiterentwicklungen wie z.B. die ‚Elektro-Akupunktur nach Voll' sowie verwandte Methoden wie die ‚Neuraltherapie nach Huneke' werden in vielen Schmerzzentren mit Erfolg angewandt. Bereits in der ersten Ausgabe der „Schmerzstudien" von 1978 war der Akupunktur ein eigenes Kapitel gewidmet, während sie in den heutigen medizinischen Lehrbüchern nur in Ausnahmefällen Erwähnung findet.

Die Hinwendung zum Schmerz ist sicherlich eine notwendige und positive Entwicklung, die für viele Patienten ein Ende oder zumindest eine gewisse Linderung ihres jahrelangen Leidens brachte. Und dennoch stellen wir uns hier die Frage, ob die vermehrte ärztliche Hinwendung zum Schmerz nicht dazu beiträgt, diesen zu erzeugen: iatrogen induzierter Schmerz. Die folgenden Ausführungen sind dieser zunächst paradox erscheinenden Frage gewidmet. Dabei werden wir die gegenwärtige Rolle des Schmerzes in Klinik und Forschung aus der Sicht der medizinischen Anthropologie (das Subjekt/Objekt-Verhältnis in der Medizin, das Verhältnis von Krankheit zu Kranksein), der medizinischen Semiotik (Verhältnis Symptom/Zeichen, Verhältnis Symptom/Syndrom) und des kulturellen Lernens analysieren.

Der Schmerz – die Sprache des menschlichen Körpers?

Die naturwissenschaftlich orientierte Schmerzforschung untersucht die physiologischen, mitunter auch die psychophysiologischen Parameter des Schmerzgeschehens. Letztere Forschung wurde vorangetrieben durch die von Melzack und Wall 1965 entwickelte *gate control theory* (MELZACK und

WALL 1965:971-979), die es ermöglicht, zentrale, kognitive Hemmungen mit dem peripheren, afferenten Nervengeschehen in Einklang zu bringen. Die medizinische Soziologie untersucht die Beziehung zwischen Schmerz und Gesellschaftsstruktur, sozialer Schicht etc.. Die medizinische Ethnologie beschäftigt sich zumeist mit ethnischen und kulturellen Unterschieden in der Perzeption und Sinngebung des Schmerzes. Allen bisherigen Ansätzen ist aber gemein, daß ihr Interesse erst mit der Existenz des Schmerzes als manifestes Symptom oder manifeste Krankheit einsetzt. Die soziokulturellen Bedingungen, die zum Schmerzerleben führen, werden nicht untersucht. In einer Art stillschweigender Übereinkunft erscheint der Schmerz als eine unvermeidlich gegebene Größe, als der Normalfall des Ausdrucks von Krankheit. Der Mitherausgeber von „Schmerz", der Anästhesiologe R. Frey schrieb: „Der Schmerz ist ein *Urphänomen des Lebens*: Kein höheres Lebewesen ohne Schmerz – aber ohne Schmerz kein höheres Leben: Der Schmerz ist es, der uns schützt vor Gefahren für Leib und Leben. Er ist das *häufigste Motiv*, das den Kranken zum Arzt führt" (FREY 1980:1) (meine Hervorhebungen). Die Mitherausgeber von „Der Schmerz", der Physiologe M. Zimmermann und der Anästhesiologie H. Bergmann schreiben: „Lange Zeit ein vernachlässigtes Gebiet in der Forschung und bei der ärztlichen Tätigkeit, wird heute die elementare Bedeutung besonders des chronischen Schmerzes in seinem vielfältigen Bezug zum menschlichen Leben mehr und mehr entdeckt: Der Schmerz als Ursache und *Ausdrucksform des Leidens*, der Schmerz als *Sprache* zwischen dem Patienten und seiner Umgebung, der Schmerz als Fluchtweg aus unbewältigten psychosozialen Situationen." (ZIMMERMANN 1987:1f.) (meine Hervorhebungen)

Der Schmerz wird interpretiert als ‚Urphänomen des Lebens', als ‚Ausdrucksform und Sprache des (kranken) Körpers'. Doch sind diese Aussagen von Naturwissenschaftlern naturwissenschaftlich, oder sind sie spezifisch für eine kulturgeprägte Sichtweise? Spiegeln diese Aussagen wirklich die Realität unserer Patienten wider? Von was für Patienten reden wir, vielleicht von Patienten, die erst durch ein bestimmtes medizinisches Lernen geprägt und verändert, d.h. unserer Medizin passend gemacht wurden? Als ‚Urphänomen des Lebens' wird der Schmerz als eine biologische Größe definiert. Ist er nicht auch eine kulturelle, d.h. von Menschen produzierte Größe, die sich von Kultur zu Kultur unterscheidet? Ist der Schmerz möglicherweise in anderen Kulturen ein Randphänomen, oder ein Phänomen unter anderen? Und zwar nicht nur in seiner Wahrnehmung, Deutung und Bedeutung, sondern in der Frequenz seines Auftretens? Die Schmerzforschung – vor allem die sozialwissenschaftliche – darf nicht erst mit der soziokulturellen Analyse des Umganges mit Schmerz einsetzen. Es müssen die Faktoren untersucht werden, die an der Schmerzentstehung beteiligt sind und gleichzeitig müssen die anderen – nicht schmerzhaften – Ausdrucksformen des Körpers in die Untersuchung miteinbezogen werden. Wir hinterfragen also die gültige Sichtweise des Körpers durch die Biomedizin, die bislang leider weitgehend von den Sozialwissenschaften übernommen worden ist. Auch die medizinische Ethnologie hat in ihrer Konzentration auf das Kranksein (*illness*) zu lange die Krankheit (*disease*) als universale biologische Größe akzeptiert. Nicht nur die Definition von Krankheit, sondern auch die Definition des Körpers, die menschliche Biologie, ist eine kulturelle Größe.

Schmerz und Ethnizität

1984/85 führte ich an der Nankinger Hochschule für Traditionelle Chinesische Medizin eine Untersuchung über traditionelle Diagnostik durch (OTS 1987:150ff.). Das Beschwerdebild der chinesischen Patienten wich in zweierlei Hinsicht von dem entsprechender deutscher Patienten (der Allgemeinmedizin) ab:

1.) Unter den sechsundzwanzig häufigstgenannten Beschwerden hundert ausgewerteter chinesischer Patienten zeigten sich nur fünf

Gruppen von Schmerzklagen, die gemäß ihrer Häufigkeit an 3., 13., 14., 22. und 26. Stelle lagen (siehe Tabelle IV). Im Gegensatz dazu gaben hundert deutsche Patienten bei den neunzehn häufigstgenannten Beschwerden fast doppelt so viele Gruppen von Schmerzklagen (neun) an (s. Tabelle II). Gemäß ihrer Häufigkeit lagen sie an 2., 5., 6., 8., 10., 12., 13., 14. und 17. Stelle.

2.) Die chinesischen Patienten gaben mehr Beschwerden (im Mittel 5.4) an als deutsche Patienten. Die traditionellen Ärzte waren im Gegensatz zu unseren Ärzten nicht bestrebt, die Zahl der Beschwerden zu begrenzen oder einzugrenzen, sondern ermunterten die Patienten durch ihre Befragung, das gesamte Beschwerdebild vorzubringen.

Die traditionelle chinesische Medizin legt – wie die meisten traditionellen Medizinsysteme, die sich noch nicht auf Organ- bzw. Zellpathologie und Meßbarkeit stützen können – das Hauptaugenmerk ihres Interesses auf die Beobachtung von funktionellen Zusammenhängen. So wird beispielsweise ein rechtsseitiger subcostaler Schmerz im Kontext von weiteren Symptomen diagnostiziert, die im Idealfall alle einer Entsprechungsreihe angehören. Hierzu zählen u.a. der Gesichtsausdruck, Befunde der Zungen- und Pulsdiagnose, die Empfindlichkeit bestimmter Körperpunkte (zugeordnete Akupunkturpunkte), Sensationen wie aufsteigende Hitze, ein spezifischer Geschmack im Mund, abdominelle Blähungen und Aufstoßen. Für eine funktionell ausgerichtete Medizin bringt eine Vielfalt von Beschwerden eine größere diagnostische Sicherheit.

Wir wissen, daß jede Medizintradition die Patienten in ihrem Sinne beeinflußt und erzieht. Chinesen wachsen in einem kulturellen Milieu auf, in dem der Beobachtung der Veränderungen ihrer Körperphysiologie große Bedeutung beigemessen wird. Dies hat im Laufe der Zeit zu einer Wahrnehmung geführt, die auch schon kleinste Veränderungen – und nicht erst den Schmerz – registriert. Dies drückt sich in einer Vielfalt von Begriffen aus: So gibt es über die Begriffe für Kopfschmerz *touteng* und Migräne *piantouteng* hinaus zwei verschiedene Ausdrücke für

Schwindel, *touhun* und *touyun*, die Beschreibung eines schweren Kopfes *touzhong*, eines geblähten Kopfes *touzhang* etc. Diese Begriffe sind gemeinsam benutzte Idiome sowohl der medizinischen Laien als auch der Ärzte. Dies bedeutet, daß die für unsere Medizin typische semiotische Trennung von Symptom (steht für die subjektive Aussage des Patienten) und Zeichen (steht für die objektive Aussage des Arztes bzw. des Medizinsystems) entfällt. Eines der führenden Lehrbücher der Differentialdiagnostik (ZHAU 1984) der traditionellen chinesischen Medizin enthält fünfhundert Symptome, Syndrome und Zeichen, die gleichberechtigt nebeneinanderstehen. Die Diagnostik der chinesischen Medizin kommt somit der von Uexküll und Wesiack erhobenen Forderung (UEXKÜLL und WESIACK 1988) nach einer modernen medizinischen Semiotik sehr nahe.

In der westlichen Medizin hat sich durch die Paradigmata der Quantifizierbarkeit und der Organpathologie eine reduktionistische Tendenz in der Wertigkeit der funktionellen Beschwerden und vor allem ihrer Beziehung untereinander herausgebildet. Das Denken in Form von funktionellen Syndromen wird überführt in die isolierte Betrachtung von Einzelsymptomen, die möglichst in Beziehung zu einem umschriebenen Organgeschehen gesehen werden. Die Diagnostik fußt immer weniger auf den ,subjektiven' Symptom-Aussagen des Patienten, sondern auf ,objektiven' Zeichen und Meßvorgängen gewisser Körperteile oder -Substanzen (EKG, Röntgen, Ultraschall, Blutlabor etc.). Die Reduktion des Beschwerdebildes führt unweigerlich zu einer steigenden Bedeutung des Symptoms ,Schmerz', das solange als Zeichen akzeptiert wird, wie es im Sinne einer Organläsion interpretiert werden kann.

Mit den oben genannten Begriffen wie ,Kopfschwere' oder ,Kopfschwellung' kann ein westlicher Mediziner wenig anfangen. Er wird den Patienten wahrscheinlich auffordern, sich präziser auszudrücken, bis dieser eine Beschwerde beschreibt, die dem medizinischen Repertoire entspricht, oder er wird das Symptom in ein Zeichen umzudeuten versuchen. Dies möge folgende Aufnahme einer

Arzt-Patienten-Interaktion verdeutlichen:

P: Herr Doktor, heut fühl ich mich aber gar nicht.
A: Ja, wo tut es denn weh?
P: (Patient stutzt) Ja, nee, mehr so insgesamt. Alles so schwer. Und hier im Kreuz...
A: Da haben Sie Schmerzen?
P: Ja, so ein Ziehen.
A: Ein ziehender Schmerz?
P: Und hier in der Brust, so ein Drücken, ne?
A: Zeigen Sie mal genau wo?
P: (Der Patient faßt mit beiden Händen auf die Brust)
A: Es zieht aber nicht in die linke Schulter?
P: Nein, eher die ganze Brust.
A: Was steht denn nun im Vordergrund, die Schmerzen im Rücken oder in der Brust?

Welche Ironie des Schicksals! Der Patient drückt zunächst aus, daß er sich nicht wohl fühlt, daß ‚etwas nicht stimmt'. Er spürt ein Ziehen im Kreuz und einen Druck in (auf?) der Brust. Für den Arzt gilt das Symptom ‚Ziehen' nicht, er interpretiert es um in einen ‚ziehenden Schmerz'. Den Druck in der Brust akzeptiert er zunächst, denn er kennt diesen als einen möglichen Hinweis auf eine leichte Angina pectoris. Beide Beschwerden erscheinen ihm aber in keinem Zusammenhang, deswegen fragt er, welche Beschwerde im Vordergrund stehe. Auf die wird er seine Behandlung zunächst konzentrieren.

In diesem Interview finden wir die beiden obengenannten Parameter wieder: die Eingrenzung der Vielfalt des Beschwerdebildes und die damit verbundene Uminterpretation von ‚Ziehen' und ‚Druck' in ‚Schmerz'. Am Ende des diagnostischen Gesprächs spricht der Arzt von Schmerzen in Rücken und Brust, also von zwei Beschwerden, die der Patient selber nicht angab. Diese Uminterpretation ist nicht mit der in der medizinischen Ethnologie weithin bekannten und viel beschriebenen Umformung des subjektiven Krankseins (illness) in objektive Krankheit (disease) zu erfassen. Hier geht es um mehr. Der Arzt erkennt weder an, wie es dem Patienten geht, wie er sich fühlt, noch erkennt er die eigentliche Krankheit. Er geht sowohl am Subjekt Mensch und seinem Kranksein als auch am Objekt Krankheit vorbei, indem er vorhandene Zeichen nicht erkennt (nicht akzeptiert), einen Symptomkomplex (Beschwerdebild oder Syndrom) auf isolierte Symptome reduziert.

Medizinische Ausbildung – Erziehung zum monosymptomatischen Organdenken

Obiges Beispiel demonstriert ein Grunddilemma in der westlichen Medizin. Die einseitige Fixierung auf organpathologische Zusammenhänge fördert ein diagnostisches Denken, das die Angaben des Patienten in ‚Hauptbeschwerde' – oder auch ‚Leitmotiv' oder ‚Leitsymptom' – und in ‚Nebenbeschwerden' zu differenzieren versucht. Laut Dahmers in Deutschland weitbenutztem Lehrbuch „Anamnese und Befund" soll der Arzt den Patienten „darum bitten, aus der möglichen Vielfalt seiner Beschwerden selbst das auszuwählen, was ihm am wichtigsten erscheint" (DAHMER 1988:31). Als Leitsymptome sind Symptome geeignet wie „lokalisierbare, definierbare und quantifizierbare Beschwerden, die sich bestimmten Organen zuordnen lassen" (ebda.:31). Welche Art von Beschwerden meint Dahmer? Die Beispiele, die er nennt, sind immer wieder Schmerzen, denn diese „ergeben so häufig diagnostische Hinweise, daß man Schmerzen gern zum Leitsymptom wählt und sich von ihnen in seinem diagnostischen Denken führen läßt" (ebda.:39). Was für organpathologische Erkrankungen zutreffen mag – das Leitsymptom und häufig der Leitschmerz – gilt jedoch nicht für viele funktionelle Störungen. Hier zerstört die Reduktion auf ein Leitmotiv und das Hintanstellen oder gar Verwerfen der anderen Symptome als ‚Nebenbeschwerden', ‚vage', ‚subjektive', ‚sekundäre' oder ‚unzuverlässige Symptome' das vorliegende Syndrom, das dann nicht mehr erkannt wird. Schmerz ist bei Dahmer faktisch die einzige Symptom-Angabe des Patienten, die in den Rang eines objektiven Zeichens aufrückt, weil in organpathologischem Zusammenhang interpretiert. Kann dieser nach einer langen Reihe diagnostischer Maßnahmen jedoch nicht bewiesen werden, verliert der Schmerz seine Zeichenfunktion und wird nicht mehr ernstgenommen; er wird dann als ‚subjektive Schmerzklage' abgewertet.

Die Untersuchungshypothese

Ausgehend von den vorangegangenen Betrachtungen können wir nun folgende Hypothesen aufstellen:

1.) Schmerz ist eine von mehreren Ausdrucksformen von Veränderungen der Körperharmonmie.

2.) Ein Medizinsystem, das den subjektiven Beschwerden des Patienten die Wertigkeit von Krankheitszeichen zugesteht, ist an der Multizität der Beschwerden interessiert, da diese hinweisend für die Diagnose sind. Durch die Arzt-Patienten-Interaktion wird der Patient auf die Wahrnehmung möglichst aller Veränderungen sensibilisiert. Medizinische und Laiensprache benutzen weitgehend identische Idiome in der Beschreibung von Symptomen. Der Schmerz ist für die Menschen dieser Kultur ein Symptom neben anderen. Schmerz wird hier erst dann zu einem hervorstechenden Symptom, wenn die Beschwerden nicht gelindert werden können. Schmerz tritt mit der Chronifizierung eines Leidens hervor[1].

3.) Ein Medizinsystem, das zwischen subjektiven Symptomen und objektiven Zeichen unterscheidet, ersteren aber weniger Aussagekraft zugesteht, tendiert zu einer Reduzierung des subjektiv empfundenen Beschwerdebildes und zur Einengung auf das Symptom Schmerz, das in einem organpathologischen Sinne definiert wird. In der Arzt-Patienten-Interaktion wird der Patient zu einem kulturellen Lernen erzogen, das a) zu einer verminderten Wahrnehmung körperlicher Veränderungen führt, b) ihn zu einer Minimierung seiner vorgetragenen Beschwerden drängt, c) ihn zunehmend mehr auf die Beschwerde Schmerz fixiert. Ein solches Medizinsystem ist aktiv an der Konstruktion des Schmerzes beteiligt.

Die Pilotstudie

Um den Zusammenhang zwischen der Reduzierung des Beschwerdebildes und der Produktion von Schmerz zu analysieren, vergleichen wir die Beschwerden von einhundert chinesischen Patienten in Nanking mit den Beschwerden von dreihundert deutschen und einhundertvierzehn türkischen Patienten in Hamburg. Die erhobenen Daten fußen nicht auf Patienteninterviews, sondern auf den ärztlichen Krankenkartei-Eintragungen beim Erstbesuch der Patienten. Dieses Vorgehen ist gerechtfertigt, wenn garantiert ist, daß die Eintragungen das Interesse am Patienten und den medizinisch-diagnostischen Gedankengang der Ärzte widerspiegeln. Dies ist für die chinesischen Ärzte weitgehend gegeben. Für die deutschen Ärzte könnte eingewendet werden, daß viele Ärzte Diagnosen in die Karteien eintragen, die ihre Abrechnungsnummern gegenüber der Kassenärztlichen Vereinigung rechtfertigen, also meist den Schweregrad einer funktionellen Störung dramatisieren (die Beschwerde Müdigkeit erscheint dann als ‚Hypothyreose?'). So untersuchen wir nicht primär die Diagnosen, sondern die Eintragungen über die Beschwerden der Patienten, ausgehend von der Annahme, daß diese Eintragungen mit dem Interesse des Arztes an den subjektiven Aussagen der Patienten korrelieren. Ein Arzt, der die subjektiven Aussagen der Patienten nicht oder nur minder wertet, und der selbst auf Schmerzgeschehen fixiert ist, dürfte somit weniger subjektive und mehr objektive Eintragungen, also insgesamt weniger Eintragungen machen, bei einer größeren Betonung von Symptomen mit Schmerzcharakter. Wir sind uns bewußt, daß für statistisch verwertbare quantitative Aussagen und vor allem für Aussagen über das Patientenverhalten ein weitergehender Untersuchungsansatz notwendig ist, der die ärztlichen Eintragungen und das eigentliche Arzt-Patienten-Gespräch erfaßt, möglichst auch noch den Patienten isoliert befragt, ausgehend von dem Wissen, daß es dem Patienten im allgemeinen nicht gelingt, während der Konsultation alle seine Beschwerden vorzubringen.

Tabelle I

Das Verhältnis zwischen Schmerzklagen, Bedeutung der Schmerzklage, Anzahl der Beschwerden pro Patient und dem Beschwerdespektrum

	Anzahl Patienten	Schmerz-klagen (in % der Patienten)	Schmerz als erstgenannte Klage (in % der Patienten)	Anzahl Beschwerden (pro Pat.)	Spektrum unter-schiedlicher Beschwerden
Nanking Chinesen	100	44	24	5,4	106
Arzt I Deutsche	100	63	49	3,9	75
Türken	66	68	44	3,7	55
Ärztin II Deutsche	100	75	55	2,3	44
Arzt III Deutsche	100	84	68	1,3	31
Türken	48	88	88	1,4	17

Legende: Arzt I (Arzt für Innere), Ärztin II (Praktische Ärztin und Psychotherapeutin), Arzt III (Arzt für Allgemeinmedizin); Arzt I und III praktizieren in demselben Stadtteil (gehoben proletarisch und Mittelschicht), Ärztin II in einem innenstadtnahen Wohnbezirk mit sozial entsprechenden deutschen, aber wenig türkischen Patienten. Keiner der Ärzte ist als Schmerz-therapeut ausgewiesen.

Auswertung

1. Das registrierte Beschwerdespektrum zeigt signifikante Unterschiede zwischen chinesischen und deutschen Patienten, als auch innerhalb der deutschen Patienten.
2. Die Anzahl der registrierten Beschwerden pro Patient zeigt ebenfalls signifikante Unterschiede.
3. Je mehr Beschwerden pro Patient registriert werden, desto weniger oft erscheint die Beschwerde Schmerz.
4. Je mehr Beschwerden pro Patient registriert werden, desto weniger oft erscheint die Beschwerde Schmerz als erstregistrierte Beschwerde.
5. Am vielleicht interessantesten ist die Beobachtung, daß Arzt I (mit hoher Akzeptanz des Beschwerdebildes) etwas weniger türkische als deutsche Patienten mit primärer Schmerzklage registriert, während Arzt III (mit geringer Akzeptanz des subjektiven Beschwerdebildes) deutlich mehr türkische als deutsche Patienten mit primärer Schmerzklage registriert.
6. Arzt III, der nur noch bei jedem zweiten Patienten mehr als ein Symptom registriert, nähert sich in der Definition seiner Patienten einem Punkt, wo fast alle Patienten als Schmerzpatienten erscheinen.

Diskussion

Tabelle I gibt eine Tendenz zu erkennen, die die Behauptung rechtfertigt, daß die Bedeutung des Schmerzes nicht primär von der Art der Erkrankung, sondern von dem jeweiligen Medizinsystem abhängig ist. Innerhalb des Medizinsystems ist diese Einstufung davon abhängig, inwieweit der jeweilige Arzt die subjektiven Beschwerden des Patienten anerkennt. Medizinischer Reduktionismus ist identisch mit einer steigenden ärztlichen Identifikation der Patienten als Schmerzpatienten und einem entsprechenden kulturell gelernten Verhalten und Empfinden der Patienten.

Diese Tatsache hat ernste Konsequenzen. Der Patient wird vom Arzt, der das stärkste Leitmotiv für eine Organläsion sucht, auf Schmerzwahrnehmung und -produktion fixiert. Wird aber keine entsprechende Organläsion gefunden, besitzt der Arzt für das von ihm mitproduzierte Schmerzleiden kaum eine Therapie. Hier nun beginnt des Patienten Odyssee durch die Arzt-Praxen, Kliniken und andere Institutionen unseres Gesundheitssystems. Meist erhält der Patient eine rein symptomatische Verschreibung von Schmerzmitteln. Da die eigentliche Krankheit nicht erkannt wird, wird zusätzlich der Chronifizierungsprozeß gefördert. Die Patienten werden nicht nur potentiell abhängig von Schmerzmitteln, sondern erkranken zunehmend an den organpathologischen Nebenwirkungen derselben. Eine weitere paradoxe Nebenwirkung ist z.B. der „Analgetikainduzierte Schmerzmittelkopfschmerz" (PFAFFENRATH 1989).

Am stärksten betroffen von der Tendenz hin zur Schmerzdeutung sind die türkischen Patienten. Ihr unterschiedliches Verhalten die stärkere Klagsamkeit und die Ungenauigkeit der primären Angabe haben zu den inoffiziellen, aber gängigen Begriffen wie ‚Türkenbauch' und ‚transalpines Syndrom' geführt. Es ist durchaus vorstellbar, daß die Tatsache, daß die von Türken vorgetragenen Beschwerden von deutschen Ärzten nicht ganz ernst genommen werden, die Tendenz zur Dramatisierung der Beschwerden noch erhöht. Doch dies ist abhängig von der Zuwendung des deutschen Arztes. Arzt I gibt ein Beispiel dafür, daß sich türkische und deutsche Patienten in der Quantität ihrer Schmerzklagen in etwa entsprechen, während Arzt III seine türkischen Patienten zu fast neunzig Prozent als Schmerzpatienten sieht. Der Hamburger Linguist Rehbein untersuchte türkische Patienten in ihrem Verhalten gegenüber deutschen Ärzten und gegenüber türkischen Ärzten in ihrem Heimatland und stellte fest, daß sie in ihrer gewohnten Umgebung und in ihrer Sprache wesentlich genauere Angaben machen[2]. Die erhöhte Klagsamkeit und Ungenauigkeit der Angaben ist u.a. Effekt einer ‚linguistischen Infantilisierung' bei Ausländern, die sich sprachlich nicht adäquat ausdrücken können und deswegen ihre Beschwerden überbetonen bzw. plastisch darstellen. Meine eigene Erfahrung zeigt, daß des Deutschen mächtige Türken, wenn ihnen nur genügend Zeit gegeben wird, mehr Beschwerden als den ursprünglich geäußerten Schmerz äußern. Doch häufig wird gerade die Fülle der Schmerzklage bei Türken von deutschen Ärzten als negativ empfunden. Für türkische Patienten – vor allem Frauen – findet sich in den Patientenkarteien häufiger als bei deutschen Patienten die Eintragung „Logorrhoe". Türkische Patienten in Deutschland laufen besondere Gefahr, in Richtung chronischen Schmerzes gedrängt zu werden.

Schlußbetrachtung

Der Erkenntnis funktioneller und/oder psychosomatischer Störungen wird eine Medizin, die auf den Paradigmata der Quantifizierbarkeit und der Organpathologie aufgebaut ist, nicht gerecht. Vor fünfzig Jahren forderte Victor v. Weizsäcker eine Hinwendung der Medizin zum Mensch als Subjekt (WEIZÄCKER, V. v. 1987). Die herrschende Tendenz in der westlichen Medizin läuft dieser Forderung jedoch konträr. Gefordert wird Objektivität, die nicht in den Aussagen der Patienten, sondern in medizinisch-technologischen Untersuchungen, im Anvertrauen an die Maschine, gesucht wird. Funktionelle Störungen werden meist nicht oder zu spät erkannt. Hierdurch wird die Tendenz zur Chronifizierung und Somatisierung vieler Störungen gefördert. Was benötigt wird, ist ein Umdenken in der medizinischen Theorie. Dies betrifft vor allem die von Weizsäcker geforderte Sicht des Menschen als Subjekt und die von Uexküll und Wesiack geforderte moderne semiotische Sichtweise der Gleichstellung von Symptom und Zeichen (UEXKÜLL und WESIACK 1988). Beide Forderungen haben zur Konsequenz, daß der Arzt dem Patienten wieder zuhört, seine Aussagen als wichtigste Informationsquelle betrachtet. Für unsere Argumentation finden wir Unterstützung durch den transkulturellen Vergleich mit Medizinsystemen des Vor-Quantifizierungs-Zeitalters wie die traditionelle chinesische Medizin, die uns Erkenntnisse über funktionelle Zusammenhänge liefert, die unser Medizinsystem nicht (mehr) besitzt.

Die Geschichte des unnötigen Leidens vieler Schmerzpatienten ist die Geschichte eines kulturell eingeengten Körperbildes. Interdisziplinäre Schmerzforschung muß an der kulturellen Konstruktion des Schmerzes ansetzen. Hierin sehen wir die Herausforderung an die Sozialwissenschaften, im besonderen an die medizinische Ethnologie.

Anhang

Tabelle II

Aufstellung der häufigst registrierten Beschwerden (in Prozent) für deutsche Patienten. In Klammern die entsprechende Reihenfolge für türkische Patienten.

Arzt I

			Patienten: deutsche n = 100	türkische n = 66
1.	(18.)	Abgeschlagenheit, Müdigkeit	19 %	4 %
2.	(7.)	Oberbauchschmerzen	18	10
3.	(6.)	Druck- u. Völlegefühl Oberbauch	17	10
4.	(16.)	funktionelle Atembeschwerden: (Atembeklemmung, thorak. Engegefühl, Kloßgefühl im Hals etc.)	17	5
5.	(8.)	funktionelle Herzbeschwerden (Rhythmusstörungen, präcordiale Schmerzen etc.)	15	10
6.	(19.)	Schmerzen Schulter/Nacken	15	4
7.	(9.)	Übelkeit	14	9
8.	(2.)	Kopfschmerz (als Einzelsymptom)	13	12
9.	(5.)	Uncharakterist. Oberbauchbeschw. (Übelkeit, Völlegefühl, Obstipation, Meteorismus, Reizmagen)	11	11
10.	(10.)	funktionelle Kopfbeschwerden (Schmerzen, Schwindel, Leeregef., Konzentrationsschwäche etc.)	10	8
11.	(12.)	Gewichtsverlust	9	7
12.	(14.)	pektanginöse Schmerzen	8	6
13.	(1.)	Schmerzen LWS ohne Ausstrahlung ins Bein	8	12
14.		Schmerzen LWS mit Ausstrahlung ins Bein	7	–
15.	(20.)	Unruhe, Angst	7	2
16.		Herzstolpern	6	–
17.	(3.)	variable abdominelle Schmerzen	4	12
18.	(15.)	Schlaflosigkeit	4	6
19.	(4.)	Erbrechen	3	12

Tabelle III

Aufstellung der häufigst registrierten Beschwerden (in Prozent) für türkische Patienten. In Klammern die entsprechende Reihenfolge für deutsche Patienten.

Arzt I

			Patienten: türkische n = 66	deutsche n = 100
1.	(13.)	Schmerzen LWS ohne Ausstrahlung	12 %	8 %
2.	(8.)	Kopfschmerz	12	13
3.	(17.)	variable abdominelle Schmerzen	12	4
4.	(19.)	Erbrechen	12	3
5.	(9.)	Uncharakt. Oberbauchbeschwerden	11	11
6.	(3.)	Druck- Völlegefühl Oberbauch	10	17
7.	(2.)	Oberbauchschmerzen	10	18
8.	(5.)	funktionelle Herzbeschwerden	10	15
9.	(7.)	Übelkeit	9	14
10.	(10.)	funktionelle Kopfbeschwerden	8	10
11.		Schmerzen im Bereich der BWS	8	1
12.	(11.)	Gewichtsverlust	7	9
13.		Blutauflagerung des Stuhls	7	2
14.	(12.)	pektanginöse Schmerzen	6	8
15.	(18.)	Schlaflosigkeit	6	4
16.	(4.)	funktionelle Atembeschwerden	5	17
17.		anale Schmerzen	5	1
18.	(1.)	Abgeschlagenheit, Müdigkeit	4	19
19.	(6.)	Schmerzen Schulter/Nacken	4	15
20.	(15.)	Unruhe, Angst	2	7

Legende: Tabelle II und III richten sich nach der diagnostischen Nomenklatur von Arzt I.

Tabelle IV

Aufstellung der von 100 chinesischen Patienten genannten Beschwerden in Reihenfolge der Häufigkeit.

1.	abdominelle Beschwerden von Nicht–Schmerzcharakter (Fülle, Druck, Blähungen)	37 %
2.	Schwindel	25
3.	abdominelle Schmerzen variabler Lokalisation und Intensität	24
4.	Appetitverlust	23
5.	Angst vor Kälte (Frigophobie)	20
6.	Übelkeit	20
7.	Ausdrücke unterdrückten Ärgers	15
8.	Aufstoßen	13
9.	Augenflimmern, unklares Sehen	12
10.	Erbrechen	12
11.	Durchfall	12
12.	Verstopfung	11
13.	Kopfschmerzen	10
14.	epigastrische und rechtsseitige subcostale Schmerzen	9
15.	trockener Mund	9
16.	allgemeine Müdigkeit, Antriebslosigkeit	8
17.	Schlafstörungen durch verstärktes Träumen	8
18.	körperlicher Verfall	8
19.	Druck auf (in) der Brust	7
20.	Palpitationen	7
21.	lumbale Beschwerden von Nicht–Schmerzcharakter	7
22.	lumbale Schmerzen ohne Ausstrahlung	6
23.	Schwitzen (vor allem nachts)	6
24.	funktionelle Herzbeschwerden, Agitiertheit	6
25.	Ohrensausen	6
26.	Schmerzen über der Nierenregion	6

Ich möchte an zwei Fallbeispielen demonstrieren, wie die Hinwendung zum Subjekt Mensch die diagnostischen Fähigkeiten beeinflußt.

Fallbeispiel 1   (aus der Kartei von Arzt III)
Angaben außen   S..., F...   19.2.1933
auf der Kartei:
       Bek. Pcp, Hypertension, Subdepr./ Übergew.
Eintragung des Erstinterviews: 2/87 KW

In der Patientenkartei fand sich ein ‚Vertrauensärztliches Gutachten‘ eines anderen Arztes, angefertigt für die ‚Landesversicherungsanstalt‘ (von 6/87)

„Im August machte die Patientin für fünf Wochen Urlaub in der Türkei. Dort verschlechterte sich ihr Gesundheitszustand. Sie litt unter Kopfschmerzen und Schmerzen in den Füßen. Daraufhin beschloß sie, früher als geplant nach Hamburg zurückzukehren. Zurück in Hamburg hielten ihre Beschwerden an. Sie leidet weiterhin unter viel Bauchschmerzen, Schlafstörungen und Traurigkeit.
Befund:
       Die Patientin macht einen ausgesprochen traurigen Eindruck, sie weint unaufhörlich und gibt an, sich kontinuierlich krank, unsicher und nervös zu fühlen. Sie ist nicht fähig, ihrer Arbeit nachzukommen.
Diagnose:
       V.a. subdepressiven Verstimmungszustand, Hypertonus (zur Zeit nicht verifizierbar) Chronische Polyarthritis (zur Zeit keine Exacerbation).“

Fallbeispiel 2
(aus der Kartei von Arzt I)
Eintragung des Erstinterviews : S..., H... Adresse
19.1.82 Überwiesen Dr. L... (Prakt) zur Mitbehandlung wegen: pectang. Anfälle, Hypertonus (240/115) BSG: 50/82; ...8, Ery 50, Cholesterin 316, Triglyceride 103 (Nortensin, ...)!
J. Beschw.: „Abgespannt müde“, „was soll man da sonst dazu sagen“. Druck auf der Brust „als ob mir innen jemand alles zusammen preßt“, anfallsweise auftretend; Druck in der Brust, in Nacken und Kopf ausstrahlend, bei körperlicher Belastung, nicht bei Kälteexposition. „Die Arme werden dabei so eigenartig“; seit einer Woche; seltene Arztbesuche.
Es folgen Angaben zu:
Bisherige Therapie ....
Anamnese ....
Soziales: Vorarbeiterin in Reinigungsfirma, „viel Streß“. Geschieden, 1 Kind noch zu Hause, die anderen sind weg.
Bisherige Untersuchungen ....
Befund ....
Vorläufige Diagnose: Essentielle?, renale? Hypertonie, adipositas permagna: Ausschluß Diabetes, Ausschluß Hyperlipidämie und Fettleber
Rö Tho: Zeichen einer cardialen Insuffizienz?

25.1.1982 Befunde, Therapie

28.1.1982 tel. Beratung

9.2.1982 tel. Beratung: aus Zeitmangel kann sie nicht mehr kommen.....

10.2.1982 Psychogespräch
= =

Anmerkungen

1) siehe die Angaben zur unterschiedlichen Schmerz-Inzidenz bei chinesischen Patienten der Allgemeinmedizin und der Psychiatrie bei KLEINMAN A. 1986: *Social Origins of Distress and Disease Depression, Neurasthenia, and Pain in Modern China*. Yale University Press: New Haven, London.

2) bislang nicht veröffentlichte Transskriptionen von Arzt-Patient-Interaktionen in der Türkei; persönliche Mitteilung 1987.

LITERATUR

BLEULER E. 1975[13]: *Lehrbuch der Psychiatrie*: 717. Springer: Berlin, Heidelberg, New York.

DAHMER J. 1988: *Anamnese und Befund*: 31. Thieme: Stuttgart, New York.

EUROPÄISCHE GESELLSCHAFT für Erforschung und Behandlung von chronischen Schmerzen 1980: *Schmerz – Halbjahresberichte zur interdisziplinären Behandlung chronischer Schmerzerkrankungen*. Verlag f. Medizin Dr. E. Fischer: Heidelberg.

-- 1980b: *Schmerz, Pain, Douleur*. 1980. Verlag f. Medizin Dr. E. Fischer: Heidelberg.

FREY R. 1980: Zum Geleit. *Schmerz – Halbjahresberichte zur interdisziplinären Behandlung chronischer Schmerzerkrankungen* 1:1.

GESELLSCHAFT zum Studium des Schmerzes 1978: *Schmerzstudien*. G. Fischer: Stuttgart, New York.

KLEINMAN A. 1986: *Social Origins of Distress and Disease – Depression, Neurasthenia, and Pain in Modern China*. Yale University Press: New Haven, London.

MELZACK R. und WALL P.D. 1965: Pain Mechanisms: A New Theory. *Science* 150:971-979.

OTS TH. 1987: *Medizin und Heilung in China Annäherungen an die traditionelle chinesische Medizin*: 150ff. Reimer: Berlin.

(im Druck): The Angry Liver, the Anxious Heart, and the Depressed Spleen; erscheint voraussichtlich 1989 in: *Culture, Medicine, and Psychiatry*.

PETERS U.H. 1984: *Wörterbuch der Psychiatrie und medizinischen Psychologie*: 503. Urban und Schwarzenberg: München, Wien, Baltimore.

PFAFFENRATH V. 1989: Diagnostik und Therapie des Schmerzmittelkopfschmerzes. *Münchener Medizinische Wochenschrift* 131:7/33.

POSNER J.B. 1979[15]: *Pain*. Cecil Textbook of Medicine: 720. W.B. Saunders Co.: Philadelphia.

PSCHYREMBEL W. 1969: *Klinisches Wörterbuch*: 1093. de Gruyter: Berlin.

SERTÜRNER Gesellschaft, Gesellschaft zum Studium des Schmerzes, Schmerztherapeutisches Kolloquium (Hrsg.) 1987: *Der Schmerz Konzepte, Klinik, Forschung*. Springer: Berlin, Heidelberg, New York, London, Paris, Tokyo.

UEXKÜLL TH. v. und Wesiack W. 1988: *Theorie der Humanmedizin: Grundlagen ärztlichen Denkens und Handelns*. Urban und Schwarzenberg: München, Wien, Baltimore.

WEIZSÄCKER V. v. 1987: *Gesammelte Schriften* Bd.5.

ZHAO J.D. (Hrsg.) 1984: *Zhongyi zhengzhuang jianbie zhenduan xue*. Renmin weisheng chubanshe: Beijing.

ZIMMERMANN M. und BERGMANN H. (Hrsg.) 1987: *Editorial. Der Schmerz* 1:1-2.

Ausdruck, Wahrnehmung und soziale Funktion des Schmerzes
Eine humanethologische Synopse

Wulf Schiefenhövel

Zusammenfassung

Psychophysiologische und kulturvergleichende Schmerzforschung ergab interessante Ergebnisse: 1. Die Wahrnehmung von Schmerzstimuli ist meist die gleiche in verschiedenen Kulturen und bei unterschiedlichen Personen, jedoch
variiert die Höhe der Schmerztoleranz relativ stark zwischen Individuen wie auch zwischen Kulturen. 2. Frühe und
wiederholte Erfahrung mit eigenen Schmerzen oder bei Familienangehörigen trägt zu einer höheren Schmerztoleranz
bei. Dies läßt sich am besten als Schmerztraining erklären und hat m.E. bestimmte Folgen für die Situation in den
industrialisierten Ländern angesichts der steigenden Zahl von Schmerzpatienten... Klagen, Weinen und andere
Signale, die anderen zeigen, daß man unter Schmerzen, Unbehagen oder seelischen Nöten leidet, setzen bei Verwandten und Freunden die Bereitschaft frei, der Person, die Schmerzen erleidet, in verschiedener Art beizustehen. Dies
alles, und insbesondere der soziale Hintergrund, in dem das stattfindet, sollte bei der modernen Schmerztherapie mit
einbezogen werden.

Summary

Psychophysiological and crosscultural pain research has yielded interesting results: 1. The perception of pain stimuli
is almost the same in different individuals and different cultures, yet, the threshold for pain tolerance varies quite
markedly, individually as well as between cultures. 2. Early and repeated experience with own pain and pain of one's
kin contributes to higher pain tolerance; this fact can best be explained as pain training and clearly has some bearing
on the situation in the industrialized countries with increasing numbers of pain patients.... Crying, shedding tears and
other signals communicating to conspecifics that oneself is suffering from pain, discomfort or emotional disturbance
are potent releasers in relatives and friends to aid the person in pain in a variety of ways, all of which, especially the
social setting in which they are executed, will have to be taken into account by modern pain therapy.

Einleitung

In diesem Beitrag sollen Beobachtungen und
Konzepte zum Phänomen Schmerz vorgestellt, aber auch einige der ‚losen Enden‘ aufgenommen werden, die im Verlauf der
Tagung zum Vorschein kamen. An anderer
Stelle (SCHIEFENHÖVEL 1980) wurden,
unter Nutzung des ethnomedizinischen Zu-
griffs, kulturvergleichende Aspekte des
Schmerzerlebnisses bereits behandelt. In
dieser Darstellung werde ich mich daher vor
allem mit zwei Fragestellungen auseinandersetzen.

1) Ist es, im Rahmen der Thematik dieses
Bandes, gerechtfertigt und sinnvoll, physischen und psychischen Schmerz gemeinsam
zu behandeln, also Traurigkeit und Trauer
miteinzubeziehen?

2) Schmerz dieser verschiedenen, aber offenbar verwandten Arten wird vor allem auf
seine Funktion hin geprüft. Einige
Referenten betonten während der Tagung,
daß es schwierig, gar unmöglich sei, Schmerz
zu definieren, da es sich um eine zutiefst subjektive, zudem stark kulturgebundene Erfahrung handele. Ohne Zweifel spielen diese
Elemente eine Rolle in der Perzeption und
Expression von Schmerz. Die *Funktion*, die
das Erleben von Schmerz und Trauer für das
betreffende Individuum, und vermittels der
mimisch-gestischen und sprachlichen Äußerung auch für seine Gemeinschaft hat, ist
jedoch vermutlich viel einheitlicher, d.h.
weniger personen- und kulturabhängig. Die
Schmerzäußerung muß also als elementares
soziales Signal gesehen, die Reaktionen der
Interaktionspartner müssen in die Betrachtung einbezogen werden, will man das kom-

plexe Geschehen einigermaßen vollständig erfassen.

Der mimisch-gestische Ausdruck des Schmerzes

Es kann als erwiesen gelten (vgl. EKMAN et al. 1983), daß spezifischen Emotionen spezifische mimische Muster entsprechen. Der faciale Ausdruck der Freude ist, ganz im Sinne der Darwinschen ‚Antithese' (DARWIN 1872), dem des Schmerzes und der Trauer entgegengesetzt. Kein Wunder, denn der M. zygomaticus major, der hauptsächliche Verursacher des menschlichen Lächelns, zieht die Mundwinkel nach oben und außen, während der M. depressor anguli oris sie nach unten und außen bewegt. Es kann kein Zweifel daran bestehen (vgl. EIBL-EIBESFELDT 1984), daß diese und andere basale Grundmuster mimischer Kommunikation hinsichtlich ihrer Produktion und Perzeption in allen Kulturen gleich sind. In seinem bahnbrechenden und noch immer modernen Buch war Darwin, der der Erklärungskraft seines evolutionsbiologischen Paradigmas bisweilen selbst nicht traute, der Meinung, daß die Menschen die mimischen Bewegungen ‚lernen' und daß diese dann im Laufe der Zeit automatisiert werden. Heute wissen wir, daß es sich um angeborene Programme handelt – zumindest hinsichtlich des Ausdrucks basaler Emotionen wie Trauer, Freude, Wut, Angst, Überraschung und Ekel.

Unser Gehirn nutzt ganz offenbar ein neuroanatomisches Korrelat des antithetischen Prinzips, wenn es zur Bekanntgabe von Freude bzw. Schmerz/Trauer jeweils andere Fasern des alle mimischen Muskeln innervierenden N. facialis und dementsprechend andere Muskelzüge als Ausführungsorgane nutzt. Die Adressaten dieser nonverbalen Botschaften profitieren von der signaltechnisch sinnvollen Lösung: Sie empfangen kontrastierende Zeichen, deren semantischer Gehalt sich so besser erschliessen läßt. Denn es ist sicherlich kein semiotischer Zufall, daß die Mundwinkel nach *unten* zeigen, wenn Stimmung und Lebensmut *gesunken* sind, dagegen nach *oben*, wenn die Emotion der *Freude* angezeigt wird. Auch andere Antinomien dieser Art, wie etwa die Hell-Dunkel- und die Rechts-Links-Symbolik, gründen wohl auf biopsychologischem Fundament.

Der schwedische Anatom Carl Hermann Hjortsjö ist der Vater des ersten Systems zur quantitativen Analyse mimischer Vorgänge (HJORTSJÖ 1970). Er identifizierte, am anatomischen Präparat, aber auch am lebendigen Gesicht, jene kleinsten Muskelbündel, die getrennt innerviert werden können und somit die Grundbausteine des häufig sehr komplexen mimischen Ausdrucks sind. Diesen neuromuskulären Aktionseinheiten, die in einigen Fällen spezifische Faszikel innerhalb eines größeren Muskels sind, gab er Ziffern, so daß eine einfache Notation möglich wurde.

Die Psychologen Paul Ekman und Wallace Friesen haben auf der Grundlage der von Hjortsjö geschaffenen Methodik das F(acial) A(ction) C(oding) S(ystem) (EKMAN und FRIESEN 1978) entwickelt, das sich inzwischen international durchgesetzt hat und, jedenfalls bis zur Funktionsfähigkeit in Entwicklung befindlicher computergestützter Analysemethoden, in der modernen Emotions- und Mimikforschung unverzichtbar ist.

Neben dem bereits erwähnten M. depressor anguli oris können einige weitere Muskeln für den mimischen Ausdruck des Schmerzes verantwortlich sein. Der M. corrugator supercilii zieht die Augenbrauen nach innen und unten und läßt so den ‚finsteren' Ausdruck entstehen. Vor allem in Kombination mit dem medialen Teil des Stirnmuskels (M. frontalis) bewirkt er die von Lersch, einem Vertreter der deutschen Ausdruckspsychologie, einprägsam als ‚Notfalte' bezeichnete Konfiguration.

Außerdem können, allerdings wohl nur bei physischem Schmerz, M. risorius und Platysma an der Produktion eines weiteren mimischen Schmerzsignals beteiligt sein. Beide ziehen, bei geöffneten Lippen und aufeinander gebissenen Zähnen, die Mundspalte auseinander. Dabei werden eventuell die Augenlider krampfhaft zugedrückt – Wirkung der pars palpebralis des M. orbicularis oculi.

Dieses zusammengesetzte mimische Zeichen ist vermutlich typisch für akut einsetzenden, momentan sehr heftigen Schmerz.

Eibl-Eibesfeldt hat eindrucksvoll nachgewiesen (EIBL-EIBESFELD 1977), daß taub und blind geborene Kinder, die keine visuelle und akkustische Information empfangen können, mimische Gesichtsbewegungen ausführen, die denen sehender und hörender Kinder identisch sind. Es sind eben die phylogenetisch, nicht die individuell-ontogenetisch erworbenen Weisen der Äußerung basaler Emotionen, die zu dieser kulturverbindenden Universalität wichtiger mimischer Muster führen.

Schmerz und Trauer

Im Zusammenhang dieser Darstellung ist die zuerst erwähnte Schmerzmimik, die auf dem Herunterziehen der Mundwinkel beruht, besonders wichtig. Sie geht häufig einher mit dem Weinen, einer weiteren physiologischen Äußerung von Schmerz und Trauer.

Kann man, wie zu Beginn angedeutet, Schmerz und Trauer phänomenologisch und biopsychologisch miteinander verbinden? Die Kunst mag auch hier der Wissenschaft den Weg weisen. In seiner Pietà stellt Riemenschneider den Augenblick der Kreuzabnahme dar. Das Gesicht des Gekreuzigten zeigt noch die Spuren seines Leidens: Die Mundwinkel sind abwärts gerichtet, künden vom physischem Schmerz, dem er in seiner Agonie ausgesetzt war. Jener Jünger, der seinen Leichnam hält, hat denselben Gesichtsausdruck, diesmal verursacht durch die Trauer – die Schwester des Schmerzes. In beiden Fällen nehmen wir die eindeutige Wirkung des M. depressor anguli oris wahr.

In der Pietà von Grünewald wird die Folter Christi überrealistisch dargestellt. Die Frau zur Linken, der Mann am Kreuz und der Gekreuzigte selbst haben auch hier dieselbe Konfiguration der Mundwinkel. Schwerer körperlicher Schmerz und tiefe Trauer verschmelzen zur überwältigenden Erfahrung der Hilflosigkeit.

Die Frau im Vordergrund zeigt eine weitere typische Geste unerträglichen Schmerzes und tiefer Trauer: Verlust der Körperkontrolle und der aufrechten Haltung – das Stadium des unmündigen Kindes. Dieses, im Sinne der Ethologie, ritualisierte Verhalten verbindet Schmerz und Trauer in der äußeren Erscheinungsform und in der Wirkung, die es auf jene hat, die stützend und tröstend zur Hilfe kommen können. Von der Wirksamkeit dieser quasi infantilen Appelle wird weiter unten noch die Rede sein.

Die individuelle mimisch-gestische und verbale Umsetzung eines Schmerz- oder Trauererlebnisses kann ein weites Ausdrucksspektrum annehmen. Auch interindividuelle und interkulturelle Unterschiede sind, wie bereits erwähnt, zu beobachten. Doch kann kein Zweifel daran bestehen (vgl. EIBL-EIBESFELDT et al. 1989), daß es Grundelemente der Reaktion aus Schmerz und Trauer gibt, die bei Männern und Frauen, Kindern und Alten, und bei Menschen der verschiedensten geographischen Zonen und Kulturen zuverlässig angetroffen werden können; ganz gleich, ob es sich um schmerzunterdrückende oder schmerzüberhöhende Traditionen handelt. Es ist auch klar, daß zwischen dem Ausdruck des körperlichen und des seelischen Schmerzes eine sehr enge neurophysiologische und motivationale Verbindung besteht (repräsentiert in *hardware* und *software* unseres Gehirns) als etwa zwischen Schmerz und anderen Emotionen.

Daß Schmerz und Trauer sich sehr ähnlicher Elemente unseres Ausdrucksrepertoires bedienen, trifft auch für einen weiteren Aspekt der beiden Verhaltensweisen zu: Die Totenklage folgt in synkopischem, von tiefen Inspirationen unterbrochenem Duktus und absteigender Melodielinie dem ‚richtigen‘, Schmerz ausgelösten Weinen. So sind die Klagelieder der Völker Variationen über die Äußerung des physischen Schmerzes (SCHIEFENHÖVEL 1985). Auch in dieser Hinsicht scheint also die vorgenommene Gleichsetzung von Schmerz und Trauer gerechtfertigt zu sein.

Zur Psychophysiologie der Schmerzwahrnehmung

Was körperlicher Schmerz eigentlich ist, wie er wahrgenommen und an die Oberfläche unseres Bewußtseins gebracht wird, hat schon viele Generationen von Wissenschaftlern beschäftigt. Descartes publizierte (DESCARTES 1644) eine interessante Beschreibung, die man heute bestenfalls nur in Teilen mit modernen Erkenntnissen vereinbaren kann... doch werden wohl auch unsere Nachfahren über manche unserer heutigen Vorstellungen lächeln:

„Comme, par exemple..., si le feu A se trouve proche du pié B, les petites de ce feu, qui se meuvent comme vous sçavez tres-promptement, ont la force de mouvoir avec soy l'endroit de la peau de ce pié qu'elles touchent; & par ce moyen tirant le petit filet c, c, que vous voyez y estre attaché, elles ouvrent au mesme instant l'entrée du pore d, e, contre lequel ce petit filet se termine: ainsi que, tirant l'un des bouts d'une corde, on fait sonner en mesme temps la cloche qui pend à l'autre bout."

Seit Descartes Zeiten haben wir weitere Einsichten gewonnen in die Physiologie und Psychologie des Schmerzes, in diesen primär subjektiven Prozeß, der nur auf Umwegen quantitativ oder semiquantitativ erschlossen werden kann. In Schmerzexperimenten lassen sich bestimmte psychophysische Parameter wie Herz- und Atemfrequenz, Blutdruck, Hauttemperatur, Hautwiderstand, Ausschüttung von Adrenalin und Nebennierenrindenhormonen, Neurotransmittern und das Verhalten evozierter Potentiale messen (vgl. BULLINGER et al. 1986). Horst Figge äußerte während der Tagung starke Skepsis hinsichtlich der Aussagekraft dieser Versuche, doch man kann festhalten, daß reproduzierbare und bedeutsame Erkenntnisse auf diese Weise gewonnen werden konnten.

Diesseits technisch aufwendiger Ermittlung von psychobiologischen Parametern lassen sich Art und Magnitude des wahrgenommenen Schmerzes aus Mimik und Gestik sowie den verbalen Begleitäußerungen und gezielt erfragten subjektiven Einschätzungen ermitteln. Man nutzt dabei nonverbale und verbale Äußerungen der Versuchspersonen als direkte psychophysische Indikatoren. Bisweilen läßt man auch Farben oder andere Symbole den jeweiligen Schmerzerfahrungen zuordnen.

Zumeist werden Schmerzreize ansteigender Intensität gesetzt. Dabei verwendet man eiskaltes Wasser oder elektrische Spannung. Auf beide Schmerzqualitäten reagieren die Nociceptoren in der Haut zuverlässig, ohne daß es zu dauernden Schäden oder einer unzumutbaren Belastung der freiwilligen Probanden käme.

Das wohl nach wie vor wichtigste Modell zum Verständnis der Schmerzperception stammt von Melzack und Wall (MELZACK und WALL 1965, die *gate control theory*). Diese Theorie ist nicht unwidersprochen geblieben, doch sie gewährt einen guten heuristischen Zugriff auf die in ihren einzelnen Schritten auch heute noch nicht vollständig verstandenen Vorgänge der Schmerzwahrnehmung und -verarbeitung.

Nociceptoren, in der Haut gelegene Enden sensibler Nerven, nehmen die spezifischen schädlichen Reize wahr und leiten sie zu den ersten afferenten Synapsen im Rükkenmark. Hier (in der substantia gelatinosa) befindet sich das ‚Tor', d.h. der Ort, an dem gleichzeitig ankommende Schmerzimpulse miteinander konkurrieren. Das Tor kann enger oder weiter gestellt werden, also mehr oder weniger Schmerzimpulse über die zum Gehirn aufsteigenden Bahnen durchlassen. Auch dort, in den höheren Zentren des Zentralnervensystems, befinden sich nochmals Interventionsinstanzen, die einen identischen Schmerzreiz gegebenenfalls ganz unterschiedlich auf das Bewußtsein der betroffenen Person wirken lassen. Dort werden auch die motorischen Impulse generiert und im efferenten Schenkel des Nervensystems zu den Muskeln geleitet, so daß wir auf Schmerzreize mit Vermeidereaktionen antworten. Die unterschiedlichen neuronalen und elektrophysiologischen Vorgänge, die bei der Wahrnehmung von Schmerzen eine Rolle spielen, können mit Hilfe der Tor-Kontrolle-Theorie recht gut erklärt werden.

Das Modell läßt uns auch verstehen, welche neurophysiologischen Grundlagen jene Schmerztherapien haben mögen, die auf dem Prinzip der Gegenreizung (*counter-irritation*) beruhen: Moxibustion, Akupunktur, Akupressur, Setzen lokaler Schmerzreize durch Reiben der Haut etwa mit Brennesselblättern (Familie der Urticaceen), wie es im gesamten melanesischen Raum, aber auch in Teilen Europas verbreitet ist oder war. In anderen Kulturen werden andere Pflanzen mit schmerzhafter Wirkung auf die Haut aufgebracht, Schröpfköpfe verschiedenster Art verwendet oder, wie noch in der ‚modernen‘ Medizin, Quaddeln an bestimmten Hautarealen gesetzt. Ein Teil der unbestreitbaren Wirkungen dieser archaischen Therapietechniken läßt sich sehr gut anhand der *gate control theory* erklären: Es handelt sich ja in der Tat um konkurrierende Schmerzreize, die dazu führen, daß das Tor enger gestellt wird, so daß per saldo weniger Schmerzimpulse zum Gehirn ‚durchgelassen‘ werden. Außerdem spielen die gut bekannten neuronalen Querverbindungen im Sinne der Head'schen Zonen und der cuto-visceralen bzw. viscerocutanen Reflexbahnen eine wichtige Rolle in diesem Zusammenhang. Zumeist wird ein protopathischer ‚dunkler‘ Schmerz mit dem Beelzebub des epikritischen, ‚hellen‘, akuten Schmerzes ausgetrieben (zu weiteren Wirkungen der Gegenreiztherapie vgl. SCHIEFENHÖVEL 1980). – Es bedarf also nicht unbedingt der z.T. philosophisch-religiös ausgerichteten, kunstvoll gestalteten Theorien der Wirkung von Hautreizen auf den Organismus, wie man sie etwa in den verschiedenen Spielarten der Akupunktur antrifft.

Die psychophysischen Experimente zur Wahrnehmung und Bewertung von Schmerzreizen haben u.a. zwei wichtige Befunde erbracht. Wenn Versuchspersonen mit Stromreizen steigender Spannung belastet werden, geben sie, ungeachtet ihres Geschlechts, ihres Alters, ihres ethnischen Hintergrundes, vorausgegangener Schmerzerfahrung etc. recht einheitlich eine Schwelle an, bei der sie den zunächst als unangenehm empfundenen Elektroreiz als schmerzhaft empfinden. Diese Schmerzschwelle (*pain threshold*) ist

übrigens für den rechten und linken Arm gleich. Steigert man die Voltzahl oder verlängert man die Zeit, in der beispielsweise die Hand in eiskaltes Wasser getaucht bleibt, so gelangt man an einen Punkt, bei dem die Versuchspersonen berichten, den Schmerz jetzt nicht mehr aushalten zu können. Diesen also ebenfalls definierten Punkt in den Reaktionen auf steigende Schmerzreize nennt man Schmerztoleranz (*pain tolerance*). Sie unterliegt nun, im Gegensatz zu den Verhältnissen bei der Schmerzschwelle, verschiedenen äußeren und inneren Einflüssen. Hier spielt eine Rolle, in welchem soziokulturellen Milieu man lebt, ob man aus einer schmerzverleugnenden oder schmerzäußernden Kultur stammt, welche Erfahrungen man selbst mit Schmerzen der verschiedensten Art gemacht hat, wie man gestimmt ist, welche Pharmaka man sich zugeführt hat etc.. Die Schmerztoleranz ist am linken Arm deutlich niedriger als am rechten, d.h. links kann man weniger Schmerzen aushalten als rechts. Das läßt sich gut in Einklang bringen mit den neueren Forschungsergebnissen zur Hemisphärenspezifität vieler Gehirnfunktionen. Die Schmerzreize werden vom linken Arm zur contralateralen Hirnhälfte geleitet und dort, in der rechten Hemisphäre also, als ‚schlimmer‘ eingestuft als jene, die vom rechten Arm in die linke Hirnhälfte gelangen. Dort werden derartige Informationsgehalte ‚nicht so ernst‘ genommen. Psychotrope Drogen, die offenbar die rechte, vor allem für die Verarbeitung emotionaler Informationen spezialisierte Hemisphäre beeinträchtigen, heben die Schmerztoleranz logischerweise nur am linken Arm, rechts bleibt sie unbeeinflußt.

Zu den hochinteressanten Aspekten der kulturvergleichenden Schmerzforschung liegen übrigens nur wenige Arbeiten vor, v.a. aus den USA, wo die Präsenz verschiedenster ethnischer Gruppen günstige Voraussetzungen dafür schafft (vgl. MERSKEY und SPEAR 1967 und Sternbach 1976).
Es gilt als gesichert, daß die Schmerztoleranz bei solchen Personen höher ist, die
– mehr eigene Erfahrung mit Schmerzen haben

— aus größeren Familien stammen und
— mehr Erfahrung mit Schmerzen anderer Personen haben.

Das von Ernst Pöppel (PÖPPEL 1982) stammende Modell erklärt, warum unterschiedliche Weisen der Schmerzperzeption und der unbewußten oder bewußten Meldung des Schmerzes an die Menschen in unserer Nähe, unsere Interaktionspartner, existieren. Warum selbst schwerste Schmerzreize kaum wahrgenommen werden, wenn das Zentralnervensystem mit hohen Potentialen anderer Erregung, etwa emotionaler oder mentaler Art ‚überschwemmt‘ wird.

Die Ergebnisse moderner schmerzexperimenteller Untersuchungen zeigen aber auch, daß durchaus vergleichbare Vorgänge in allen Personen ablaufen, daß, wie erwähnt, bei der Feststellung der Schmerzschwelle kaum intersubjektive Varianzen auftreten. Hinsichtlich der Funktion, die das Schmerzsystem unseres Körpers erfüllt, dürfte ebenfalls wieder mehr Einheitlichkeit als Unterschiedlichkeit vorherrschen.

Zur autoregulativen Funktion der Schmerzwahrnehmung

Für die folgende kurze Betrachtung des Schmerz-Warn-Systems, das die Entdeckung von schädlichen Situationen und Zuständen gewährleistet und zu entsprechenden protektiven Reaktionen führt, mögen das Descartes'sche Beispiel der drohenden thermischen Schädigung durch eine Flamme, der Kolikschmerz und die bei der Geburt auftretenden Schmerzen als Beispiele genügen.

Sobald eine bestimmte Reizstärke erreicht ist, vermeiden wir reflexhaft-unbewußt Situationen, die uns mit zu großer Hitze, Kälte, Verletzung etc. bedrohen. Wir ziehen den Fuß aus der Nähe des Feuers und erschlagen die blutsaugende Bremse auf unserem Arm. Daß diese Verhaltenssteuerung im allgemeinen sinnvoll ist und zu unserem Wohlbefinden oder gar Überleben beiträgt, wird weitgehend unwidersprochen bleiben.

Wie verhält es sich nun mit Schmerzreizen, die nicht von außen, sondern aus dem inneren Milieu unseres eigenen Organismus' stammen?

Die mit Koliken verbundenen Sensationen gehören vermutlich zu den stärksten intern verursachten Schmerzbelastungen, denen wir ausgesetzt sein können. Muskuläre Hohlorgane, die Gallenblase, der Gallengang, der Ureter, bisweilen der Darm, ziehen sich spastisch und unter Einsatz ungewöhnlich vieler Muskelfasern zusammen, ‚um‘ (man verzeihe die teleonomische Ausdrucksweise, doch das scheint ja die Funktion zu sein) den Nierenstein, den Gallenstein oder ein sonstiges schädliches Agens nach außen zu befördern, also eine Selbstheilung herbeizuführen. Warum das mit solch extremem Schmerz verbunden ist, wo doch innere Organe sonst viel weniger sensibel versorgt sind, als die schädlichen Außenreizen so zugängliche Oberfläche unseres Körpers, bleibt unerfindlich; außer, wenn man den Funktionszusammenhang Schmerz-Verhaltensänderung im Auge behält. Durch Vermeiden cholagogischer Speisen etwa lassen sich weitere Gallenkoliken reduzieren, die Aufnahme von Flüssigkeit, lokale Wärmeanwendung etc. kann die Passage des Nierensteins befördern.

Diese funktionale Sicht ist dem Verständnis der mit dem Gebären verbundenen Schmerzen besonders förderlich, bleibt jedoch in den entsprechenden Handbüchern eher von untergeordneter Bedeutung (vgl. KÄSER et al. 1967). Die typischen ‚Wehen‘ sind zunächst einmal dem Kolikgeschehen sehr ähnlich. Das muskuläre Hohlorgan Uterus kontrahiert sich kräftig, und das erzeugt Schmerz. Allerdings ist die Gebärmutter, und hier endet die Parallele, für diese Tätigkeit hervorragend ausgestattet; insbesondere hinsichtlich der neuromuskulären Steuerung der Austreibung des Kindes:

— sukzessiv von cranial nach caudal fortschreitende Kontraktionsverläufe, die den Fetus weiterbefördern; die gleichzeitige Kontraktion aller Muskelfasern (Dystokie) ist pathologisch;
— die typische Wellenform der Uteruskontraktionen, also die zeitlich gestaffelte Abfolge von Wehe und Wehenpause, er-

möglicht der Gebärenden die dringend benötigte Erholung und erleichtert die psychische Verarbeitung des starken Schmerzes; sie weiß, daß sie sich nach der Phase stärkster Anspannung für einige Minuten erholen kann. Römer (RÖMER 1967) hat eine gute Zusammenfassung des Schmerzverhaltens von Gebärenden aus psychologischer Sicht gegeben.

Nun ist der Kontraktionsschmerz des Uterus nicht die einzige mit dem Gebären verbundene Schmerzquelle. Reflektorische, häufig vor allem in den Rücken projizierte Schmerzen während der Eröffnungsphase, der Druck auf den N. pudendus und der im knöchernen bzw. syndesmotischen Geburtskanal sowie in den Weichteilen erzeugte Dehnungsschmerz addieren weitere spezifische Schmerzqualitäten und psychische Belastungen der Kreißenden. Allen diesen Schmerzreizen muß man jedoch, vorausgesetzt es handelt sich nicht um einen durchweg pathologischen Gebärverlauf, autoregulative Funktion zuordnen, die die betreffende Gebärende vor schweren Geburtsverletzungen schützt (vgl. NAAKTGEBOREN und SLIJPER 1970).

Im Verlauf der Evolution hat sich das Signalsystem Schmerz ja gerade deswegen durchgesetzt, weil der Organismus den vitalen Erfordernissen des Eigenschutzes, der Vermeidung unnötiger Schmerzexposition und Schmerzstärke sowie der optimalen Nutzung der körperlichen Vorgänge so am besten gerecht wurde. Diese Sicht muß weithin erst wieder entwickelt werden, v.a. in der Geburtshilfe.

Die mit dem Gebären verbundenen Schmerzen sind ubiquitär und universal. Die verschiedensten Versuche, das Gebären völlig schmerzlos zu machen, haben sich nicht durchgesetzt. Sie stammten z.T. aus der falschen Annahme, daß Frauen in ‚traditionellen‘ Gesellschaften ohne Schmerzbelastung niederkämen (vgl. LAMAZE 1970, der darauf seine obstetrische Atemtechnik entwickelte); andere Methoden sind etwa die Allgemeinanästhesie und der Pudendusblock. Aus evolutionsbiologischer und verhaltensphysiologischer Sicht ist begrüßenswert, daß es nicht zu einer weiteren Verbreitung dieser Techniken gekommen ist.

Der Wehen-, Dehnungs- und Durchtrittsschmerz hat nämlich vermutlich eine weitere bedeutsame Funktion. Die mit der Geburt des Kindes plötzlich beendete extreme Schmerzbelastung wird, vor allem dann, wenn keine pharmakologische Schmerzreduktion durchgeführt wurde, von einem Teil der Frauen als stark emotional getönt, quasi orgastisch erlebt. Es ist möglich, daß dieser Umschlag von Schmerz zu Lust, wohl vergesellschaftet mit einem unter den Wehen aufgebauten hohen Endorphinspiegel, eine wichtige Komponente für die Bindungsbereitschaft der Mutter zu ihrem Neugeborenen ist (SCHIEFENHÖVEL 1988).

Soziale Funktion der Signale von Schmerz und Trauer

Die mimisch-gestischen und verbalen Äußerungen der Gebärenden sind typisch für Homo sapiens und vermutlich wesentlicher Motor für die Herausbildung der Geburtshilfe gewesen, die man ja sonst im Tierreich bestenfalls nur andeutungsweise vorfindet (Delphine). Die häufig zu beobachtende Regression der Kreißenden in die Rolle der fast kindlichen Hilflosigkeit ist ein stark wirksamer Appell an parentales Betreuungsverhalten der Umstehenden. Die uns Menschen in besonderem Maße gegebene Fähigkeit zur Empathie befördert in solchen und anderen Fällen die Hilfeleistung jenen gegenüber, die klar erkenntlich unter Schmerz und Angst, aber auch unter Trauer leiden. Letztere Emotion wird zu keiner Zeit deutlicher als beim Tod eines nahen, geliebten Menschen. Soweit sich absehen läßt, wird in allen Kulturen der unwiederbringliche Verlust der Bindung zum Dahingeschiedenen beklagt; zum Teil in elaborierten Riten, die Schmerz und Trauer Raum geben, sie aber nach und nach kanalisieren, so daß das Überleben möglich wird und die potentiell gesundheits- oder lebensbedrohenden Effekte prolongierter Trauer neutralisiert werden (SCHIEFENHÖVEL 1985).

In einzelnen Fällen, etwa beim Tod sehr alter Menschen, mag bei den Angehörigen die Trauerreaktion ausbleiben. Doch darf man wohl mit gutem Recht sagen, daß sie ein Universale darstellt, dem man dann gerecht wird, wenn man neben der kulturanthropologischen und soziologischen auch die humanethologisch-psychobiologische Dimension einbezieht.

Den Formenreichtum der Trauerbekundungen hat Stubbe (STUBBE 1985) dargelegt. Hinter vielen der kulturspezifischen Verschiedenheiten ist häufig ein Leitmotiv erkennbar: Die Betroffenen zerstören kostbare Dinge, reißen sich die Haare aus, verletzen sich in anderer Weise und verhalten sich ganz allgemein so wie jemand, der unverantwortlich, unkontrolliert, außer sich ist. Joseph Thiel berichtete während der Tagung, daß Angehörige einer Ethnie in Zaire sich in derselben Weise anormal verhalten, ihre Kleider zerreißen etc., wenn sie einen Angehörigen verloren haben.

Dort fand er auch überzeugende Belege für die soziale ,Infektiösität' der Trauer, die nur einer Tonbandaufnahme eines längere Zeit zuvor verstorbenen Häuptlings bedurfte, um erneut eine Flut von Tränen und anderen Trauerbekundungen zu erzeugen.

Ein kleines Mädchen bei einer anderen Bestattung auf einer der Trobriand Inseln zeigte abwärts gerichtete Mundwinkel, die ,Notfalte', und Tränen. Früh in der Kindheit bereits ist die Empathie, das Mitleidenkönnen, entwickelt. Bei derselben Bestattung schien der Sohn der Toten am stärksten von der Wucht des Schmerzes getroffen. Er warf sich wiederholt auf den Boden und war unfähig zu gehen. Die Umstehenden halfen ihm auf, stützten ihn und führten ihn nach Hause zurück.

Auch hier blieben also diese sehr wirksamen Signale, die wie erwähnt ritualisierte Wiederholungen kindlicher Unmündigkeit und Hilflosigkeit sind, nicht unbeantwortet. Wie es Eltern ihren Kindern gegenüber tun, so kümmern sich Mitglieder der Gemeinschaft tröstend um den Betroffenen, ihrerseits ritualisierte Verhaltensweisen nutzend – jene der parentalen Fürsorge.

Abschlußbemerkungen

Es mag erkennbar geworden sein, wie körperlicher Schmerz, etwa beim Gebären, und seelischer Schmerz über den Tod eines Angehörigen zusammengehören. Es verbinden sie mimische Ausdrucksmuster, insbesondere das Abwärtsrichten der Mundwinkel und die ,Notfalte' auf der Stirn, der Tränenfluß, und vor allem der starke Appellcharakter, der dazu führt, daß die Gemeinschaft in voraussagbarer Weise reagiert. Sie bemüht sich nämlich, physischen Schmerz so gut wie möglich zu lindern, indem sie seine Ursache beseitigt oder ihn mittels der archaischen Techniken des Körperkontaktes, der Massage, der ruhigen Anteilnahme bekämpft. Mit demselben therapeutischen Inventar behandelt man dort, wo der schnelle Zugriff auf Psychopharmaka noch nicht möglich ist, psychischen Schmerz und Trauer. Als bedrohende Begleiter der menschlichen Existenz werden sie in diesen Gesellschaften weitgehend akzeptiert und sind in besonderer Weise eingebunden in die affiliativen, die Gemeinschaft enger zusammenführenden Verhaltensweisen. Für unser eigenes Umgehen mit diesen beiden mächtigen Emotionen, die wir ja gar nicht im biomedizinischen Griff haben, wie die steigende Zahl der Schmerz- und Trauerpatienten belegt, mag der Blick in den außereuropäischen Spiegel nützlich sein.

Literatur

BULLINGER M., KEESER W. und PÖPPEL E. 1986: Psychologie der Schmerzerfahrung. *Der Internist* 27:418-425.

DARWIN Ch. 1872: *The Expression of Emotion in Man and Animals*. Murray: London.

DESCARTES R. 1986: *Oeuvres*, vol. XI (L'Homme, 1664). Adam Ch. & Tannery P. (Hrsg.). Vrin: Paris.

EIBL-EIBESFELDT I. 1977: Taubblind geborenes Mädchen. *Homo* 28:48-50.

-- I. 1984: *Die Biologie des menschlichen Verhaltens*. Piper: München.

-- I. SCHIEFENHÖVEL W. und Heeschen

V. 1989: *Kommunikation bei den Eipo und In Eine humanethologische Bestandsaufnahme*. Reimer: Berlin.

EKMAN P. und FRIESEN W. 1978: *Facial Action Coding System*. Consulting Psychologists Press: Palo Alto.

ECKMAN P., LEVENSON R.W. und FRIESEN W. 1983: Autonomic Nervous System Activity Distinguishes among Emotions. *Science* 4616:1208-1210.

HJORTSJÖ C.H. 1970: *Man's Face and Mimic Language*. Studenttliteratur: Lund.

KÄSER O., FRIEDBERG V., OBER K.G., THOMSON K. und ZANDER J. (Hrsg.) 1967: *Gynäkologie und Geburtshilfe*. Thieme: Stuttgart.

LAMAZE F. 1970: *Painless Childbirth*. Psychoprophylacetic Method. Regnery: Chicago.

LERSCH Ph. 1971: *Gesicht und Seele Grundlinien einer mimischen Diagnostik*. Reinhardt: München.

MELZACK R. und WALL P.D. 1965: Pain Mechanisms: A New Theory. *Science* 3699:971-979.

MERSKEY H. und SPEAR F.G. 1967: *Pain: Psychobiology and Psychiatric Aspects*. London.

NAAKTGEBOREN C. und SLIJPER E. 1970: *Biologie der Geburt Einführung in die vergleichende Geburtskunde*. Parey: Hamburg/Berlin.

PÖPPEL E. 1982: *Lust und Schmerz. Neuronale Grundlagen des menschlichen Erlebens und Verhaltens*. Severing & Siedler: Berlin.

RÖMER H. 1967: Methoden der Geburtserleichterung Psychologische Methoden. In: KÄSER O., Friedberg V., Ober K.G., Thomsen K. und Zander, J. (Hrsg.): *Gynäkologie und Geburtshilfe*, Bd. 2.:631-662. Thieme: Stuttgart.

SCHIEFENHÖVEL W. 1980: Verarbeitung von Schmerz und Krankheit bei den Eipo, Hochland von West-Neuguinea. *Medizinische Psychologie* 6:219-234.

-- W. 1985: Sterben und Tod bei den Eipo im Hochland von West-Neuguinea. In: Sich D., Figge H.H. and Hinderling P. (Hrsg.): *Sterben und Tod Eine kulturvergleichende Analyse*. Vieweg: Braunschweig/Wiesbaden.

-- W. 1988: *Geburtsverhalten und reproduktive Strategien der Eipo Ergebnisse humanethologischer und ethnomedizinischer Untersuchungen im zentralen Bergland von Irian Jaya (West-Neuguinea), Indonesien*. Reimer: Berlin.

STERNBACH R.A. 1976: Psychological Factors in Pain. In: Bonica J.J. und Albe-Fessard D. (Hrsg.): *Proceedings of the First World Congress on Pain*. New York.

STUBBE H. 1985: *Formen der Trauer*. Reimer: Berlin.

Beeinflussung des Schmerzerlebens durch Veränderung des Bewußtseins mittels Spannungsregulation und Körperwahrnehmung.

Liselotte Kuntner

Zusammenfassung

Das differenzierte bewußte Wahrnehmen von Körperempfindungen und -funktionen ändert den Inhalt des Bewußtseins (durch Einengung) und kann damit von Unruhe, Angst und Schmerz ablenken. Zur Entspannung, d.h. zur Spannungsregulation und zur Körperwahrnehmung sind geeignete Techniken nötig. Solche Techniken werden dargestellt, und es wird auf die psycho-physischen sowie auf die meßbaren physiologischen Veränderungen von physiologischen Funktionen, im Sinne einer Normalisierung, hingewiesen.

Summary

Conscious perception of body functions and body sensations alters the content of consciousness by narrowing and can divert from restlessness, anxiety and pain. Relaxation, i.e. regulation of tension and perception of body functions require special techniques, which will be presented. It will be indicated how they can cause psychophysical and measurable physiological changes of physiological functions, in the sense of normalisation.

Das bewußte, konzentrierte Wahrnehmen von Körperempfindungen und -funktionen ändert den Inhalt des Bewußtseins durch Einengung – und kann damit von Unruhe, Angst und Schmerz ablenken. Entspannung und Körperwahrnehmung haben einen günstigen Einfluß auf ein gestörtes vegetatives Gleichgewicht wie auch auf eine erhöhte Reiz- und Schmerzempfindlichkeit.

Diese Erkenntnisse sind aus der Sicht der Bewegungstherapie von Bedeutung wegen der möglichen prophylaktischen Beeinflussung sowie der Therapie bei Störungen. Zur Entspannung, d.h. zur Spannungsregulation und zur Körperwahrnehmung, sind geeignete Techniken nötig.

Entspannung läßt sich definieren als Zustand von Gelöstheit, Gelassenheit und Ruhe. Spannungsregulation und Körperwahrnehmung werden bestimmt durch den Einsatz der Körpersinne in Verbindung mit bewußtem Muskeleinsatz. Sowohl bei der Entspannung wie auch bei der Körperwahrnehmung müssen wir zwei Bereiche unterscheiden: den kognitiven Bereich mit seinen psychischen Veränderungen und den körperlichen Bereich mit der Tonusveränderung der Muskulatur. Bei Entspannung, Spannungsregulation und Körperwahrnehmung gilt es weiter zu differenzieren zwischen Eigen- und Fremdanteil. Wir können uns selbst entspannen bzw. den Körper wahrnehmen.

Entspannung und Körperwahrnehmung können auch durch Fremdeinwirkung ausgelöst werden, durch eine Person, einen Gegenstand oder durch Musik.

Techniken zur Entspannung und Körperwahrnehmung

Diese Techniken sind Verfahren zur Mobilisierung von Verhaltens- und Erlebnisweisen. Sie unterscheiden sich durch die Art und Weise, wie sie eingeleitet werden (Induktion) sowie den Effekten, die erreicht werden sollen (Reaktion). Die Induktion kann erfolgen:
— durch den Übenden selbst (autosuggestiv);
— durch eine andere Person (heterosuggestiv; Instruktion, taktile Hilfe etc.).
Bei suggestiven und autosuggestiven Verfahren wird unterschieden zwischen:
— passiver Hingebung
— passiv-aktiver, aktiver Beteiligung.

Zur Reaktion

Grundsätzlich können alle Verfahren sowohl im körperlichen als auch im kognitiven, also psychisch-geistigen Bereich Veränderungen herbeiführen. Induktion und Reaktion von Entspannung und Körperwahrnehmung sind nicht unabhängig voneinander. Von der Methode hängt es ab, ob die Reaktion vorwiegend in körperlichen oder in kognitiven Veränderungen besteht. Nach diesen Gesichtspunkten lassen sich die folgenden Verfahren ordnen.

Verfahren zur Entspannung/Spannungsregulation

— Hypnose
— Autogenes Training (nach SCHULTZ 1973)
— Bio-Feedback
— Meditative Übungen
— Hatha Yoga, Zen
— Daoyin (chinesisch)
— Qi Gong (Qiet Qi Gong, d.h. Qi-übungen in der Ruhe, chinesisch)

Verfahren zur Körperwahrnehmung/Spannungsregulation

— Eutonie
— Aktive Tonusregulation (nach Stokvis und Wiesenhütter)
— Konzentrative Bewegungstherapie (nach Stolze)
— Atemtherapie (nach SCHARSCHUCH 1974, Häse)
— Methode Feldenkrais
— Daoyin
— Qi Gong (Motive Qi Gong; d.h. Qi-übungen in der Bewegung).

Ergänzende Verfahren

— Gymnastische und sportliche Betätigung
— Tanztherapie
— Daoyin
— i Gong (Motive Qi Gong)
— Taiji quan

Diese Verfahren können unterstützt werden durch physikalische und physiotherapeutische Maßnahmen, verbale Psychotherapie sowie durch medikamentöse Behandlung.

Zur Indikation

Die soeben beschriebenen Verfahren können in allen Bereichen der Medizin als Therapie und als Prophylaxe eingesetzt werden. Indikationen zu ihrer Anwendung lassen sich jedoch wegen der vielfältigen Krankheitsursachen und deren Entstehungsgeschichte schwer differenzieren.

Psychosomatische Störungen stellen erfahrungsgemäß eine klassische Indikation für die Physio- und Bewegungstherapie dar. Als Beispiel sei das Behandlungskonzept des Cervikalsyndroms (des Nacken-Schulter-Syndroms) mit schmerzhaften Muskelverspannungen vorgestellt, das häufig bei depressiv gestimmten Patienten beobachtet wird. Das Entspannungs- und Körperwahrnehmungsverfahren wird eingeleitet durch Wärme, durch Packungen, und durch leichte Massage. Es ist heute bekannt, daß die Anwendung feuchtwarmer Packungen die Prostaglandinausschüttung begünstigt. Durch die Wärmeapplikation wird der Muskeltonus reflektorisch gesenkt, was zur Entspannung und zur Schmerzverminderung beiträgt. Mit solchen Behandlungsformen wird versucht, Zugang zum körperlichen und psychischen Zustand des Patienten zu finden.

Durch die Verfahren hervorgerufenen Veränderungen

Nun möchten wir auf die Veränderungen hinweisen, die durch die erwähnten Verfahren hervorgerufen werden können. Wir unterscheiden dabei messbare physiologische Veränderungen und mehr qualitativ beschreibbare körperliche Veränderungen sowie solche im psychisch-geistigen Bereich.

a) Physiologische Veränderungen durch Entspannung und Tonusregulation.
— Tonusverminderung
— Periphere Gefäßerweiterung

- Verlangsamung der Atmung
- Senkung der Herzfrequenz
- Senkung des Sauerstoff-Verbrauchs
- Zunahme des Hautwiderstands

Weiter werden beeinflußt: Blutdruck, hormonelle Regelsysteme usw.

Zu bemerken ist, daß die Tonusverminderung und die Gefäßerweiterung die beiden zuverlässigsten Zeichen der Entspannung sind. Die Verlangsamung der Atmung und die Senkung der Herzfrequenz sind Zeichen dafür, daß die Erregungsbereitschaft gedämpft wurde und der Übende entspannt ist. Die Senkung des Sauerstoff-Verbrauchs und der Kohlendioxyd-Abgabe ist ein Maß für die Beruhigung der Stoffwechselprozesse. Durch die Zunahme des elektrischen Hautwiderstandes kann die vegetative Labilität abnehmen. Festgestellt wurde unter anderem auch die Freisetzung von Steßhormonen bei Anwendung von Entspannungsverfahren.

Bei den nun folgenden mehr qualitativ beschreibbaren Veränderungen haben wir zwischen körperlichen und solchen im psychisch-geistigen Bereich unterschieden, wobei sogleich zu bemerken ist, daß eine strenge Unterscheidung der beiden Bereiche nicht möglich ist; fließende Übergänge sind selbstverständlich zu berücksichtigen.

b) Körperliche Veränderungen durch Körperwahrnehmung und Tonusregulation.
- Annehmen des eigenen Körperbildes
- Bewußter Einsatz der Sinne
- Sensibilisierung des Körperbewußtseins
- Verbesserung von Körpergefühl und Motorik

Im körperlichen Bereich sind Erweiterungen von Sinneswahrnehmungen möglich durch vermehrten Einsatz des Tast- und Hörsinns. Die Dominanz des Sehens von fast achtzig Prozent wird dadurch zurückgedrängt. Die Sensibilisierung des Körperbewußtseins erleichtert die Wahrnehmung von Entspannung, Tonusregulation und Atmung. Die Verbesserung des Körpergefühls und der Motorik führt zur Körperbeherrschung und zu einer Ökonomie der Bewegung.

c) Veränderungen im psychisch-geistigen Bereich mittels Entspannung und Körperwahrnehmung.

- Gelöstheit, Ausgeglichenheit
- Veränderung des Bewußtseinszustandes
- Ablenkung von Unruhe, Spannung und Schmerz
- Erlebnisse, Vorstellungen, Erwartungen
- Bessere Wahrnehmungsfähigkeit, ‚Seiner selbst bewußt sein‘, ‚Selbst verantwortlich sein‘

Gelöstheit und psychische Gelassenheit sind spontan induzierte Veränderungen. Bei Veränderung des Bewußtseinszustandes durch Entspannungsübungen können Sensationsphänomene auftreten. Die Schulung der Wahrnehmungsfähigkeit heißt unter anderem auch, sich selber besser kennen zu lernen und auf verschiedene Empfindungen zu reagieren. ‚Selbstverantwortlich sein‘ meinen wir in Bezug auf die eigene Gesundheit; darunter verstehen wir unter anderem, die Fähigkeit sich zu entwickeln, das eigene Wohlbefinden zu erreichen und zu sichern.

Behandlungsziele

Ziele, die nach verschieden langer Behandlungs-, Übungs- und Trainingszeit durch Entspannungs- und Körperwahrnehmungsschulung erreichbar sind:
- Reduzierung des vegetativen Erregungsniveaus
- Verbesserung der Tonusregulation
- Verminderung von Spannung und Schmerz
- Erkennen und Deuten der Körpersignale
- Bewußtmachen von richtigem Körpereinsatz
- ‚Zu sich selbst zurückfinden‘
- Verbesserung der Selbsteinschätzung
- Wiedergewinnung des eigenen Erlebens
- Förderung und Stabilisierung der Gesundheit
-

Beim Übenden übernimmt für eine gewisse Zeit das hemmende, desaktivierende parasympathische Nervensystem die Steuerung. Durch die Tonusregulation soll ein gestörtes Muskelgleichgewicht verbessert werden, was zur Verminderung von Spannung und Schmerz beiträgt. Durch Erkennen von Körpersignalen kann auftretenden Störungen entgegen gewirkt werden unter anderem durch bewußten, richtigen Körper- und Bewegungseinsatz. Was den mehr psychischen Bereich betrifft, so sollen die Verfahren ein 'Wiederfinden' des Patienten auf körperlicher und psychischer Ebene veranlassen. Verbunden damit ist die Möglichkeit der Wiedergewinnung von Gefühlsempfindungen bei psychischen und psychosomatischen Erkrankungen. Verschiedene Autoren weisen darauf hin, daß der 'Teufelskreis' Angst – Verstimmung – psychische Spannung muskuläre Verspannung – vegetative Störungen – Schmerz durchbrochen werden müsse. Wir wollten mit unseren Ausführungen darlegen, wie durch die verschiedensten erläuterten Verfahren und Techniken ein solches Ziel therapeutisch und prophylaktisch erreicht werden kann.

Literatur

ALEXANDER G. 1981: *Eutonie ein Weg der körperlichen Selbsterfahrung*. Kösel-Verlag.

BECKER H. 1981: *Konzentrative Bewegungstherapie*. Thieme-Verlag.

FISCHER W.D. 1984: Entspannung und Körperwahrnehmung aus der Sicht der Bewegungstherapie. In: *Krankengymnastik 36/8*.

MAURER I. 1979: *Physikalische Therapie in der Psychiatrie*. Huber-Verlag.

PETZHOLD H.G. 1974: *Psychotherapie und Körperdynamik*. Junfermann-Verlag.

SCHARSCHUCH A. 1979: *Der atmende Mensch*. Turm-Verlag.

SCHULTZ I.H. 1973: *Das autogene Training*. Thieme-Verlag.

V.
Schmerz – anthropologische Perspektiven

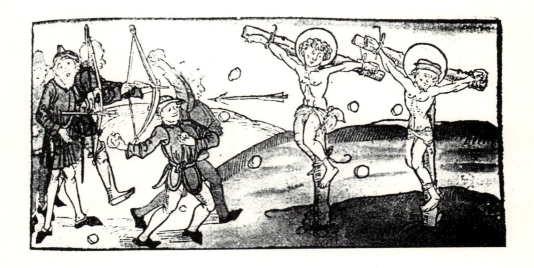

Die Abbildung zeigt das Martyrium der Hll. Kosmas und Damian (Jac. de Voragine, Legenda, Nürnberg, 1488 [Bonn, UB], hier repr. von S. 138, Abb. 172 aus JURINA Kitti, 1985: Vom Quacksalber zum Doctor Medicinae. Die Heilkunde in der deutschen Graphik des 16. Jahrhunderts. Köln/Wien: Böhler).

Die vielen Formen, in denen Schmerz uns im Leben entgegentritt, zeigen auf die existentielle Bedeutung, die dem Schmerz Erfahren zukommt — auch wenn ganz andere Worte und Umstände dafür zu stehen scheinen. Das freiwillige wie das absichtsvolle Zufügen von Schmerzen stellen spezifisch menschliche Verhalten dar, mit denen über die individuelle Sphäre hinausreichende verbindliche Wertigkeiten zum Ausdruck gebracht werden sollen. Wertekonflikte bilden sich sehr häufig in der Zufügung von Schmerzen ab und lösen zugleich einen Handlungsimpuls aus. Daher gehört es zur anthropologischen Dimension, zu Folter, Mißhandlung, aber auch Martyrium und freiwilligen Schmerzritualen eine eigene Position zu beziehen. Die des schmerznehmenden Arztes ist nur eine mögliche.

Der Zwang zur Grausamkeit
Der Schmerz als Konflikt und seine anthropologische Bedeutung

Hermann Schmitz

Zusammenfassung

Schmerz ist keine zuständliche Gefühlsempfindung, sondern ein dynamischer Konflikt im leiblichen Befinden: Ein expansiver Drang wird übermächtig abgefangen. Dabei handelt es sich um eine Gestalt der allgemeinen Struktur des spürbaren Leibes: des Antagonismus von Engung und Weitung. Beide Tendenzen sind teils konkurrierend ineinander verstrickt, teils lösen sie sich partiell voneinander. Im ersten Fall ergibt sich bei Übergewicht der Engung etwa Beklommenheit, Angst oder Schmerz, bei Übergewicht der Weitung Wollust (nicht nur geschlechtliche. Angst, Schmerz, Wollust sind polare und konvertierbare Konstellationen der antagonischen Konkurrenz von Engung und Weitung. Von Angst und Wollust unterscheidet sich der Schmerz durch ein Defizit rhythmischer Konkurrenz, daher weniger dramatische Schwingungsfähigkeit und schwache Begabung zur Resonanz auf Atmosphäre, die Gefühle sind. Statt dessen vollbringt er Individuation, indem er das Dahinleben (Ergossenheit in Dauer und Weite) zerreißt, ohne dabei (wie der Schreck) Engung von Weitung abzuspalten; im Schmerz bleiben beide Tendenzen zusammen, aber die Weitung wird unterdrückt. Das ist seine Grausamkeit, die er mit der bitteren Enttäuschung teilt. Man kann der Hemmung und Engung im Schmerz nicht bloß leidend folgen wie in Hunger und Beklommenheit, sondern muß sich widerstrebend auseinandersetzen. Schmerz sammelt und pointiert das sonst in vage Ergossenheit ausgleitende Leben; diese zugleich vereinzelnde und isolierende Leistung seiner Grausamkeit kann mehr oder weniger (aber vielleicht nicht adäquat) von anderen leiblichen Regungen übernommen werden. Sie gehört zum nicht bloß pflanzenhaften Dasein und ist für Konturierung und Festigung personaler Individualität unentbehrlich.

Summary

Pain is no static sensation, but a conflict of two antagonistic tendencies in the dimension of the felt bodily states or conditions (,leibliches Befinden'), one of widening and one of narrowing: an expansive impulse is forcibly detained by a restraining one. The author sketches his category-analysis of ,leibliches Befinden' with special attention to the relations of sensible narrowing and widening, the interaction of which may be simultanious (intensive) or successive (rhythmical). Examples of more rhythmical interactions are anguish and lust (in its higher degrees), whereas the interaction of the both tendencies in pain is only intensive. Therefore pain is not so adaptable to atmospheres of feeling as anguish, because of defect in oscillating resonance, and not so similar in grasping power to sentiments as lust. On the other side, pain entangles persons in the conflict of widening and narrowing more than any other bodily sensation, because the repressed tendency of escaping in pain itself accompanies and represses at the same time the tendency of the person to escape pain. This is the special cruelty of pain, a very marked type of the permanent cruelty of ,leibliches Befinden'. Such cruelty is necessary for stopping the vegetative gliding life of e.g. dozing or otherwise relaxed people by the shock of presence, the primitive presence, as the author says; there is no adult and considerate personality without the concentration stirred up by such shocks of primitive presence.

Schmerz ist keine zuständliche Gefühlsempfindung, sondern ein dynamischer Konflikt im spürbaren leiblichen Befinden. Das ist eine These, die ich anderswo breit ausgeführt und begründet habe[1]. Die Empfindung kann bleiben, der Schmerz aber verschwinden, wenn es gelingt, das vitale Streben und Drängen abzuschalten, z.B. durch Tiefentspannung (autogenes Training), Gehirnoperation (Leukotomie) oder Drogen wie das Lachgas, über dessen Wirksamkeit auf den Schmerz Küppers berichtet, „daß Schmerzreize zwar qualitativ genau wahrgenommen werden, gefühlsmäßig aber nichts mehr bedeuten, so daß sie reaktionslos ertragen werden. ... Diese Bedeutungslosigkeit kommt nun aber, wie sich zeigen läßt, nicht bloß den Schmerzreizen zu, sondern der ganzen erlebten Realität. Es ergibt sich also, daß das innere Nichtbetroffenwerden von Schmerzreizen nur eine Seite der seelischen Gesamtveränderung ist, die im Ganzen als ein strebungsloses Entrücktsein aus der Realität bezeichnet werden kann."[2] Schmerz ist wie Angst ein expansiver Drang, der übermächtig abgefangen wird, ein gehemmter oder aufgehaltener ‚Weg!'-Impuls. Um seine Stellung unter den leiblichen Regungen und seine Eigenart im Verhältnis zu vergleichbaren leiblich spürbaren Konflikten charakterisieren zu können, muß ich zunächst die kategoriale Struktur des leiblichen Befindens, das von mir entworfene und in breiten Untersuchungen empirisch-phänomenologisch gestützte „Alphabet der Leiblichkeit", kurz skizzieren.

Die wichtigste Dimension des leiblichen Befindens ist die von Enge und Weite, besetzt mit gegen einander strebenden, aber mehr oder weniger an einander gebundenen Tendenzen der Engung und Weitung. Leiblichsein bedeutet in erster Linie: zwischen Enge und Weite in der Mitte zu stehen und weder von dieser noch von jener ganz los zu kommen, wenigstens so lange, wie das bewußte Erleben währt. Im heftigen Schreck schwindet es im Extrem einer Engung ohne Weitung, beim Einschlafen und in verwandten Trancezuständen im Extrem einer Weitung ohne Engung, und beide Extreme können auch zusammenfallen, wenn das Band zwischen Engung und Weitung reißt. Solange der Mensch bei Bewußtsein ist, können sich Engung und Weitung aber höchstens teilweise von einander lösen, als privative Weitung z.B. im Augenblick der Erleichterung, wenn es dem Menschen wie ein Stein vom Herzen fällt, als privative Engung im peinlichen und freudigen Erschrecken. Solche Entflechtung ist gewissermaßen der sekundäre Typ ihres Verhältnisses. Das primäre Verhältnis zwischen Engung und Weitung besteht darin, daß sie antagonistisch konkurrieren, indem sie einander anstacheln und eben dadurch Widerstand leisten. In diesem Verhältnis bezeichne ich die Engung als Spannung, die Weitung als Schwellung (im Sinne von ‚geschwellt', nicht von ‚geschwollen'). Jede kann dominieren; beide Tendenzen können sich auch ungefähr das Gleichgewicht halten. Das ist der Fall beim Einatmen,

das leiblich spürbar zugleich engt und weitet, und bei der muskulären Kraftanstrengung, z.B. beim Ziehen, Heben und Ringen. Dominanz der Spannung im Verband mit Schwellung liegt vor in gespannter Aufmerksamkeit, Beklommenheit, Hunger, besonders aber in Angst und Schmerz, zwei Weisen eines expansiven Dranges, der übermächtig aufgehalten ist, so daß ein Konflikt entsteht, den der Betroffene auf zwei konträren Wegen sich ersparen oder lindern kann: immobilisierend durch Abschalten des Dranges (z.B. ‚Totstellreflex', Tiefentspannung, völlige Gelassenheit) und mobilisierend im Durchbrechen der Hemmung (z.B. im Schrei als einem Sich-Luft-machen, das ein symbolisches Entkommen in Weite und Aus-der-Haut-fahren ist). Dominanz der Schwellung im Verband mit Spannung ist dagegen das Wesen der Wollust, die nicht nur als geschlechtliche vorkommt, sondern in vielen und bunten Gestalten, z.B. auch als Wollust des ersten Atemzug im Freien, wenn man aus dumpfer Luft kommt, des kühlen Trunks für den Durstenden, der schmeichelnd weichen Frühlingsluft, des wohligen Ausstreckens im Bett, des Reckens und Dehnens der frischen Glieder am Morgen. Die eindringlichste Wollust gehört aber sicherlich der geschlechtlichen Ekstase zu, wo dem stoßenden Vordringen übermächtiger, an rhythmisch abfangender Hemmung sich zum Gipfel emporsteigernder Schwellung nach dem Durchbruch (Ejakulation) ein weiches Versinken und Verströmen in Weite, eventuell in den Schlaf, folgt:

Das allzu straff angezogene Band der Konkurrenz von Engung und Weitung platzt, so daß die dominante Schwellung in den anderen, privativen Typ von Weitung umschlägt. Jene Konkurrenz, die ich als leibliche Ökonomie bezeichne, kommt auf zwei Weisen vor, nämlich intensiv, d.h. ohne Pulsieren der Dominanzrolle, wie beim Einatmen, und rhythmisch, wenn abwechselnd Spannung und Schwellung das Übergewicht erlangen, wobei dennoch der Gesamtzustand von einer der beiden Tendenzen geprägt sein kann.

Wollust und Angst sind – wenigstens bei hinlänglicher Stärke – in diesem Sinn rhythmisch, nicht aber der Schmerz, der nur durch Pausen (etwa als klopfender) einen Rhythmus annimmt, während die Konkurrenz von Schwellung (= expansivem Drang) und Spannung in ihm bloß intensiv ist. Zwischen Enge und Weite tritt vermittelnd die leibliche Richtung, die aus der Enge in die Weite führt, etwa als Ausatmen, Blick und motorische Bahn (des Schreitens, Greifens, der Gebärenden usw.), aber nicht umgekehrt aus der Weite einstrahlt; hier ist es nicht nötig, näher auf sie einzugehen. Dagegen muß ich das einzige Kategorienpaar der Leiblichkeit, das nicht auf den Grundgegensatz von Enge und Weite zurückführt, noch etwas in Betracht ziehen: protopathische und epikritische Tendenz. Protopathisch ist die Tendenz zum Dumpfen, Diffusen, Ausstrahlenden, worin die Umrisse verschwinden, epikritisch die schärfende, spitze, Punkte und Umrisse setzende Tendenz. Viele Typen leiblicher Regung können sowohl nach der einen wie nach der anderen Seite akzentuiert sein. Protopathisch ist z.B. die sanfte, schmelzende, zärtliche Wollust, die vom Streicheln und Kosen der Haut geweckt zu werden vermag, epikritisch dagegen das wollüstige Prickeln und feine Stechen, das den Rücken hinunter läuft oder -rieselt. Protopathischer Schmerz ist dumpf und wühlend, epikritischer spitz und stechend. Das wollüstige Kratzen an einer stark juckenden Hautstelle ist der Versuch, einer unangenehmen protopathischen Regung einen mäßigen, eindeutig epikritischen Schmerz entgegenzusetzen, der zugleich die Spannung liefert, an der sich übermächtige Schwellung wollüstig hochzieht, bis mit scharfem Schmerz die Spannung das Übergewicht gewinnt, worauf das Kratzen ruckartig eingestellt wird. Man könnte epikritische Tendenz auf Engung, protopathische auf Weitung zu reduzieren suchen, wenn es nicht ausgeprägte Typen protopathischer Engung gäbe wie den Hunger[3].

Diese Skizze verdeutlicht zunächst die nahe Verwandtschaft zwischen Wollust, Angst und Schmerz. Hinlänglich ausgeprägte artikulierte Wollust, etwa beim hingerissenen Kratzen oder lebhafter geschlechtlicher Erregung, hat dieselbe Struktur von expansivem Drang und Hemmung wie Angst und Schmerz, nur daß in der Wollust die Schwellung sich durchsetzt und ihren triumphalen Zug gerade durch das siegreiche Anlaufen gegen die wiederkehrende Hemmung gewinnt, während diese bei Angst und Schmerz den Durchbruch vereitelt. Daher ist es ganz natürlich, daß Schmerz und Angst Wollust aufzubauen helfen, Schmerz z.B. beim Kratzen der juckenden Haut und durch beim Geschlechtsakt eingeschobene Reize, Angst als Kitzel und *thrill*, als der Reiz des Gruseligen, bei dem es wollüstig über den Rücken läuft, oder als der Reiz, geschleudert zu werden, sei es als Kind, das jauchzt, wenn der Erwachsene es durch die Luft schwenkt, oder als Erwachsener, der die Stürze und zentrifugalen Schwünge im Karussel wie ein Kind genießt. Demgemäß ist der Schrei der Wollust mit Angst und Schmerz gemein, als Vokalgebärde des Ausbruchs in Weite, in die der oder die wollüstig Schreiende sich fallen läßt, während der Angst- und Schmerzensschrei den Gepeinigten hinter sich zurückläßt. Wollust und Schmerz teilen sich in das Stöhnen, das gleichsam ein Anstemmen gegen die Hemmung noch vor dem Ausbruch ist. Man sagt nicht zu Unrecht, daß das Gesicht des Menschen in geschlechtlicher Ekstase dem des Gefolterten ähnelt.

Wollust, Angst und Schmerz sind Extremvarianten, die die Spannweite der leiblichen Ökonomie abstecken, der intensiven rhythmischen Konkurrenz von Spannung und Schwellung. Da nur in Gestalt dieser Konkurrenz Enge und Weite zusammenstehen, die mit einander durch Engung und Weitung das Leiblichsein als Bedingung bewußten menschlichen Erlebens ausmachen, kann man sagen, daß das Schicksal und der Spielraum des Menschen seinen leiblichen Ursprung in der Skala oder Klaviatur hat, wo Schmerz, Angst und Wollust zusammenspielen. Sie markieren in diesem Spiel das Schicksal des Menschen, zwischen Enge und Weite in der Mitte zu stehen und weder von dieser noch von jener ganz loszukommen; das ist der Kern seines Leiblichseins. Sie markieren dieses Schicksal aber in sehr verschiedener Weise. Wollust und Angst sind näher verwandt durch ihre Tendenz zum leiblichen Rhythmus, zum Pulsieren der Dominanz von Drang und Hemmung, die sich gegenseitig hochschaukeln, nur unter entgegengesetzten Vorzeichen, das dem Ganzen den Charakter gibt. Beim Schmerz sind Hemmung und expansiver Drang dagegen sozusagen in einander verklebt, ohne sich zeitlich auseinanderzulegen. Damit dürften wesentliche Unterschiede zusammenhängen, die ich gewissermaßen der Semantik dieser leiblichen Regungstypen zuschreiben möchte, also dem, was sie dem sie erfahrenden Menschen zu sagen haben. Damit werde ich mich im folgenden beschäftigen.

Die Angst ist zwar eine leibliche Regung, zugleich aber weit offen für Atmosphären, die Gefühle sind. Ich habe sie deshalb einmal unter dem Titel behandelt: „Die Angst: Atmosphäre und leibliches Befinden."[4] Ich habe gezeigt, daß Gefühle – sowohl öffentliche wie die Atmosphären gemeinsamer Aufgeregtheit, Albernheit, Verlegenheit, feierlicher oder bleierner Stille, die optisch-klimatischen Atmosphären des friedlichen Abends, des trüben Novemberwetters usw., als auch private wie Freude, Zorn und Scham – Atmosphären sind, die mit einer spezifischen Räumlichkeit den Menschen in sich einbetten und leiblich so in Anspruch nehmen, daß sein Fühlen im Sinne des affektiven Betroffenseins vom Gefühl – nicht des bloßen Wahrnehmens der Atmosphäre, z.B. eines albernen Festes – stets ein leibliches Betroffensein ist[5].

Angst ist eine leibliche Regung, womit Gefühle, die Atmosphären sind, sich des Menschen bemächtigen und zu seinen Gefühlen werden, d.h. zu solchen, von denen er ergriffen ist. Solche Atmosphären sind etwa die diffuse Bangnis, in der es dem Menschen ohne angebbare Gefahr nicht geheuer ist, die sich, auch ohne daß eine solche sich abzeichnet, zu Grauen verdichten kann; ich habe dieses Phänomen eingehend analysiert[6]. Durch Zentrierung (mit Verdichtungsbereich und Verankerungspunkt)[7] wird Bangnis zur Furcht, einer (im Sinn der Gestaltpsychologie) zentrierten Atmosphäre, die gleichfalls mit Angst den Menschen (leib-

lich) ergreift. Besonders sinnfällig wird solche Resonanz der Angst auf Atmosphärisches an der Dämmerungsangst,[8] wenn eine klimatisch-optische Atmosphäre, die Abenddämmerung des verbleichenden Tages, allein durch ihre synästhetischen Charaktere[9] (kühl, fahl, ruhig, leise) den Dingen die Physiognomie einer wie hinter Glas in Unberührbarkeit entrückten Ferne und Fremdheit verleiht und damit eine rein qualitative Leere schafft, in der ohne Vergrößerung der Abstände die Ausgriffe menschlicher Zuwendung ihre antwortenden Partner auf der Gegenstandsseite gleichsam nicht mehr zu fassen bekommen.

Conrad Ferdinand Meyer schildert in seinem Gedicht ‚Schwüle' packend die Angst, die ihn in solcher unheimlichen entfremdeten Stimmung der Natur – „Bleich das Leben! Bleich der Felsenhang! Schilf, was flüsterst du so frech und bang?" – mit der Versuchung, seiner Mutter in den nassen Tod zu folgen, ergreift. Das Wort ‚Angst' gebraucht er nicht dabei, so wenig wie Nietzsche, der das Kapitel „Das Tanzlied" aus „Also sprach Zarathustra" mit einer Beschreibung derselben Erfahrung schließt:

„Also sang Zarathustra. Als aber der Tanz zu Ende und die Mädchen fortgegangen waren, wurde er traurig. ‚Die Sonne ist schon lange hinunter', sagte er endlich; ‚die Wiese ist feucht, und von den Wäldern her kommt Kühle. Ein Unbekanntes ist um mich und blickt nachdenklich. Was! Du lebst noch Zarathustra? Warum? Wofür? Wodurch? Wohin? Wo? Wie? Ist es nicht eine Torheit, noch zu leben? Ach meine Freunde, der Abend ist es, der so aus mir fragt. Vergebt mir meine Traurigkeit! Abend ward es: vergebt mir, daß es Abend ward." Das ist eine Angst wie die, von der Heidegger („Was ist Metaphysik?") sagt, sie lasse „uns schweben, weil sie das Seiende im Ganzen zum Entgleiten bringt. Darin liegt, daß wir selbst – diese seienden Menschen – inmitten des Seienden uns mitentgleiten." „Das Seiende im Ganzen" – das ist wohl zu viel gesagt; aber die Situation, die Umgebung, in der wir uns jeweils finden, kann in der Tat von der Angst miterschlossen werden, wenn diese durch ihre ausgezeichnete Resonanzfähigkeit eine ganzheitliche Atmosphäre in das am eigenen Leib Spürbare einströmen läßt.

In dieser Beziehung kommt die Wollust der Angst nicht gleich, aber dafür steht sie selbst auf der Grenze zum Gefühl.[10]

Ich habe den Unterschied zwischen affektivem Betroffensein von bloßen leiblichen Regungen und dem affektiven Betroffensein von Gefühlen (durch leibliche Regungen) herausgearbeitet: Leibliche Regungen wie Schmerz, Hunger und Müdigkeit kommen und gehen weitgehend unabhängig davon, ob und wie man sich auf sie einläßt, sie beachtet oder sich über sie hinwegsetzt; dagegen ist das affektive Betroffensein von Gefühlen, wenn es nicht – wie oft bei Sympathiegefühlen – unecht und halbherzig ist, eine dramatischere Ergriffenheit der Art, daß erst einer anfänglichen (eventuell einschleichenden) Überwältigung die Chance der Auseinandersetzung in Preisgabe oder Widerstand folgt.[11] Deswegen widersetzen sich Gefühle während des affektiven Betroffenseins von ihnen mehr als leibliche Regungen der Beobachtung: Sie nehmen den Ergriffenen als Überwältigten oder sich mit ihnen Auseinandersetzenden so in Anspruch, daß er im Allgemeinen nicht auch noch die Rolle des registrierenden Zuschauers übernehmen kann. In dieser Beziehung ist die Wollust besonders in ihrer geschlechtlichen Ausprägung den Gefühlen nah verwandt. Sie hat dann etwas Stürmisches, Hinreißendes, indem sie sich erst entfaltet, wenn der Betroffene sich ihr überläßt oder von ihr überwältigt wird; daher entzieht sie sich dann auch, gleich einem Gefühl, mehr als andere leiblichen Regungen der gleichzeitigen Beachtung.

Freilich gibt es auch sanfte, gleichmäßige Wollüste, aber selbst die verlangen mehr Einsatz als Hunger, Müdigkeit, Juckreiz, mäßiger Zahnschmerz: Über diese anderen Regungen kann die besonnene Person sich mehr oder weniger hinwegsetzen, ohne sie zum Verschwinden zu bringen, während die Wollust, wenn sie auch nur aufsteigt, den Menschen in gewissem Maße verführt, sich ihr zu überlassen. Je mehr sie schwillt, desto rhythmischer, wogender wird sie bis zum

Wechsel von Gipfel und Sturz in geschlechtlicher Ekstase. Der Mensch wird von Wollust ergriffen wie von Liebe, Zorn, Scham, Eifersucht und Trauer. Diese Gefühlsartigkeit der Wollust hängt hiernach zusammen mit ihrer rhythmischen Artikulation, die sie mit der Angst teilt, die gleichsam in Wellen das Herz höher schlagen, den leiblich spürbaren Druck steigen läßt und hemmend staut.

Der Schmerz, der als Extravariante der leiblichen Ökonomie in der früher beschriebenen Weise mit der Angst durch Ähnlichkeit und mit der Wollust durch Gegensatz verwandt ist, weicht in den beiden zuletzt besprochenen Hinsichten von beiden ab: Die Konkurrenz von Spannung und Schwellung ist nicht so rhythmisch artikuliert wie bei ihnen, und der Schmerz öffnet sich nicht, um etwas von der ergreifenden Atmosphäre eines Gefühls aufzunehmen. Beides gehört zusammen: Durch die rhythmische Verschiebung der Dominanz in der leiblichen Ökonomie gewinnen Angst und Wollust eine besondere Schwingungsfähigkeit, durch die sie anpassungsfähig, aufgeschlossen, andeutsam werden können, so daß die Chance der Ergriffenheit bei dem Betroffenen steigt. Diese Schwingungsfähigkeit fehlt dem Schmerz. Er ist plumper, kompakter, verschlossener als Angst und Wollust, insofern weniger interessant, als Thema weniger begehrt von Literaten und Philosophen. Dafür zeichnet er sich als innerleiblicher Konflikt durch eine gewissermaßen potenzierte Zwiespältigkeit aus.

Ein solcher Konflikt ist auch der Hunger; ich habe dessen Behandlung im „System der Philosophie"[12] in zwei Unterabschnitte geteilt, die überschrieben sind: „Der Hunger als Konflikt" und „Auswege aus dem Hungerkonflikt". Das Konflikthafte sehe ich beim Hunger in der disharmonischen Verschmelzung leiblicher Engung, die nach Konzentration als Zuspitzung auf ein Zentrum verlangt, mit protopathischer Tendenz zur Diffusion. Mit dem Hunger kann man leidend mitgehen, man kann die Pein, die er dem Menschen auferlegt, ohne Aufbegehren ertragen wie manches andere Leiden, etwa die Kälte, solange man darüber nicht die Fassung verliert; das ist beim Schmerz, sofern er nicht durch Gewohnheit abgestumpft ist, nicht möglich. Mit dem Schmerz muß man sich auseinandersetzen, man muß ihn bezwingen oder sich von ihm bezwingen lassen.

Von dieser Sonderstellung des Schmerzes zeugen spezifische Schmerzgesten, die nicht durch direkten physiologischen Nutzen motiviert sind und bei anderen Formen leidvollen leiblichen Betroffenseins (außer durch Gefühle) nicht ihresgleichen haben: Zusammenpressen der Lippen, Ballen der Fäuste, Stöhnen und Schreien. Schmerz stellt den Betroffenen in besonderem Maße, in dem Sinn, wie man sagt, daß die Polizei den von ihr gejagten Verbrecher stellt. Diese Auszeichnung des Schmerzes hängt mit einer eigentümlichen Verwicklung und Potenzierung des Konfliktes, der er ist, zusammen. Der Schmerz bohrt, sticht, reißt, drückt, zieht, klopft, pocht, hämmert, zerrt, schneidet, beißt, wühlt. Alle diese sinnfälligen, der Alltagssprache und Alltagserfahrung entnommenen Verben malen einen expansiven Drang, der von etwas weg oder durch etwas hindurch strebt, um sich auszulassen. Der Schmerz will also sozusagen selber weg und beißt oder rennt sich dabei fest; ebenso will der von ihm Gepeinigte weg, wie seine motorische Unruhe, sein Aufbäumen, sein aus dem Mund herausplatzender wimmernder Schrei verraten. Schmerz und Schmerzbetroffener wollen also gewissermaßen dasselbe, aber sie wollen es gegen einander; der Schmerz will überhaupt nur weg, der Gepeinigte will weg vom Schmerz, obwohl sein expansiver Drang, wenn seine Qual hinlänglich elementar ist, solche Besonnenheit einer Absicht verliert. Zum Konflikt zwischen Drang und Hemmung kommt beim Schmerz also der zusätzliche Konflikt von Eintracht und Entzweiung zwischen dem Eigendrang der leiblichen Regung und dem mit ihr zusammengehörigen Drang des von ihr Betroffenen. Dafür gibt es bei der Angst so wenig wie beim Hunger, beim Durst oder anderen Gestalten innerleiblichen Konfliktes etwas Entsprechendes. Der Schmerz läßt den Gepeinigten nicht los, weil er ihn in sich, in seine eigene Tendenz, verstrickt, indem er ihn von sich abstößt. Unter allen leiblichen Regungen hat der Schmerz demnach die größte Eignung, den Betroffenen festzuhalten, abzuschnüren, einzusperren. Er läßt ihn nicht los, indem er ihn sogar noch beim Drang, zu entkommen, mit sich verwickelt. Der Angst gleicht er zwar als vom Übergewicht engender Spannung abgefangener expansiver Drang, aber die Angst ist offen und resonanzfähig durch ihre rhythmische Artikulation und beläßt durch solches Mitschwingen einen einbettenden Kontext. Der Schmerz isoliert dagegen wie der privativ engende Schreck, aber anders als dieses augenblickliche Zusammenfahren ist er fähig, die Isolierung mit Permanenz zu verbinden. Da diese Isolierung zugleich Präparierung der antagonistischen Konkurrenz von Engung und Weitung ist, haftet dem Schmerz eine besondere Grausamkeit an. Solche Grausamkeit ist aber nicht ein zufälliges Mißgeschick, sondern in ihr offenbart sich die durch den Antagonismus von Engung und Weitung unvermeidliche Grausamkeit des Leiblichseins überhaupt, ohne die das Leben in pflanzenhaftem Dahinwähren und Ergossenheit in Weite ohne Einschnitte und Individuation verharren müßte. Nur im Einbruch des Neuen, das den Menschen wie das Tier zusammenfahren und stutzen läßt, wird Gegenwart von der gleitenden Dauer abgerissen, die abgeschieden in Vergangenheit zurücksinkt; erst damit ist etwas aktuell, exponiert, aber auch fähig, in die Enge getrieben zu werden. Erst fortan gibt es Identität und Verschiedenheit, Weitung und Ergossenheit aber nur noch in Verstrickung mit hemmender Engung, wenigstens so lange, wie die Errungenschaft der Gegenwart und Individualität nicht preisgegeben wird.

Auf dieser Errungenschaft baut beim Menschen nach der frühesten Kindheit die personale Emanzipation auf, die der primitiven Gegenwart, in der Hier, Jetzt, Wirklichkeit, Diesessein und Ichsein (Subjektivität) noch eingeschmolzen sind, als Stützpunkt und Gegenpol bedarf, ebenso wie der ihr gegenläufigen Tendenz personaler Regression, um die Dimension offenzuhalten, in der sich auf Niveaus und in Stilen personaler Emanzipation und personaler Regression im Verhältnis zur primitiven Gegenwart die Persönlichkeit und persönliche Situation dynamisch-labil bilden und umbilden kann.[13] Wenn die Pointierung der Gegenwart in leiblicher Engung verwischt wird, bricht auch der differenzierte Bau der Persönlichkeit, gleichsam die Tonleiter ihrer Niveaus und Stile personaler Emanzipation und Regression, ein und gerät gewissermaßen ins Schwimmen, nämlich in einen indifferent-abgeschlagenen Verstimmungszustand, der dem durch Neuroleptika beim Gesunden ausgelösten ähnelt; ich habe das an einem Bericht vom Einfluß des schwülen Treibhausklimas auf den aus Europa in die Tropen versetzten Mann abgelesen.[14]

Die engende Isolierung, womit der Schmerz die wesentliche Grausamkeit des Leiblichseins mit radikaler Ehrlichkeit bloßstellt, ist daher nicht nur ein Unglück, sondern so gut wie die konträre Öffnung und Weitung durch Wollust auch eine Chance für personales Menschsein: die Chance, durch primitiven Riß im gleitenden Kontinuum des Dahinlebens scharf die elementare Eindeutigkeit zu markieren, die durch die geschichtliche Entfaltung und Bildung der Persönlichkeit nur überhöht, immer aber vorausgesetzt wird.

Anmerkungen

1) Schmitz H., *System der Philosophie* I (Bonn 1964, 2. Aufl. 1981) S. 183-192; II Teil 1 (Bonn 1965) und Teil 2 (Bonn 1966, 2. Aufl. 1987) passim, s. Register sub verbo; Schmitz H. 1985: Der Schmerz als Konflikt in philosophischer Sicht, *Therapiewoche* 35:4805-4812, s. repr. *curare* 11 (1988):51-56. (In den folgenden Anmerkungen lasse ich vor dem Titel „System der Philosophie" meinen Namen weg.)

2) Küppers E. 1934: Der Symptomenkomplex des pränarkotischen Rausches, *Archiv für Psychatrie und Nervenkrankheiten* 101:814f.

3) *System der Philosophie* II/1 60:230-236; Der Hunger.

4) *Zeitschrift für klinische Psychologie und Psychotherapie* 21 (1973):5-17.

5) *System der Philosophie* III/2 (Bonn 1969, 2. Auflage 1981): 98-169; Das leibliche Befinden und die Gefühle, *Zeitschrift für philosophische Forschung* 28 (1974):325-338.

6) *System der Philosophie* III/2:280-294.

7) ebda.:306-320 und a.a.O. (Anm. 4):16.

8) *System der Philosophie* III/1 (Bonn 1967):153-166 Dämmerungsangst.

9) *System der Philosophie* III/5 (Bonn 1978): 47-69.

10) Zum Folgenden: Schmitz H. 1981: Sexus und Eros bei Ludwig Klages. *Hestia* 1980/81:9-20. Bonn; hier S.17-19.

11) *System der Philosophie* Band III Teil 2 S.138-145.

12) s. Anm.3.

13) *System der Philosophie* IV (Bonn 1980) Kapitel 1 und 3.

14) ebda.:319-322, nach Rübben H. 1955: Die psychischen Veränderungen bei Europäern in den Tropen, *Der Nervenarzt* 26:428-433.

Solidarität mit den Leidenden –
Schmerz als Thema der Theologie
Ein historischer Überblick

Markus Wriedt

Zusammenfassung

‚Schmerz‘ wird in der abendländischen Theologie zumeist unter dem umgreifenden Begriff des Leidens behandelt. Im Kontext ihrer Orientierung auf eine neue Lebensform (versöhnt, weil ‚neue‘ Schöpfung) bietet die christliche Lehre Verstehenshilfen für das jeweilige Leiden von Menschen an und versucht damit, einen Beitrag zu seiner Überwindung zu leisten. Hierbei berührt sich die theologische Fragestellung mit Problemen anderer Disziplinen. Der im folgenden vorzutragende theologische Beitrag zum interdisziplinären Gespräch hat zwei Schwerpunkte: In einem ersten Abschnitt werden die traditionellen Antworten auf die Fragen nach dem ‚Woher?‘ und ‚Warum?‘ des Schmerzes/Leidens überblickartig zusammengefaßt.

Ein zweiter Problemkreis beschäftigt sich mit der Frage nach der Tragfähigkeit dieser Ansätze vor dem Hintergrund der allumfassenden Dimension des Leidens in der Welt auseinander und bezieht dabei teilweise auch Anregungen und Ergebnisse anderer Forschungsdisziplinen ein. Neben der Theodizeefrage gilt es weiterhin, die zentrale Funktion der Passion Jesu für eine theologische Ethik unter dem Aspekt der Nachfolge zu analysieren. Die Problematik der wissenschaftstheoretischen Begründung dieses Beitrages im Kontext der AGEM-Tagung kann explizit nicht verhandelt werden, steht implizit aber bei diesem Gesprächsversuch mit anderen Wissenschaften im Hintergrund.

Summary

‚Pain‘ ist mostly understood as a term of sufferage in occidental theology. In connection with its orientation towards a new way of life the christian religion offers understanding-aid for certain human sufferings and with that tries to contribute to overcome it. Here theological quests intermingle with problems of other disciplines. The following theological contribution towards the inter-disciplinary discussion deals with two focal points: A first paragraph considers the traditional answers to the pain’s/sufferage’s question ‚where from‘ and ‚why‘.

A second field of problems considers the questioning of these realities in front of the universal dimensions of sufferage. With this it partly deals with ideas and solutions of other sciences. Besides this question of theodicy we still have to analyze the central function of Jesus’ Passion for theological ethics, considering the aspect of succession. The difficulties of this contribution’s scientific justification, in connection with the AGEM-meeting, cannot be discussed explicitly connected with other sciences in the background.

Einleitung

Interdisziplinarität ist heute ein gern gebrauchtes Stichwort des wissenschaftlichen Diskurses. Dennoch fällt es den einzelnen Disziplinen immer wieder schwer, über die Begrenzung ihrer ursächlichen Verwandtschaftsbeziehungen hinaus mit anderen Wissenschaften ins Gespräch zu treten. Mit dem folgenden Werkstattbericht wird versucht, die Grenzen der Geisteswissenschaft zu überschreiten und mit Sozialwissenschaften und Medizin in einen fruchtbaren Dialog zu kommen. Anlaß dafür ist die Beschäftigung mit einem zentralen Problem menschlicher Welt- und Selbsterfahrung: dem Schmerz. Wenn auch nicht häufiger als früher, so doch zumindest in unvermindertem Maße wird Schmerz in unzähligen Situationen unter den unterschiedlichsten Verhältnissen erlitten. Der Mediziner erfährt nur einen Teil der bedrückenden Wirklichkeit und kann oft auch nur einen Teil der Not seiner Patienten lindern. In den letzten Jahren wurde intensiver das Gespräch mit anderen Wissenschaften gesucht, um den Ursachen von Leiden näher zu kommen. Wie selbstverständlich lag es nahe, zuerst einmal Psychotherapie, Physiologie, Neurologie und andere der Medizin verwandte Disziplinen dazu zu befragen.

Im Zuge der fortschreitenden Einsicht in die Ganzheitlichkeit menschlicher Existenz mußte der somatische Aspekt Fragestellungen anderer Erkenntnisformen weichen. So stellte sich die Sinnfrage als ein bedrängendes Schmerzmoment stärker in den Vordergrund. Die Theologie als eine Wissenschaft, welche den Anspruch erhebt, die Sinnfrage des Menschen beantworten zu können, hat bisher an diesem Gespräch mit der Medizin nur selten teilgenommen. Der folgende, zuerst einmal historische Überblick soll einige Traditionen christlicher Theologie im Umgang mit den Leiden des Menschen skizzieren und Fragestellungen aufzeigen, die in Auseinandersetzung mit der Medizin und anderen Wissenschaften zu neuen Lösungen und damit auch zur tatkräftigen Hilfe für Menschen führen können.

Zweitausend Jahre Kirchengeschichte und dreieinhalbtausend Jahre Theologiegeschichte sind kaum zu bewältigen. Zu allen Zeiten haben Menschen gelitten, zu allen Zeiten sahen sich religiöse Denker mit der Frage nach der Bewältigung des Leidens konfrontiert. Der folgende Werkstattbericht bringt eine Auswahl von charakteristischen Stellen der Beantwortung und Auseinandersetzung mit dieser Frage. Vollständigkeit ist bei der Fülle an Material nicht möglich; es wäre vermessen, sie auch nur anstreben zu wollen. Bei der Darstellung wird durchaus die Frage des neuzeitlichen Menschen immer wieder mit eingeblendet, insbesondere bei der Betrachtung biblischer Aspekte, die in der Kirche mit dem Anspruch vorgetragen werden, als zeitgemäße Antwort- und Lösungsmöglichkeit zu gelten.

Wenn im Verlauf der Darstellung mehr Fragen als Antworten übrig bleiben, so entspringt das einem Selbstverständnis von systematischer Theologie, das in den letzten Jahren immer weiter Raum gewann. Es geht darum, den Menschen zum Denken und zum selbständigen Lösen seiner Probleme Hilfen zu geben, ihm nicht Lösungen vorzuschreiben. Eine Antwort, die als eratischer Block vor ein Problem gesetzt wird, erdrückt oft mehr, als daß sie zu einer wirklichen Lösung verhilft.

Eine Reihe von Fragestellungen muß ausgeblendet werden: So die in allen Bereichen stets präsente Theodiceé-Problematik, die eine eigene Geschichte hatte und darum eine eigenständige Analyse erforderte.[1] Es fehlt auch die Auseinandersetzung mit der Philosophiegeschichte. Im weiteren Sinne wird auch keine Methodendiskussion geleistet oder das wissenschaftstheoretische Grundkonzept eines interdisziplinären Dialogs exemplarisch vorgetragen. Ziel der folgenden Analyse ist es vielmehr, einen Überblick zu ermöglichen und moderne Positionen als aus der Tradition hervorgehend zu verstehen.

Der folgende Werkstattbericht umfaßt, abgesehen von der Einleitung, fünf Abschnitte. In einem *ersten Kapitel* wird die alttestamentliche Sicht des Schmerzes analysiert. Ein *zweites Kapitel* wendet sich dem Neuen Testament zu, um in einem *dritten Kapitel* dann die traditionellen Antworten des Spätmittelalters, freilich typisiert, vorzustellen. Der *vierte Abschnitt* thematisiert dann abschließend die neuzeitliche Fragestellung, wie sie im 20. Jahrhundert von Theologen, die von den Erfahrungen der Kriege und der daraus resultierenden Leiden der Menschen geprägt waren, vorgetragen worden sind.

In der Theologie wird das Problem des Schmerzes nicht isoliert behandelt. Das entscheidende Stichwort, das auf die größere Dimension, in der ein Mensch Schmerz empfindet, verweist, ist der Begriff des Leidens. Schmerz impliziert also von vornherein nicht nur körperlich erfahrbare Beeinträchtigungen der Lebensqualität[2], sondern vor allen Dingen auch das, was unter psychischem Schmerz und seelisch leidvollem Erleben verstanden wird. D. Sölle verweist auf drei Dimensionen des Leidens: die physische, die psychische und die soziale, wobei sie hervorhebt, daß diese letzte Dimension menschlichen Leidens zwar bekannt ist, aber in der Behandlung des Problems, wie Leid behoben werden kann, noch immer eine untergeordnete Rolle spielt.[3] Für die terminologische Klärung der Begriffe Leid und Schmerz hat diese Einsicht eine erhebliche Bedeutung: „Es ist die Struktur dieses Zusammenhanges, die uns berechtigt, den konkreten naturwis-

senschaftlich erhebbaren Befund ‚Schmerz'
zu übersteigen und von ‚Leiden' zu sprechen;
in diesem Wort ist einmal die Dauer und die
Tiefe eines Schmerzes ausgedrückt, sodann
die Mehrdimensionalität als Verwurzelung
des Leidens im physischen und sozialen Leib
des Menschen.“[4]

I. Schmerz/Leiden im Alten Testament[5]

Schmerz/Leiden wird im Alten Testament
nicht als isoliertes Phänomen betrachtet,
sondern immer im Zusammenhang mit der
Frage nach seinen Ursachen. Dahinter steht
das Bedürfnis, mit der Erkenntnis der
Schmerzursache zugleich einen Weg zu
seiner Überwindung und Beseitigung zu
finden. Außerdem vermittelt die Einsicht in
Ursprung und verursachende Prinzipien des
Leidens zugleich einen Sinngehalt für die not-
volle Situation und macht sie – zumindest für
den Israeliten – ertragbar. Das neuzeitliche
Verständnis des Leidens an der Sinnlosigkeit
bestimmter Zustände kennt der alttestamentliche Gläubige in dieser Weise nicht.[6]

1. Gott als Urheber des Schmerzes

Urheber allen Leides ist Jahwe, der Gott
Israels. Selbst wenn als handelnde Instanzen,
wie z.B. in der Sündenfallgeschichte Genesis
3, andere Personen oder Mächte[7] auftreten,
so bleibt die letzte Ursache Gott selbst,
sowohl in positiver wie in negativer Hinsicht:
positiv, wenn Jahwe Schmerz als Mittel für
einen bestimmten Zweck verwendet, etwa um
zu strafen, zur Besinnung zu rufen, Feinde
Israels zu schlagen usw.[8]; negativ, wenn
Jahwe Auswirkungen natürlicher Schmerzursachen nicht verhindert. Das Wissen um
Gottes Allmacht – und indirekte Wirkursa-
che des gegenwärtigen Schicksals – veranlaßt
den Menschen zu vorwurfsvoller Klage.

Schmerz und Leiden werden sehr persön-
lich mit Gott in Beziehung gebracht „Gott ist
also Urheber allen Schmerzes, insofern er ihn
veranlaßt oder wenigstens geschöpfliche
Schmerzursachen sich auswirken läßt.“[9]

2. Schmerzmotive

Aus dem Glauben an die Allursächlichkeit
Gottes lassen sich fünf Motive des religiös
interpretierten Schmerzes ableiten. Diese
Zusammenstellung kommt naturgemäß nicht
ohne systematischen Zwang aus. Eine sorgfäl-
tige Konkordanz der Begrifflichkeit unter Beachtung jeglicher Nuancen ist im Rahmen
dieses Werkstattberichtes nicht möglich.

a) Schmerz als Strafe
„Als häufigste Ursache von Schmerz begeg-
net ... im Alten Testament ein göttliches Straf-
gericht, das durch den Zorn Jahwes gewirkt
wird, aber nicht durch einen willkürlichen un-
gerechtfertigten Groll, wie es dem Menschen
bisweilen scheinen mag, sondern einen Zorn,
den die Menschen selbst durch ihr sündhaftes
Treiben heraufbeschworen haben.“[10] Im
Hintergrund dieser Anschauung steht die alttestamentliche Überzeugung von dem unmittelbaren Zusammenhang von Tat und
Ergehen.[11] Eine jede Tat steht nicht isoliert
für sich allein, sondern nimmt Einfluß auf das
komplexe Relationsgefüge des Täters. Die
Folgewirkungen qualifizieren nun die Tat als
gute oder böse, insofern durch sie dem Wert-
maßstab *Gerechtigkeit*, die für den Israeliten
immer als *Gemeinschaftstreue*[12] Bedeutung
hat, genügt wird oder nicht. Mit anderen
Worten, ob das individuelle oder kollektive
Handeln die Gemeinschaft fördert, ihr nutzt
oder ihren Bestand gefährdet, Jahwe als Bun-
desgott und Garant der Bundesgemeinschaft
– vor allem aber der Zwölf-Stämme-Amphik-
tyonie – hat diesen Zusammenhang von Tun
und Ergehen als Rechtsprinzip begründet
und wacht über dessen Einhaltung, wobei erst
in späteren Jahren Jahwe selbst von diesem
Zwang ausgenommen wird.

Gottes Zorn ist ein sekundäres Merkmal,
das den Zusammenhang von Verfehlung und
Strafe nurmehr begleitet und sein Walten im
Tun-Ergehens-Zusammenhang personalisie-
rend und anthropomorph umschreibt. Inten-
tional ist die Strafe, das leidvolle Geschick,
somit nicht in Jahwes Zorn, sondern in dem
von ihm gestifteten Bund, der gefährdet
wurde und in dem diesen Bund stabilisieren-

den Rechtsprinzip, dem inneren Zusammenhang von Sünde/Verfehlung und Strafe gegeben.

Wie die Verfehlung individuell oder kollektiv begangen wurde, so ist die Strafe, konkret der Strafschmerz, individuell und kollektiv möglich. Zeitweilig entspricht dabei einer bestimmten Schuld ein äquivalentes Strafleiden, so daß sogar von der Art des Schmerzes auf die ihn begründende Schuld zurückgeschlossen werden kann. Im genau entgegengesetzten Sinn kann freilich auch hinter schmerzlichem Leid eine diffuse und nur unscharf erkennbare Schuld stehen. In diesem Fall hat das Leiden die Aufgabe, die Verfehlung in Erinnerung zu rufen.

Blieb in der Frühzeit der israelitischen Religion der Tun-Ergehens-Zusammenhang auf den unmittelbaren Täter beschränkt, geriet mit dem Wachsen des Kultes die Idee des stellvertretenden Leidens stärker in den Vordergrund. Mit dem Tod des Täters erlischt üblicherweise der unheil- aber auch der heilstiftende Zusammenhang von Tun und Ergehen. Dieser Tod kann stellvertretend von einem Tier erlitten werden, das nun die äußerste Konsequenz aus dem verfehlten Handeln eines Menschen erleidet.[13] Besonders in der Zeit der Prophetie wurde dieses Motiv transformiert: so konnte ein Mensch stellvertretend für andere, speziell für das ganze Volk leiden. Ursprünglich war hier an den König gedacht. Der König wurde im alten Israel als *corporate personality* verstanden. Er steht für das Geschick des ganzen Volkes, sozusagen *pars pro toto* ein. Mit dem aus religiöser Sicht geurteilten Verfall des Königtums wurden andere Stellvertreter notwendig, wobei die Souveränität Jahwes immer stärker zum Tragen kam, indem ihm die Entscheidung oblag, die Stellvertretung anzuerkennen und die Folgen bestimmter Handlungen vom Täter abzuwenden.

Die Berichte des Alten Testaments hierzu sind unterschiedlich. Zum Teil kann durch das Opfer eines Tieres oder Menschen größeres Unheil abgewendet werden, zum Teil lehnt Jahwe das Opfer ab. In diesem Fall hat das stellvertretend intendierte Leiden die weitergehende Funktion erhalten, Menschen, die seiner ansichtig werden, zur Umkehr und zur Reue zu bewegen: „Die Erkenntnis, daß ein einzelner Frommer die Schuld der vielen tragen muß, wird geradezu Beweggrund für eine ernste Besinnung und ein ergreifendes, aus tiefem Reueschmerz kommendes Schuldbekenntnis".[14]

Damit ist eine besondere Art von Schmerz angesprochen, die zwar im Alten Testament nur ungenau von natürlichen Schmerzen unterschieden wird, aber in enger Beziehung zum Strafschmerz steht. Sei es, daß die Reue durch das Strafleiden erst geweckt wird, sei es, daß sie dem Strafleiden zuvorkommt und es mindert. Mit dem Reueschmerz distanziert sich der Fromme von seiner individuellen oder kollektiven Schuld. Die Reue vermittelt dabei die Erkenntnis, daß durch die individuelle oder kollektive Tat das Verhältnis der Menschen untereinander und in besonderer Weise zu dem ihr Gemeinschaftswesen erhaltenden Gott gestört ist. Diese Störung kann bisweilen zu einer nahezu vollständigen Auflösung der lebensstiftenden und -erhaltenden Relation führen.

b) Schmerz als Folge erfahrener Sinnfremdheit in der Wirklichkeit

Schmerz wird von alttestamentlichen Gläubigen häufig auch als Folge des Eingreifens Gottes in die Weltgeschichte interpretiert. Das Leiden resultiert zwar oft aus einem diffusen Schuldbewußtsein; stärker noch wird dem Menschen aber seine eingeschränkte Erkenntnis bewußt. Er leidet daran, den Sinn seines Schmerzes nicht ergründen zu können. Dieses Leiden bleibt nur in der Hoffnung auf Gottes am Ende stets gütiges Handeln ertragbar, welcher die Leidenden noch zu Lebzeiten reichlich belohnt und „in den Genuß der ersten Auswirkung ihres mit soviel Weh verbundenen Geschicks kommen läßt... dabei ist zwar nicht der Schmerz direkt als das Ergebnis des Waltens der Vorsehung betrachtet, aber er ist der dunkle Hintergrund, auf dem sich die Güte und Macht Gottes deutlich abzeichnen. Dann sind die göttlichen Vorsehungspläne wenigstens indirekt Ursache des Schmerzes, insofern Gott ihn zuließ, um seine Majestät, Hilfsbereitschaft und Liebe offenbaren zu können".[15]

c) Schmerz als Folge der (Über-)Forderung Gottes

Schmerzen bereiten dem Israeliten zuweilen auch Forderungen Gottes, die seine Kräfte übersteigen (Abraham, Isaak). Kraft zum Aushalten des Schmerzes gibt diesen Menschen *erstens* das Vertrauen auf den Sinn dieser von Jahwe erhobenen Forderung, und damit *zweitens*, in den Heilswillen Gottes, *drittens* Hoffnung auf seinen stärkenden Beistand und schließlich *viertens* „daß ihr Schmerz über die eigene Not ein Gegengewicht hat, im Schmerz über die materielle und seelische Not ihres Volkes, das sie über alles lieben".[16]

d) Schmerz als Folge des Mitleidens mit dem Gottesvolk

Das letztgenannte Motiv leitet schon über zu dem wohl stärker literarisch verwendeten des Schmerzes über das Schicksal Israels. Dieses Leiden ist „tief theologisch motiviert durch die Erkenntnis, daß die Schuld des Volkes und das dadurch veranlaßte göttliche Gericht das Heil Israels, die Gemeinschaft zwischen ihm und Jahwe und damit überhaupt die Existenz des Bundesvolkes der heiligen Stadt Zions, der Kultgemeinde auf das Schwerste bedrohen".[17]

e) Schmerz wegen der Trennung von der Heimat

Als eine der schwersten Strafen für den Bruch des Bundes zwischen Jahwe und Israel wurde das babylonische Exil und die wiederholte Vertreibung und Verschleppung aus dem gelobten Land interpretiert. Für den Israeliten – und auch heute für viele Juden – ist das Land ein wesentlicher Bestandteil seiner nationalen und kulturellen Identität. Das hängt zum einen mit der Prägung im Übergang von der Wandervölkerkultur der Steppe zum seßhaften Agrarbürgertum zusammen, sicherlich spielt zum anderen aber die Verheißung Jahwes, auf dem Zionsberg in Jerusalem bei seinem Volke wohnen zu wollen, eine nicht unbedeutende Rolle. Das Leiden an dieser Situation wächst in dem Maße, in dem das

Verständnis für seine Umwelt abnimmt.

3. Auswirkungen auf das religiöse Leben

Welche Auswirkungen haben der Schmerz und das Leiden auf das religiös bestimmte Verhalten des Menschen? Grob lassen sich zwei Verhaltensmuster unterscheiden. Auf eine Gruppe von Menschen wirkt das Leiden *hemmend*, auf eine andere Gruppe eher *fördernd*. In beiden Fällen lassen sich verschiedene Phasen in der Reaktion auf den als von Gott gegebenen Schmerz erkennen.

In einer ersten Phase reagiert der Mensch abwehrend, bisweilen gereizt. Der Fromme wendet sich in solcher Gemütsverfassung vorwurfsvoll an Gott mit der Frage: „Warum läßt du so etwas zu? Wie lange willst du noch zusehen?"[18] Zum Teil kann dieser Vorwurf recht drastische Formen annehmen, wenn beispielsweise Jahwe mit einer wilden Bestie verglichen wird, die mordlustig und beutegierig das ahnungslose Opfer überfällt.[19] Solche Ausfälle sind freilich nurmehr als Ausdruck menschlicher Ohnmacht und Angst zu interpretieren.

Die zweite Phase kann sowohl in der völligen Verzweiflung wie auch in einer durch den Schmerz gewirkten Umkehr zu Gott bestehen. Im ersten Fall führt das entweder zu einer tiefen, letztlich handlungsverhindernden Resignation. Freilich gibt auch in diesem letzten der Israelit seinen Glauben an Gott nicht preis, insofern er ihn nach wie vor für sein Unglück verantwortlich macht. Im zweiten Fall „bricht eine tiefe und leidenschaftliche Sehnsucht nach der Gottesgemeinschaft auf, wie sie in vielen Klage- und Bußpsalmen und in den Reden Hiobs zum Ausdruck kommt."[20] Der Leidende spricht mit Gott. Dieses Gebet ist von dem tiefen Vertrauen getragen, ge- und erhört zu werden.

Diese Sehnsucht bestimmt mit steigendem Alter der israelitischen Religion mehr und mehr den religiösen Ausdruck. Es entsteht eine eschatologische Hoffnung, die lebensbestimmend wirkt.[21] Sie kann als dritte Phase angesehen werden. Die daraus resultierende Haltung einer unverbrüchlichen, auf

Jahwe gerichteten Heilshoffnung, und das damit eng verbundene Verantwortungsbewußtsein sowohl für das individuelle als auch das kollektive Ergehen, stellen das fromme Ideal der spätisraelitischen Religion dar, das freilich nur durch den Schmerz und das Leiden hindurch erreicht werden kann.

„Somit betrachtet das Alte Testament den Schmerz nicht negativ als ein Übel, welches das religiöse Leben gefährdet oder lähmt, auch nicht nur als eine Folge der Sünde, sondern schreibt ihm eine eminent positive religiöse Bedeutung zu als wichtigste Triebfeder der Frömmigkeit, die zu menschlichen Höchstleistungen im Dienste Jahwes und des Gottesvolkes anspornt und den Menschen in eine innigere Gottesgemeinschaft hineinstellt."[22]

4. Trostmotive

Die Sinngebung des Schmerzes ermöglicht, wenn schon nicht Linderung, so zumindest Trost. Insgesamt lassen sich fünf Trostmotive feststellen.

a) „Das Alte Testament sieht eine wichtige theologische Funktion des Schmerzes darin, daß es den Menschen aus seiner dem Diesseits allzusehr verhafteten Sicherheit herausreißt und vor die alleinentscheidende Wirklichkeit vor das ‚Angesicht Gottes' stellt."[23] Diese Bedeutung wird dem Leiden besonders im Mittelalter erneut unter dem Stichwort der Anfechtung zugeschrieben.

b) Eng damit verbunden sind zwei weitere Trostmotive, welche den Schmerz zum einen als Züchtigungs- und Erziehungsmittel, und zum anderen als Hilfe zur Läuterung der religiösen Gesinnung von Unvollkommenheiten interpretieren. In diesem Zusammenhang ist anzumerken, daß das Alte Testament den asketischen Schmerz nicht kennt.

c) Vor dem Hintergrund der voranstehend bereits erläuterten Auffassung vom Zusammenhang zwischen Tun und Ergehen wird leicht verständlich, daß dem Sühnecharakter des Leidens größte Bedeutung im Alten Testament beigemessen wird. Schmerz und Leiden sind zwar die Folgen von Gemeinschaftstreue gefährdenden Handlungen,

damit sind diese Konsequenzen allerdings auch abgegolten, und sowohl die eigene Existenz wie die der Lebensgemeinschaft bewahrt. Ein weiteres wichtiges Element hierbei ist die zeitliche Begrenzung des Sühneleidens. Schließlich ist sein Sinn so offenbar, daß das Leiden verstehbar und bei ehrlicher Selbsteinschätzung auch ertragbar wird.

d) Insofern der Schmerz als Symptom die Störung oder schwere Schädigung der Welt-, Gemeinschafts- und Gottesbeziehung dokumentiert, zeigt er zum einen das Sündenbewußtsein und kann in diesem Verständnis auch als Beginn des Erlösungs- und Heilsprozesses interpretiert werden: „Ist die Beziehung zwischen Gott und Mensch gestört, dann besteht demnach der Sinn des Schmerzes darin, daß er an die Barmherzigkeit Gottes erinnert und an die Treue, damit aber auch die Heilung vorbereitet... erkennen sie (sc. die an der Sünde Leidenden) diesen Sinn ihres Schmerzes, dann können sie sich mit den Gedanken trösten, daß Jahwe zwar Wunden schlägt, aber eben nur, um zu heilen (Jer 30,17; Job 5,18), daß Jahwe alle Pein also zum Guten wenden wird."[24]

e) Das ist ohnehin das entscheidende Trostmotiv, welches im Alten Testament zwar erst relativ spät aufkommt, besonders aber in der Apokalyptik und im Christentum große Bedeutung erlangt. Daß der geduldig durchgestandene und ertragene Schmerz einmal abgelöst wird von unvergänglichen Freuden, sei es noch im gegenwärtigen Leben, sei es – angesichts der Unabänderlichkeit leidverursachender Verhältnisse – in einem anderen zukünftigen jenseitigen Leben.

Zusammenfassend bleibt festzuhalten: Für den alttestamentlichen Frommen ist der Schmerz ein unvermeidliches Konstituens seiner Gottesbeziehung. Insofern Jahwe der Urheber des Leidens ist, konzentriert sich die ganze Hoffnung auf dessen Ende, auf Gott. Der Schmerz ist damit sinnvoll und Trost immer nur von Gott her und im Blick auf ihn möglich.

Wenn Schmerz aber symptomatisch Veränderungen der Gott-Mensch-Relation ausdrückt, so ist zu erwarten, daß erstens der

Schmerz des Menschen auf diese Relation und in besonderer Weise auf Gott zurückwirkt, und zweitens Gott selbst Schmerz empfinden kann, wenn ihm an der Beziehung zu seinem Geschöpf liegt. Beide Aspekte seien abschließend noch kurz beleuchtet.

5. Menschlicher Schmerz als Motiv göttlichen Handelns

Die Auswirkungen menschlichen Leidens auf Gottes Handeln verweisen paradigmatisch auf den Wandel der Gottesvorstellung der israelitischen Religion. In überspitzter Formulierung läßt sich sagen, daß mit zunehmender Differenzierung der Wirklichkeitserkenntnis eine Transzendentalisierung des Bundesgottes einhergeht. Je stärker der Mensch seine Ohnmacht gegenüber eindeutig nicht in Gott begründeten Leid verursachenden Verhältnissen erfährt, umso stärker betont er die Verheißung zukünftiger und jenseitiger Hilfe des aus der Welt sich zurückziehenden Gottes. Konkret: Schmerz des Menschen bewirkt bei Gott barmherziges Handeln, Milde im Urteil, schlicht Mitleid mit der leidenden Schöpfung. Der Schmerz gibt vor allem einen entscheidenden Milderungsgrund ab, der die Verantwortlichkeit des Menschen weitgehend herabsetzt.

In der Blütezeit des Staates Israel, besonders in der Zeit seiner nationalen und kulturellen Selbständigkeit, haben Schmerzäußerungen auf Jahwe noch keinen besonderen Einfluß, höchstens die intensive Fürbitte eines exponierten Vertreters der Bundesgemeinschaft. Das mag u.a. daran liegen, daß ein Großteil der Leiden verursachenden Zustände durch die Volksgemeinschaft der Streiter Gottes selbst abgeschafft werden können.

Später nimmt die entscheidende Rolle des Fürsprache haltenden Mittlers stärker zugunsten kultischer Handlungen ab. Eine zentrale Bedeutung behalten der Reueschmerz und die tatsächlich vollzogene Umkehr bei der Abwendung des göttlichen Strafgerichts.

Die Interpretation Leid verursachender Zustände als Strafe Gottes, im konkreten Fall Besetzung, Exilierung und Vertreibung, droht die israelitische Religion in eine unauflösbare Aporie zu treiben, da sich kaum Anzeichen einer Änderung dieser Verhältnisse ausmachen lassen. Vor diesem Hintergrund entsteht die alttestamentliche Eschatologie und erste Ansätze zu einer Belohnung des geduldig ertragenen Schmerzes. Diese Theorien werden besonders im apokalyptischen Schrifttum ausgearbeitet und finden von dort her Eingang ins Neue Testament.

6. Der Schmerz Jahwes

Ursache des Schmerzes Jahwes ist die Bosheit des Menschen. Gott leidet an der Gefährdung seiner Schöpfung. Ebenso kann sein Schmerz aber auch aus dem Mitleid und seiner Barmherzigkeit mit seinen Geschöpfen resultieren. Allerdings wird an keiner Stelle im Alten Testament der Schmerz der Gottheit verursacht durch ihr gleichgestellte oder überlegene feindliche Mächte oder Dämonen, wie es in den Mythen anderer Völker bei den Göttern der Fall ist, die sich gegenseitig weh tun.

Grundsätzlich ist bei der Beschreibung des Schmerzes Jahwes zu beachten, daß ihm Schmerz und Leiden nicht in gleicher Weise wie den Menschen zugeschrieben werden. Jahwe wird vom Schmerz nie zerbrochen, sondern bleibt in seinem Denken, Wollen und Handeln unangefochten und frei.

II. Schmerz im Neuen Testament

1. Leiden als Kreuzesnachfolge

„Die spezifisch-christliche Stellung zur *lype*" („Schmerz') „liegt (...) in dem Gedanken, daß mit dem christlichen Sein *lype* wesensnotwendig gegeben ist, insofern das christliche Sein in der Abwendung von der Welt im Bruch mit der Welt entspringt und sich im Festhalten dieser Haltung zur Welt dauernd vollzieht."[25] Schmerz zeichnet somit gerade jene aus, die von der Hoffnung auf eine schmerzfreie Zukunft ihr Leben gestalten. „Außer dieser *lype* der Selbstverurteilung gehört wesenhaft zum christlichen Sein auch *lype* von der Art, wie die Welt sie kennt, und zwar wird das christliche Sein auch gerade deshalb von ihr getroffen, weil sich der Christ im Bruch mit der Welt und im Gegensatz zu ihr versteht und deshalb gerade als Christ von ihrem Widerstand getroffen wird. Er hat also gerade das auf sich zu nehmen, was die Welt als *lype* bezeichnet und was der Christ, sofern er ja die Welt in sich selbst stets spürt und überwinden muß, auch selbst stets aufs Neue erfährt. Aber gerade, weil er in solcher Übernahme der *lype* zugleich seine Freiheit von der Welt erfährt, hat er ein neues Verständnis der *lype* gewonnen, die für ihn etwas anderes bedeutet als für den Weltmenschen. Für diesen ist sie die ständige Hemmung und schließliche Vernichtung des Lebens; für den Christen ist sie die ständige Befreiung und das ständige Wachsen der Kraft des Lebens."[26]

Für den Christen ist der Bruch mit der Welt und die Befreiung zum Leben in Tod und Auferstehung Jesu Christi begründet. Er gestaltet sein Leben in getreuer Nachfolge: mit der Bereitschaft bis zum Tod. Das Neue Testament spricht in diesem Zusammenhang von der *Übernahme des Kreuzes*.[27]

Dieser Nachfolgegedanke und die damit verbundene Hochschätzung der Passion im Neuen Testament und in der christlichen Literatur – Martin KAEHLER nennt die Evangelien „Passionsberichte mit ausführlicher Einleitung" – wird für das Verständnis des Leidens als Zeichen der Erwählung maßgeblich.[28] Nur wer leidet, hat am Kreuz Christi Anteil. Diese Teilhabe am Leiden Christi ermöglicht freilich aus der Sicht der urchristlichen Kirche allererst die Teilhabe an der Erlösung.

Es ist nur zu verständlich, daß diese Auffassung in der politisch und kulturell sich im Umbruch befindlichen Welt um die Zeitwende rasch Anhänger findet. Das Christentum der Frühzeit zeigt insofern durchaus Merkmale neuzeitlicher Krisenkulte.

Neben einer reinen Leidensbegeisterung schwärmerisch apokalyptischer Kreise, die im Leiden nur die Agonie der vergänglichen Welt, den Durchgang zu einer ewigen Welt erblicken, entwickelt sich ebenso schnell auch die Vorstellung, daß mit dem Leiden Lohn erworben werden könnte.[29] Sowohl das Leiden wie auch der Lohn werden quantifizierend betrachtet und gegeneinander verrechnet. Beide Auffassungen durchmischen sich und ergänzen einander: So sind die Leiden der Erwählten und die Not der jungen Gemeinden als die Geburtswehen der neuen Welt verstanden worden.[30] Ebenso könnten sie auch als nach dem Heilsplan Gottes verordnet interpretiert werden.[31] Eine besondere Bedeutung hat in diesem Zusammenhang das letzte Abendmahl Jesu mit seinen Jüngern. Jesus verwandelt „das bevorstehende Gerichtsverfahren in eine durch sein Sterben sich vollziehende Heilstat Gottes, die über ihn verhängte Anfechtung in eine Gabe für ‚Viele'."[32] Die Interpretation von Jesu Leiden als stellvertretendem Sühneleiden für alle Sünder, die an Gottes Heilstat in ihm glauben, unterscheidet seine Passion grundlegend von Märtyrerakten und Geschichtspolemik.

2. Neutestamentliche Bildersprache

Das Neue Testament hat eine eigentümliche Bildersprache für die Übernahme der Leidensnachfolge geprägt. So spricht Jesus von dem *Kelch*, den man trinken muß[33], oder von der *Taufe*, mit der man getauft ist[34]. In beiden Fällen handelt es sich um nahezu alltägliche Lebensvollzüge, die hier als Bildmaterial herangezogen werden: *Trinken* und *Waschen* (wobei letzteres wohl im wesentlichen in seiner passiven Form Bedeutung hat: gewaschen werden). Soll also die Selbstverständlichkeit der gewählten Metapher ein Hinweis auf die Alltäglichkeit christlichen Leidens, auf seine Unvermeidlichkeit und – in der Reaktion der Umwelt – seine Belanglosigkeit sein?

Das bekannteste Bild ist das *Kreuz* bezugnehmend auf Jesu Tod. Wichtig an diesem Bild – gerade auch für die gegenwärtige Kreuzestheologie – ist die Hinrichtungsart. Der schmachvolle Tod des Sklaven am Kreuz, öffentlich zur Schau gestellt, nichts bleibt verborgen. Jesu Tod ist die Manifestation seiner Solidarität mit allen Leidenden; gerade jenen, die an ihrer Klasse, ihrem sozialen Status, ihrer Öffentlichkeit leiden als Lustobjekte derer, die Leiden schaffen.

Ein weiteres Bild wurde bereits vor den

neutestamentlichen Schriften geprägt: das *Leiden der Zeugen Gottes*, die verworfen und getötet werden. „Die seltsame, historisch nicht gedeckte Aussage, daß nicht nur dem einen oder anderen einzelnen Propheten, sondern den Propheten Israels generell von ihrem eigenen Volk ein gewaltsames Geschick, ja sogar die Tötung widerfuhr, findet sich nicht nur im Urchristentum, sondern läßt sich schon im Alten Testament und palästinensischen Spätjudentum, aber auch noch in frühchristlicher, in rabbinischer Tradition und im Qoran nachweisen. Was sie bestimmt, ist nicht ein biographisches Interesse an den Propheten, sondern ein theologisches an Israel als dem Täter dieses Geschicks... findet die Zuwendung Gottes Ausdruck in dem kontinuierlichen Wirken der Propheten, die als Umkehr- und Gesetzesprediger gefaßt sind, so dokumentiert sich die Halsstarrigkeit Israels in der ständigen Abweisung dieser Propheten; um diese zum Gericht führende ständige Halsstarrigkeit des Volkes gegen Gottes Willen umfassend auszudrücken, wurde die Vorstellung von Israel als dem Täter eines generell gewaltsamen Geschicks der Propheten gebildet. Die Vorstellung ist somit schon an ihrem Ursprung eine theologische Aussage über Israel im Gewande einer geschichtlichen über die Propheten."[35] Ob Jesus selbst dieses Motiv in seinen Reden verwendet hat, ist nicht nachweisbar, wohl aber fand es Eingang in die frühchristliche Missionspredigt, sei es in der Judenmission als bekanntes Bild für die Verstocktheit des erwählten Volkes, sei es – und das mit wachsendem Erfolg auch in späterer Zeit – als polemischer Topos der christlichen Apologetik. „Hat die Vorstellung... ihren Sinn verloren? Man ist ja nur zu schnell geneigt, einer Aussage die Wahrheit abzusprechen, wenn sie sich nicht als unmittelbare Wiedergabe von Fakten erweist und zu verkennen, daß sich Wirklichkeit in solchen Aussagen eine konkrete Gestalt sucht, die den Sinn des Geschichtlichen weit über das konkret Ausgesagte hinaus vermittelt. Das gilt auch von der Vorstellung vom gewaltsamen Geschick der Propheten. Sie ist da in ihrer Tiefe aufgenommen, wo sie nicht zum Instrument selbstgefäl-

liger Polemik wird, sondern wo sie die Frage weckt, ob nicht auch unsere Zeit, unsere Welt und unser Leben in der ins Unheil mündenden Geschichte stehen, in der Gottes Stimme ungehört verhallt und Gott in seinen Boten mundtot gemacht wird."[36]

Damit sind bereits Motive der Leidenssprache der apostolischen und urchristlichen Tradition angesprochen:

Für *Paulus* steht die Kreuzesnachfolge im Mittelpunkt, da sie den Glaubenden, ähnlich wie die Taufe, untrennbar mit Christus verbindet.[37] Dabei spielen die Leidensmerkmale Jesu real und metaphorisch eine Rolle.[38]

Für die Kreuzesnachfolge wird in späterer Zeit *das unschuldige Leiden* und das damit verbundene *Bekenntnis* (Martyrium) immer wichtiger.[39] Dazu gehört auch das für die Apostelgeschichte und die Pastoralbriefe wichtige Motiv des *getreuen Zeugen*. Ihm ist das Zeugnis des Wortes und des Bekenntnisses anvertraut und er bewahrt die Treue bis zum Sterben.[40] Jesus Christus erscheint selbst als Urbild dieses getreuen Zeugen.[41] Die solche Anweisungen reflektierende Sprache stilisiert das Vorbild abgebende Leiden immer stärker gemäß Jesaja 53, dem *leidenden Gottesknecht*, neu. Auch das Bild des Apostels nimmt entsprechende Züge an.

Für alle diese Motive gilt, daß sie auf lange bereits bestehende Traditionen zurückgreifen und versuchen, das Leiden der Gläubigen vom Heilsplan Gottes her zu deuten und ihm einzugliedern. Hier hat die theologische Tugend der Geduld ihren Sitz im Leben, wobei der Gedanke an mögliche Verdienste, die durch Leiden erworben werden, noch nicht relevant wird.

3. Leiden als Bewährungsprobe

Damit ist die theologische Deutung des Leidens im Neuen Testament in den Blick genommen. Das Leiden, das theologisch die Grenze des Nachdenkens markiert, insofern es seine Begründung im letztlich unergründlichen Ratschluß Gottes – und dort allein – findet, „bleibt als Frage des menschlichen Schicksals ein Anruf an den Menschen, das Wirken Gottes ernst zu nehmen und den

Glauben zu bewahren. Entscheidend ist...
immer der göttliche Auftrag, nicht eine vor-
bildliche menschliche Haltung".[42] Daher
zeigen alle neutestamentlichen Autoren eine
relativ große Zurückhaltung gegenüber der
Interpretation bestimmter Leiden im Lichte
der Leidenden und ihrer menschlichen Qualitäten. „Die eigentliche Lösung des geschichtlichen und menschlichen Leidenspro-
blems bleibt der eschatologischen Vollen-
dung vorbehalten".[43]

Leid wird hier zum Problem des Glaubens
und der in seinem Lichte möglichen Interpretation. Hat sich diese Position in der Geschichte christlicher Theologie durchhalten
lassen?

III. Traditionelle Antworten des Spätmittelalters (typisiert)

1. Was ist das eigentlich – das Spätmittelalter?

So unterschiedlich die Auffassungen zur Pe-
riodisierung des Mittelalters sind, so divergie-
rend treten dem Historiker auch die Versuche, das Spätmittelalter zu fassen, in den
Blick. Im folgenden soll unter Spätmittelalter
das 13. bis 15. Jahrhundert verstanden
werden. Es ist eine Epoche, in der die verschiedensten Interessen aufeinander prallen.
Einerseits ist die Zeit der großen theologischen Entwürfe vorbei, andererseits werden
diese akribisch und mit großem intellektuel-
len Aufwand interpretiert. So paaren sich
bloße Sammelkunst mit großartiger, spekula-
tiver und analytischer Kraft.

Es ist die Zeit, in der die großen weltpoli-
tischen Konstellationen, die man für ewig
hielt, ins Wanken geraten. So entfaltet einerseits das Papsttum ungeheure Macht und bis
heute bewunderten Prunk; gleichwohl gibt es
kaum eine Zeit, in der es – auch innerkirch-
lich – so schroff und grundsätzlich in Frage
gestellt wurde. Neben intelligent vorgetrage-
ner Papsttheorie entsteht ein breiter Strom
unkontrollierter Volksfrömmigkeit, der gleichermaßen neue geistliche Tiefe erschließt
wie auch die skurrilsten Formen von Heili-

genverehrung und Todesfurcht hervorbringt.
Machtblöcke geraten, bedingt durch die politische Schwäche des Papsttums wie des Kai-
sertums, in Bewegung. Neue Mächte beginnen ihre freilich erst in der Neuzeit eingelö-
sten Forderungen zu stellen. So entdeckt die
deutsche Nation ein neues Selbstbewußtsein
und muß doch im 16. Jahrhundert die Vor-
machtstellung der Habsburger mit einem nur
spanisch sprechenden Kaiser hinnehmen.

Es ist schließlich auch die Zeit der großen
Nöte. Haben schon die Kreuzzüge viel Leid
ins Land gebracht, so folgen ihnen Hungers-
nöte und Pestepidemien, die die Bevölkerung
Europas um ein Drittel dezimieren und ganze
Landstriche entvölkern. Neben der strahlen-
den Pracht des Renaissancefürstentums und
dem aufstrebenden Wohlstand der Städte ist
so die Verelendung der Landbevölkerung bis
in die mittleren Adelsschichten hinein zu
sehen.

Johan Huizinga spricht in seinem berühmt
gewordenen Buch vom „Herbst des Mittelalters".[44] In der Tat: es wird in diesen Jahrhunderten die Ernte eingefahren, die notwendig
einen Neubeginn in sich schließt. Wie immer
in Umbruch- und Krisenzeiten erhält die
Frage nach der Bewältigung von Not und
Schmerz, die Frage nach dem Sinn des
Leidens eine neue Dimension. Im Rückgriff
auf bewährte Traditionen versucht die ihrem
Selbstverständnis nach universale Wissenschaft der Theologie Antworten zu geben, die
freilich scheitern müssen, weil die traditionellen Lösungswege für andere Zeiten und Umstände gedacht waren und die völlige Infragestellung des bekannten Weltbildes Problem-
kreise erkennen läßt, die vorher jenseits der
Erkenntnismöglichkeiten lagen.

Im folgenden sollen darum beispielhaft
drei Strömungen skizziert werden, die zumindest partiell das Lebensgefühl spätmittelal-
terlicher Menschen widerspiegeln.

Die Krise des 15. Jahrhunderts kann
durchaus mit Infragestellungen der westlichen Zivilisation und Kultur, die sich mit dem
Ende des 2. Weltkrieges ergaben, verglichen
werden. Das mag einer der Gründe dafür
sein, daß sich die Geistes- und Sozialwissenschaften in den letzten Jahren verstärkt um

die Erforschung des Spätmittelalters bemüht haben. Das mag aber auch einer der Gründe für das verstärkte Auftreten bzw. die Wiederentdeckung mittelalterlicher Mythen und Vorstellungen in Literatur, Kunst, Film und anderen Bereichen gesellschaftlicher Selbstdarstellung sein, wie z.B. auch in religiösen Zirkeln und Gemeinschaften.

2. Hauptströmungen spätmittelalterlicher Leidensbewältigung

Allen spätmittelalterlichen Leidenstheorien ist gemeinsam, daß sie das Problem rational zu lösen versuchen, wobei sich allerdings diese Denker kaum über die Ambivalenz ihres Ansatzes im klaren sind. Für sie ist der Intellekt die Lösung im Umgang mit dem Leiden, nicht dessen Ursache. „Sie forschen jeweils nach dem Grund des Leidens und erwarten von der Beantwortung der Frage, mit dem Grund des Leidens diesen selber beheben zu können."[45]

Diese Rationalität findet sich nun in vielerlei Ausprägungen, von denen die drei wichtigsten im folgenden kurz genannt seien.

a) Die stoisch-christliche Philosophie: Würde im Leiden

Unter Rückgriff auf die stoische Philosophie[46] versucht eine Gruppe von Theologen, das Leiden systematisch auf seinen Nutzen für gelingendes menschliches Leben hin zu interpretieren. Relativ weit verbreitet war diese Ansicht durch den Traktat „De duodecim utilitatibus tribulationum" des *Petrus von Blois* (um 1135 bis 1204)[47] und die „Consolatio theologiae des *Johannes von Dambach*" (1288 bis 3.1.- oder 10.10. 1372)[48]. Beide Bücher sind relativ wenig originell, spiegeln aber wohl gerade deshalb wesentliche Gedanken ihrer Zeit wider.

Grundsätzlich gehen beide Autoren davon aus, daß die persönliche Erfahrung des Leidens die unabdingbare Voraussetzung für gelingenden Trost ist, denn Gott hat die Trübsal zum Besten derer, die leiden, gegeben. Diese prinzipielle Bejahung des Leidens ermöglicht erst die Sinngebung für erlittene Not. *Petrus von Blois* kann zwölferlei

Nutzen (*duodecim utilitatis*) benennen, andere zählen unterschiedlich. Im Grunde geht es aber darum, Leid zu bewältigen, indem seine Notwendigkeit und sein Nutzen für das weitere Leben erkannt werden.

Diese Auffassung impliziert eine starke Existenzbejahung wie auch eine deutlich asketische Tendenz, die beide im schöpfungstheologischen Denken des Mittelalters, besonders aber im Axiom von der Allmacht Gottes verwurzelt sind. Weil Gott seine Schöpfung als gute geschaffen hat und sich nach dem Fall durch die Passion und den Tod seines Sohnes auch wieder mit ihr versöhnte, kann notwendig kein Übel von ihm gewollt sein. Denkt man diesen Gedanken konsequent zu Ende, ergibt sich eine Aporie. *Entweder* ist das Übel ungewollt, dann wäre zu fragen, woher es stammt und seine Existenz gegen den allmächtigen Gott behaupten kann, *oder* es ist gewollt und dient dem guten Schöpfungsziel Gottes. Diese zweite Haltung nehmen fast alle mittelalterlichen Denker im Anschluß an *Augustin* ein.

Wie läßt sich das Leiden aber konkret im täglichen Lebensvollzug bewältigen? „Leiden läßt sich... nur vermindern durch Besitz des wahren, ausschließlich inwendigen Glücks und die Selbsterziehung zur Ataraxie."[49] Leiden selbst ist somit die Lebensschule, denn es lehrt, die Welt als Schein zu achten und den Blick – und die eigene Existenz – auf die unvergänglichen immateriellen Güter zu richten. Das ist zugleich die asketische Tendenz dieser Leidenstheorie. Neben der Bejahung des mit Leiden verbundenen Lebens steht seine Geringschätzung als Durchgang zum besseren, weil anders gegründeten und damit leidensfreien Sein.

Die Verchristlichung der Stoa ist uns heute nicht nur fremd, sie birgt auch ihres theoretischen Charakters wegen eine Fülle von Problemen in sich, die schon von Zeitgenossen erkannt wurden: die mangelnde existentielle Dimension des Ansatzes. Sie wird weit mehr bei der zweiten Geisteshaltung, der spätmittelalterlichen, besonders der deutschen Mystik, zum Tragen kommen.

b) Die Mystik: Leiden als Gottesbejahung

Die aufgeklärte Position der voranstehend beschriebenen Leidenstheorie, daß, indem Leiden Sinn zuerkannt und dessen Ursachen einsichtig gemacht werden, der Leidende aus seiner bedrückenden Situation befreit wird, hat sich als theoretisch eindrucksvolle, praktisch aber nur vereinzelt durchführbare erwiesen. Theologen suchten darum im Rahmen rationaler Lösungswege nach einer Theorie, welche Leiden als sinnvolles verstehen, dessen Ursprünge erklären hilft und gleichwohl eine existentielle Dimension hat. Diese Versuche werden vor allem im Umfeld der deutschen Mystik unternommen.

Ein Grundmotiv dieser Frömmigkeit[50] ist die Erfahrung der Gotteinigkeit (*unio mystica*). Durch die Gnade Gottes, auch unter Zuhilfenahme bestimmter Techniken, können Menschen in ekstatischen Momenten Erlebnisse haben – Visionen, Auditionen, andere Erfahrungen – die sie als unmittelbare Begegnung mit Gott interpretieren. Diese Erfahrungen werden häufig mit dem Begriff des *raptus* bezeichnet: das unselbständige Herausgerissenwerden aus bestehenden Verhältnissen und Bedingungen, besonders aus denen geschichtlicher Existenz: Raum und Zeit. Der Mensch wird von allem gelöst, was eine unmittelbare Beziehung zu Gott verhindert.

Im *raptus* gelingt, was der Mystiker im Verlauf seines Lebens durch eigenständiges Handeln zu unterstützen versucht, die völlige Entwerdung (*annihilatio sui*). Der berühmte deutsche Mystiker *Johannes Tauler* formuliert den Grundgedanken seiner Ethik so: „Soviel du deiner entwirst, soviel wird Gott in dir."[51] Es geht darum, die irdisch-geschichtlichen Bedingungen menschlicher Existenz so gering wie irgend möglich zu achten und sich ausschließlich auf die Gottesbeziehung zu konzentrieren. Neben einer stark asketischen Tendenz präfiguriert diese Anschauung in gewisser Weise auch die neuzeitliche Hochschätzung des religiösen Individuums.

Im Kontext der asketischen Welt und leibfeindlichen Ethik spielt das Leiden eine besondere Rolle. Durch das Leiden wird der Mensch sich der Vergänglichkeit und permanenten Gefährdung seines Lebens und im analogen Schluß aller materiellen Güter und Werte bewußt. Er erkennt, daß allein die Seele unsterblich ist und ihre wahre Freiheit in der ausschließlichen Bindung an Gott erfahren kann.

Die Selbstminderung und Mißachtung weltlich-materieller Werte löst den Menschen immer stärker von seinen ihn von Gott trennenden Bindungen. Je mehr der Mensch aus seinem Ich scheidet, um so mehr geht Gott in die Seele ein. „Daß ich aus meinem Selbst ausgehe um seinetwillen" schreibt *Meister Eckhard*[52], „da wieder will Gott mit allem, was er ist und leisten mag, uneingeschränkt mir eigen sein."[53]

Bei den Mystikern gibt es für diese übersteigerte Form der Selbstverachtung den präziseren lateinischen Ausdruck *annihilatio sui*, wörtlich am besten mit ‚Selbstvernichtung' übersetzt. Die zeitweilig praktizierten asketischen Übungen führten auch in der Tat zu einer starken Gefährdung der Gesundheit mit bleibenden Schäden. Hier ist es vor allem das körperliche (äußerliche) Leiden, welches in den Blick genommen wird.

Ein anderer Motivkreis hebt demgegenüber auch das seelische (innere) Leiden hervor. Er läßt sich mit dem Stichwort Gelassenheit (*resignatio*) umschreiben. Weniger im neuhochdeutschen Sinn der Ruhe und zumindest äußerlich nicht erkennbaren Beteiligung muß der Begriff verstanden werden, sondern eher in dem seines lateinischen Äquivalents Resignation. Es paaren sich im Bedeutungsgehalt des Wortes Gelassenheit durchaus völlige Teilnahmslosigkeit und Verzweiflung. Weniger aufgrund intellektueller Einsicht als durch leidvolle Erfahrungen lernt der Mensch, sich zurückzunehmen, seine Energie auf wichtigere und wesentlichere Werte als irdische Güter zu richten. Diese Gelassenheit geht soweit, daß selbst das eigene Leben und seine infinite Fortsetzung in der Ewigkeit bedeutungslos werden (*resignatio ad infernum*).

Spätestens hier wird die Absurdität des Gedankens sichtbar. Wenn denn nichts weiter als die Liebe Gottes zum glaubenden Individuum zählt und diese den eigentlichen

Gehalt des ewigen Lebens ausmacht, nämlich die unaufgebbare Einheit mit und in Gott, dann kann wegen dieser Liebe die Annahme ewiger Verdammnis schlechterdings keine Alternative sein.

Im Hintergrund dieser Anschauungen steht der platonische Leib-Seele-Dualismus, der besonders durch die Schriften des Pseudo-Dionysius Areopagita[54] im Abendland lebendig geblieben ist. Auch im Schrifttum des lateinischen Kirchenvaters *Augustin* spielt diese zumeist statisch verstandene Unterscheidung eine bedeutende Rolle.[55]

Unter Aufnahme dieser beiden Strömungen wird die Gottebenbildlichkeit des Menschen (*imago Dei*) wesentlich über die gottähnliche Struktur der körperlosen Seele verstanden, sei es philosophisch als der die Dunkelheit der Materie erleuchtende Gottesfunke, sei es als der aus der Schöpfungserzählung übernommene Geisthauch Gottes, der das Leben des Menschen ermöglicht. Auch der mittelalterliche Mensch sieht ausschließlich in der Seele seine Verbindung mit Gott als dem Lebensprinzip gegeben. Wird sie beim Akt der Zeugung nicht hinzugeschaffen von Gott, ist das entstehende Wesen nicht lebensfähig. Andererseits ist der durch den Akt der Zeugung entstandene Körper genau jene Bindung an Materie und deren Vergänglichkeit, welche die Unähnlichkeit des Menschen mit Gott begründet.

Durch Leiden wird jener körperliche Bereich entscheidend zurückgedrängt und die Seele, die ja erst im Tode des Menschen frei zur Rückkehr zu Gott wird, zumindest streckenweise von ihrer Gefangenschaft im irdisch-leiblichen Beziehungsgeflecht befreit. Das Leiden fördert, indem es die irdisch-leibliche Existenz bedroht, die Gottähnlichkeit des Menschen. Sie hatte ihre idealtypische historische Manifestation in Jesus gefunden, dem der Gläubige nachfolgt und im Verlaufe seiner Nachfolge gleichförmig zu werden strebt (*conformitas cum Christo*).

Ein wesentliches Merkmal dieser Konformität ist das Leiden. So wie Christus gelitten hat, strebt auch der Mystiker an zu leiden. In ekstatischen Erfahrungen gelingt es ihm in Formen, die bis heute noch nicht hinreichend

erforscht sind (man denke an Stigmatisierungen u.ä.). Leiden wird vor diesem Hintergrund als Auszeichnung verstanden, welche den Gnadenstand des Mystikers dokumentiert. Wo das Leiden nicht selbst erfahren wird, meditiert der Gläubige das Leiden und die Wunden Christi soweit, daß diese Meditation eigene Erfahrungen ersetzt, wenn nicht sogar übertrifft. Diese Wundenbesinnungen treiben im Spätmittelalter zum Teil groteske Blüten, wenn der magische Charakter von Gnadenbildern des Schmerzensmannes behauptet wird oder Menschen angesichts bestimmter Vergegenwärtigungen der Folter Christi in Verzückung geraten.[56]

Einen Höhepunkt erreicht die mittelalterliche Leidenstheorie in der *Lehre der zwölf Meister*. Sie verbindet in synthetischer Weise die Ansätze stoisch christlicher Lebensphilosophie und die mystische Dialektik. Diese Lehre entsteht in einer bemerkenswerten Situation. „Nicht daß die Menschen schon an der Kirche irre geworden wären; aber an der Welt und dem Leben sind sie es umso mehr, und daher wird ihnen auch die Religion in ihrer Einbettung im Leben immer mehr eine Sache des Kreuztragens... das Volk braucht Hilfe, Stärke, Trost in dem sich immer bedrohlicher auftürmenden anstürmenden Leiden. Die Idee vom Wert des Kreuzes und mit ihm vom christlichen Leiden wird derart überspitzt, daß bereits ihre dogmatische Zulässigkeit im kirchlichen Sinne fraglich wird."[57]

Die Schrift legt ihre Sätze den berühmtesten Lehrmeistern ihrer Zeit als Aussprüche in den Mund. Auch wenn sich nicht alles nachweisen läßt, sind Beziehungen zu *Meister Eckhard* (1260-30.4.1328), *Johannes von Haßlach* (= v. Freiburg, 1250-10.3.1314), *Albert von Köln* (1200-15.11.1280), *Hartmann von Kronenberg* (um 1230), *Nikolaus von Sachs* und vielen anderen unübersehbar. Die *Zwölf-Meister-Lehre* handelt freilich nicht ausschließlich vom Leiden, sie will die obersten Normen des christlichen Lebens überhaupt darstellen und kommt in diesem Zusammenhang auf Leiden zu sprechen.

Das Leiden ist nach Meinung der zwölf Meister das höchste Gut auf Erden, welches

Gott am meisten gefällt. So heißt es: „Wenn es etwas besseres gäbe als Leiden, hätte Gott es seinem Sohn gegeben. Nun war aber im Sohn nichts als Leiden, also ist das am besten"[58]. Der Mensch bejaht hier das Leid innerlich, er versucht, daran zu wachsen und trägt es nicht einfach als eine Last, die abzuschütteln er in der Lage wäre. So nimmt er das Leid innerlich an als ein Sakrament. So heißt es z.B. als ein Satz des *Meisters Ruhit* „gott der gibt sich in ein jeglich leiden als in dem Sakrament. Warum ist denn, daß der menschen nicht als viel gutes empfängt in dem leiden als in dem sakrament? Das ist darum, daß er nimmt leiden als leiden und nicht als eine gabe die ein getreuer freund dem anderen gibt".[59] Die Argumentation mutet nicht nur fremd, sondern zynisch an. Nichtsdestotrotz weist sie auf einen sehr erfolgreichen Typos der rationalen Leidensbewältigung durch Sinngebung. Das Streben nach Gott und Christusähnlichkeit überwiegt jede existentielle Bedrohung.

Sicherlich ist es nicht falsch, an dieser Stelle von religiösem Wahn zu sprechen. Das wird dem Phänomen aber nur zum Teil gerecht, indem es vom modernen Standpunkt aus eine Sachlage qualifiziert. Demgegenüber ist nicht von der Hand zu weisen, daß diese Leidenstheorie offenkundig vielen Menschen Trost und neue Hoffnung gab, denn die *Zwölf-Meister-Lehre* ist in einer Fülle von Handschriften verbreitet, wurde mehrfach umgearbeitet und durch eine Vielzahl Zitate auch in anderes Schriftgut eingetragen.

Die rationale Lösung beider Ansätze der christlich-dualistischen Philosophie wie der abendländischen Mystik besteht darin, das Leiden als von Gott gegeben, als sinnvoll im Vertrauen auf den unerschütterlichen Heilswillen Gottes zu ertragen und als Mittel zur Verähnlichung mit Christus willentlich anzunehmen. Rational bleibt auch die Lösung der Renaissancedenker, der dritten in diesem Zusammenhang zu beachtenden Geistesströmung. Freilich wird Gott bei ihnen mit dem Leiden nur noch indirekt in Verbindung gebracht.

c) Die Renaissance: Leiden als kosmische Notwendigkeit

Die Renaissance deutet den Menschen von unten her, anthropozentrisch, und sieht von jeglichem religiösen Leidensmotiv ab. „Der Mensch ist in das Universum eingefügt und hat dessen Gesetze unweigerlich zu erfüllen, ohne damit rechnen zu können, daß er irgendein Privileg wahrer Freiheit genießt. Er ist eben der Natur untertan wie die andern Wesen auch und hat sich dem unveränderlichen Weltlauf, dem Fatum, zu fügen. Alles im Menschen kommt daher und führt auf den Weltzusammenhang zurück, von dem sein Dasein in zwangsläufiger Selbstentfaltung umgriffen ist."[60] Der Rückgriff auf antike Denkmuster ist hier unübersehbar. Nicht mehr der schöpferisch wirkende Gott ist es, den der Mensch für sein Leiden verantwortlich machen kann, dem er aber auch, und sei es postularisch, so Sinn geben kann, sondern eine unergründliche Schicksalsmacht, die uneinsichtig ist und nur noch daran erinnert, daß Gott sie einst ins Leben rief.

Ethisch resultiert daraus eine Haltung der Gelassenheit: „Stoisch soll der Mensch beherzigen, daß er von vornherein seine Erwartungen dem Leben gegenüber nicht überspannen darf. Der Gedanke wird ihn befähigen, sich in einer Seelenhaltung innerer Ausgeglichenheit und Seelenruhe zu bescheiden... der Mensch ist Glied des ganzen, mit dem er auskommen muß."[61]

Die Schicksalsmacht, welche auf das Leben des Menschen einwirkt, mag zwar übergeordneten Gesetzmäßigkeiten gehorchen, diese sind aber dem Menschen nicht einsichtig. So erfährt er sein Schicksal als willkürlich und zufällig. Leiden kann nicht mehr erklärt, sondern nur noch ertragen werden, es gilt, sich mit dem Vorfindlichen zu arrangieren.

Diese Haltung hat Konsequenzen. In dem Maße, in dem an die Stelle des schöpferisch handelnden Gottes das schicksalsmächtige Fatum tritt, wird der Mensch sich selbst überlassen. Diese Gottesferne, die vom mittelalterlichen Menschen noch als Verdammnis erfahren wurde, macht jetzt die Würde des freien, zur Autonomie geschaffenen Subjekts aus. Der Mensch genügt sich selbst und braucht kein göttliches Du.[62]

Der so sich selbst bewußte Mensch kann um Trost, aber nicht mehr jenseits seiner selbst nachsuchen. Hilfe und Unterstützung findet er nur bei sich. Trost im Leiden kann nun nicht mehr im Verweis auf dessen Urheber Gott und seinen unabänderlichen Heilswillen bestehen, sondern allein noch in frei gelebter Solidarität mit den Leidenden und den konkreten Ansätzen zur Änderung leidverursachender Zustände.

Damit ist die Schwelle zum neuzeitlichen Denken überschritten. Dem Denker der Renaissance ist die Dialektik seiner Aufklärung noch nicht bewußt. Er sieht die Freiheit des Menschen durchaus noch als Chance zur Bewältigung der leidverursachenden Schuld. Autonomie menschlichen Handelns ist ihm Auftrag zur schöpferischen Veränderung unglückseliger Verhältnisse. Es bedarf erst noch einiger Jahrhunderte, ehe diese Freiheit als Verdammnis eingesehen und die Unfähigkeit des Menschen, leidfreie Zustände zu schaffen, erkannt wird. Damit umzugehen, nimmt als Aufgabe und Herausforderung die *atheistische Theologie*, die Theologie nach dem Tode Gottes an, als deren prominenteste Vertreterin Dorothee SÖLLE im folgenden zu befragen sein wird.

IV. Eine moderne Infragestellung: Leidensbewältigung als Solidarität mit den Leidenden?

1. Zur Kritik des christlichen Masochismus und Sadismus

Wie ein Aufschrei gegen die bisher vorgetragenen Leidenstheorien der christlichen Tradition liest sich das inzwischen berühmt gewordene Buch „Leiden" von Dorothee Sölle, das 1973, nachdem die Höhepunkte der Infragestellung des bestehenden Gesellschaftssystems durch die sogenannte Studentenrevolte bereits überschritten waren, erschienen ist.[63] Die Theologin, die sich selbst in der Nachfolge von Dietrich Bonhoeffer versteht, geht von der Behauptung aus, daß „an der Aufhebung der Zustände, in denen Menschen sinnlosen, objektiv überflüssigen Leiden – wie Hunger, Unterdrückung, Folter – ausgesetzt sind... nur die Leidenden selber arbeiten (werden). Werden wir zu ihnen gehören – oder werden wir auf der anderen Seite der Barriere stehen bleiben?"[64] Diese provokante Frage leitet das gesamte Buch angesichts der nach D. Sölles Ansicht objektiv feststellbaren Tatsache, daß christliche Leidensbewältigung im Schatten der Kriegs- und Nazigreuel gescheitert ist, will man die theologischen Formeln nicht als blanken Zynismus mißinterpretieren.

Die Theologin geht freilich weiter. Sie kritisiert die bestehenden Leidenstheorien des Christentums als masochistisch bzw. sadistisch. So schreibt sie unter bezug auf die religiöse Traktatliteratur zum Thema Leiden: „Zusammenfassend lassen sich aus dem (...) Material zwei Tendenzen ablesen. Die eine ist die Rechtfertigung der göttlichen Macht durch menschliche Ohnmacht, das Leid wird als menschliche Schwäche zur Demonstration göttlicher Stärke verwertet. Krankheit und Leiden werden für den religiösen Zweck verwendet, Gott wird in das Leben der Menschen ‚an irgendeiner allerletzten heimlichen Stelle' hineingeschmuggelt. Dem entspricht auf der Seite des Menschen die propagierte ‚Leidenswilligkeit', die als generelle christliche Attitüde gefordert wird. Dem Menschen wird das einfachste Recht verweigert, nämlich sich zu wehren und zu sagen wie das Heideröslein bei Goethe ‚und ich wills nicht leiden'. Warum Gott das Leid schickt, wird nicht mehr gefragt – genug, daß er es ist, der das Leid verursacht. Damit werden alle anderen, vor allem die gesellschaftlichen Ursachen des Leidens zurückgedrängt und die konkreten Ursachen ‚irrationalisiert'."[65] Diese Kritik ist hart und gipfelt in der Formulierung: „Insofern laufen die hier skizzierten christlichen Deutungen des Leidens auf eine Empfehlung des Masochismus hinaus. Das Leiden ist dazu da, daß unser Stolz gebrochen, unsere Ohnmacht erwiesen, unsere Abhängigkeit ausgenutzt wird; das Leid hat den Sinn, uns zu einem Gott zurückzuführen, der nun erst groß wird, da er uns klein gemacht hat."[66]

An anderer Stelle greift die engagierte Theologin bewußt die reformatorische Theologie, hier *Johannes Calvin*, an. „Die Logik des sadistischen Leidensverständnisses ist schwer widerlegbar. Sie besteht in drei Sätzen, die in allen sadistischen Theologien wiederkehren: 1. Gott ist der allmächtige Lenker der Welt, der alles Leid verhängt. 2. Gott handelt nicht grundlos, sondern gerecht. 3. Alles Leiden ist Strafe für die Sünde."[67]

Provokant wirkt in diesem Zusammenhang die Parallelisierung einer kreuzestheologischen Auslegung des Neuen Testaments mit einer Rede Heinrich Himmlers vor SS-Führern aus dem Jahre 1943.

Natürlich ist sich D. Sölle der Aporie bewußt, in die sie die Theologie stellt: „Jeder Versuch, das Leiden als unmittelbar oder mittelbar von Gott verursacht anzusehen, steht in der Gefahr, sadistisch über Gott zu denken."[68] Gibt es einen Ausweg aus dieser Aporie? Gibt es einen Umgang aus der Sicht des Christentums mit dem Leiden, der weder Gott als Sadisten, als Bestie, als den Schöpfer einer grausamen Wirklichkeit postuliert, noch den Menschen seiner letzten Würde beraubt, in dem ihm das Leiden als Notwendiges, ja als Strafe zugesprochen wird? Nach Meinung von D. Sölle gibt es für den Theologen keinen dritten Ort jenseits der Opfer und der Henker. Jede Deutung des Leidens, die von den Opfern wegschaut und sich identifiziert mit einer Gerechtigkeit, die hinter dem Leiden stehen soll, ist bereits ein Schritt auf den theologischen Sadismus zu, der Gott als den Quäler begreifen will.

Massiv kritisiert D. Sölle weiterhin die aus dieser Theologie resultierende christliche Apathie. Die Apathie einer Gesellschaft, die vom Leiden anderer nichts mehr hören will oder angesichts der Übersättigung durch die Medien mit Leidensbotschaften nicht mehr hören kann. Für diese Apathie ist nicht zuletzt das christliche Gottesbild verantwortlich, das einen Gott aufzeigt, der das Leiden geschehen läßt. Leiden in solch unvorstellbarer Größe, das kaum mehr denkbar ist, daß Gott überhaupt von diesem Leiden beeindruckt zum Handeln noch bereit sein könnte. D. Sölle ist dabei insbesondere auch von den täglichen Nachrichten vom Kriegsschauplatz Vietnam geprägt.

2. Solidarität mit den Leidenden: die Wahrheit der Annahme

Die Möglichkeit, die sich angesichts dieser Fragestellung eröffnet, ist umschrieben mit dem klassischen Topos der christlichen Leidensbewältigung: die Annahme des Leidens. Leid muß, um überwunden zu werden, angenommen werden. Diese Annahme besteht nun nicht darin, apathisch zu ertragen, was an Bedrückung, Not und Gefährdung von Leib und Leben auf den Menschen zukommt, sondern sich ihm entgegenzustellen, die Ursachen des Leidens zu ergründen. Annahme des Leidens bedeutet, dieser Ursachen habhaft zu werden, sie beherrschen zu lernen. So wird aus der Erkenntnis der Ursachen des Leidens Herrschaft über das Leiden und die Chance zu seiner Bewältigung. Als Beispiel führt D. Sölle den blinden Franzosen Jacques Lusseyran und sein Buch „Das wiedergefundene Licht" an. Im Alter von 8 Jahren erblindet, erfährt dieser Mensch die Möglichkeit, das Licht wiederzufinden, indem er mit seinem Blindsein umgeht. Die Kraft, die er daraus schöpft, ist so stark, daß er die Verfolgung durch die Nationalsozialisten und langjährige Haft im Konzentrationslager Buchenwald überstehen kann. D. Sölle schreibt zusammenfassend: „Das Buch ist ein Beispiel dafür, wie naturhaftes und durch Gewalt gegebenes Leiden überwunden werden kann unter extrem günstigen psychosozialen Bedingungen. Die Unterscheidung zwischen dem Leiden, das zufällig natürlich einen Menschen trifft und das nicht aufhebbar ist, und jenem ganz anderen Leiden, das von Menschen für Menschen gemacht wird und dem sich der einzelne, wie Jacques Lusseyran, durchaus hätte entziehen können, diese Unterscheidung spielt keine Rolle. Die Kraft dieses Subjekts ist so ungebrochen, die Annahme des ganzen Lebens so stark, daß auf das Vermeiden, Umgehen des Leidens kein Gedanke verschwendet wird; die Theodiceefrage ist hier überholt von einer unbegrenzten Liebe zur Wirklichkeit."[69]

Hier deutet sich die Lösung an, die allerdings für den klassisch geschulten Theologen keine genuin christliche mehr ist. Annahme des Leidens, um seine Ursachen zu erforschen und es dann zu beherrschen, das könnte jede politische Theorie ebenso vortragen. D. SÖLLE sieht nun aber im Christentum, das nach dem Tode Gottes sich artikuliert, die einzig verwirklichte Möglichkeit einer solchen gesellschaftsrelevanten Theorie. Auch Christus hat das Übel an der Wurzel gepackt und vorgelebt, was radikale Solidarität mit den Sündern bedeutet. Sein persönliches Scheitern wird zum Triumph der Liebe, zur Annahme der Geknechteten und Unterdrückten. Konkrete Nachfolge bedeutet, dieses Fanal der Liebe weiterzutragen. Der individuelle Untergang hat keine Bedeutung angesichts der Tatsache, daß durch die Solidarität mit den Leidenden nicht nur diesen konkret geholfen wird, sondern dem Übel, welches Leiden verursacht, an die Wurzel gegriffen wird. Und so schließt das Buch mit dem eindrucksvoll formulierten Aufruf: „Wir können die sozialen Bedingungen, unter denen Menschen vom Leiden getroffen werden, verändern. Wir können uns selber verändern und im Leiden lernen statt böser zu werden. Wir können das Leiden, das heute noch für den Profit Weniger gemacht wird, schrittweise zurückdrängen und aufheben. Aber auf all diesen Wegen stoßen wir an Grenzen, die sich nicht überschreiten lassen. Nicht nur der Tod ist eine solche Grenze, es gibt auch Verdummung und Desensibilisierung, Verstümmelung und Verwundung, die nicht mehr rückgängig gemacht werden können. Die einzige Form des Überschreitens dieser Grenzen besteht darin, den Schmerz der Leidenden mit ihnen zu teilen, sie nicht allein zu lassen und ihren Schrei lauter zu machen."[70)]

Man ist versucht, auf diese mitreißenden Worte vieles zu antworten. Seit dem ersten Erscheinen des Buches sind derweil vierzehn Jahre vergangen. Solidarität mit den Leidenden ist bereits wieder zum abgegriffenen Schlagwort geworden, ohne daß Folter, Mord, Unterdrückung und wirtschaftliche Repressionen in der Welt weniger geworden

wären. Auch dieser Versuch muß, nicht zuletzt seiner einseitigen Akzentsetzung wegen, als gescheitert angesehen werden. Ist vor diesem Hintergrund davon auszugehen, daß das Christentum keine Möglichkeit hat, mit Leiden umzugehen, es zu bewältigen? Ist es das Schicksal gerade jener Religion, die Leiden zu bewältigen sich anheischig machte, am Leiden der Welt selbst zugrunde zu gehen?

Es mag an der subjektiven Wahrnehmung von Schmerz und Leiden liegen, daß eine allgemeine, jederzeit wieder abrufbare Antwort auf die Frage nach der Bewältigung persönlicher Nöte und Bedrohungen nicht gegeben werden kann. Umsomehr bleibt es eine zentrale Aufgabe der Seelsorge und der sie begründenden bzw. unter theoretischem Aspekt unterstützenden Wissenschaft der Theologie, in jeder Zeit neu auf die Bedürfnisse der Leidenden einzugehen und ihnen den Trost des Evangeliums zuzusprechen.[71] Das kann heute unter dem Stichwort der Solidarität geschehen, das mag morgen einer neuen Terminologie bedürftig sein. Zu keiner Zeit darf jedoch die zeitbedingte Formulierung des Trostes verabsolutiert werden, will das Wort der Theologie nicht zu blankem Zynismus oder gar Sadismus werden. Aus diesen Gründen verzichten wir hier auf den Entwurf einer eigenen Theorie der Überwindung des Leidens und beschränken uns auf die Aufforderung im Bemühen um den konkreten Trost: im Blick auf eine wechselvolle Geschichte christlicher Theologie, die nicht allein unter dem Aspekt ihres Scheiterns, sondern auch aus der Perspektive einer gelungenen und gelingenden Seelsorge betrachtet werden sollte.

Anmerkungen

1) Vgl. als erste Einführung den Artikel Schrey H.H. und Trillhaas W. 1962: Theodizee II und III. *RGG*[3] 6: Sp.740-747; Sparn W. 1980: *Leiden- Erfahrung und Denken. Materialien zum Theodizeeproblem*. München; Geyer L.F. 1975: Das Theodizeeproblem heute. *NZSysTh* 17:179-194; Koch T. 1978: Das Böse als theologisches Problem. *KuD*

24:285-320; Oeing-Hanhoff L. und Kasper W. 1981: Negativität und Böses. In: Böckle u.a. (Hrsg.): *Christlicher Glaube in moderner Gesellschaft* 9:147-201, 175-180. Freiburg . Alle Abkürzungen im folgenden nach Schwertner S. 1976: *Internationales Abkürzungsverzeichnis für Theologie und Grenzgebiete*. Berlin-New York; die biblischen Bücher werden nach den *Loccumer Richtlinien* abgekürzt angeführt.
2) Vgl. dazu die traditionellen Schmerz-Definitionen etwa bei Büschges G. 1987: Schmerz als soziales Phänomen. *Fundamenta Psychatrica* 3:62/170-65/173, 62/170 und Siebert G.K. 1986: Der Schmerz als interdisziplinäres Problem. *Die Quintessenz*: 1437-1442, 1438: „Schmerz ist ein unangenehmes Sinnes- und Gefühlserlebnis, das mit aktueller oder potentieller Gewebsschädigung verknüpft ist, oder mit Begriffen einer solchen Schädigung beschrieben wird... Der Schmerz ist somit ein psychophysisches Erlebnis, ein subjektives Gefühl, dessen Stärke von Individuum zu Individuum außerordentlich starken Schwankungen unterworfen sein kann." Das Zitat stammt von Merskey H. 1919: International Association for the Study of Pain. *Pain* 6:249.
3) Vgl. dazu auch die bereits erwähnte Arbeit von Büschges a.a.O.
4) Sölle D. 1984[6]: 25. Leiden, Stuttgart.
5) Vgl. zum folgenden Scharbert J. 1984: Der Schmerz im Alten Testament. *Bonner biblische Beiträge* 8. Bonn; Donner H. 1959: Leiden, alttestamentlich. *RGG*[3] 4: Sp.265-267.
6) Auch in der Hiob-Erzählung erhält das Leiden – wenn auch nachträglich – noch einen Sinn als Prüfung, die Gott, provoziert durch seinen Widersacher, den Teufel, dem Menschen auferlegt. Vgl. dazu Rad G. v. 1970: *Weisheit in Israel*. Neukirchen und Müller H.-P. 1988[2]: *Das Hiobproblem. Seine Stellung und Entstehung im Alten Orient und im Alten Testament*. Darmstadt.
7) „Der Glaube an dämonische Einflüsse bei Schmerz tritt also im Alten Testament sehr stark zurück, ja man kann von einem solchen eigentlich kaum reden." Scharbert a.a.O.:188.
8) Vgl. etwa Gen 21,16; 45,5ff. und dazu Scharbert a.a.O.:138, 1Sam 1,5, Ruth 1,20, Scharbert a.a.O.:147 und Ri 21,15, Scharbert a.a.O.:146.
9) Scharbert a.a.O.:180.
10) Ebda.:190; vgl. Gen 6,6; Jer 7,19; Hos 12,15.
11) Vgl. dazu Koch K. 1956: *Die israelitische Sühneanschauung und ihre historischen Wandlungen*. Erlangen; ders. 1961: Wesen und Ursprung der Gemeinschaftstreue in Israels Königszeit. *ZEE* 5:72-90; ders. (Hrsg.) 1972: *Um das Prinzip der Vergeltung in Religion und Recht des Alten Testaments*. Darmstadt, darin wiederabgedruckt besonders der Beitrag: Gibt es ein Vergeltungsdogma im Alten Testament?: 130-180 [*ZThK* 52 (1955): 1-42].
12) Vgl. dazu Koch K. 1953: *sdq im Alten Testament*. Heidelberg; ders.: Artikel „sdq". *THAT* II (19):507-530.
13) Lev 16; vgl. hierzu besonders die bereits erwähnte Arbeit von Koch K. 1956 (s. Anm.11).
14) Scharbert J. 1984:192.
15) Ebda.:195.
16) Ebda.:197.
17) Ebda.
18) Vgl. Ex 5,22; Jos 7,7; Jer 12,1; Ps 10,1; 74,1; 79,5; 80,5; 85,6; Klg 5,20.
19) Hos 5,14.
20) Scharbert J. 1984:201.
21) Vgl. dazu Müller H.P. 1969: *Ursprünge und Strukturen alttestamentlicher Eschatologie* (BZAW 109). Berlin.
22) Scharbert J. 1984:203.
23) Ebda.:209.
24) Ebda.:210.
25) Bultmann R. 1942: *ThWNT* IV:322 unter Verweis auf die antik-hellenistischen Gedanken des Reue-Schmerzes, der sich in christlicher Umprägung bei Paulus in 2 Kor 7,9-11 findet.
26) Ebda.
27) Mt 10,38; 16,24; Mk 8,34; Lk 9,23; Jh 21,22.
28) Lk 6,22f.; Jak 1,2; 1 Ptr 4,13f.
29) Röm 8,18-23.
30) Mk 13,1.8; Mt 24,8.
31) Mk 14,54-65.
32) Michel O. 1959: Artikel „Leiden III". *RGG*[3] 4:298 unter Verweis auf Mk 14,22-25

und 1 Kor 11,23-26.

33) Mk 10,38f; 14,36.

34) Mk 10,38f.; Lk 12,50.

35) Steck O.H. 1967: *Israel und das gewaltsame Geschick der Propheten.* (WMANT 23):317. Neunkirchen.

36) Steck a.a.O.:321.

37) Röm 8,17; 2 Kor 4,17ff; Phil 3,10.

38) Gal 6,17; 2 Kor 4,10.

39) 1 Petr 2,16.20.

40) Act 11,3.7; 2,10.

41) Act 1,5; 3,14; 1 Tim 6,13. Vgl. Michel O. a.a.O.:298.

42) Michel O. a.a.O.:299.

43) Ebda.

44) Herausgegeben von Köster K. 1975[11]. Stuttgart.

45) Auer A. 1947: *Leidenstheologie des Mittelalters*: 149. Salzburg.

46) Das Medium dieser Philosophie waren Vätertexte, die besonders in der asketisch-monastischen Literatur des Mittelalters rezipiert wurden: „Stoische Ideen im Gewand oder in Zitaten aus den Vätern und Bernhard von Clairvaux bestimmten die mittelalterliche Askese und nicht eine der großen Schulen." Vgl. Auer a.a.O.:33.

47) Vgl. Schmitt A. 1963: Artikel „Petrus von Blois". *LThK*[2] 8:351f.

48) Vgl. Auer A. 1928: *Johannes von Dambach und die Trostbücher vom 11.-16. Jahrhundert.* Münster.

49) Auer A. 1947:50.

50) Zur Einführung vgl. Bernhart J. 1922: *Die philosophische Mystik des Mittelalters von ihren antiken Ursprüngen bis zur Renaissance.* München, repr. 1980; Wentzlaff-Eggebert F.-W. 1969[3]: *Deutsche Mystik zwischen Mittelalter und Neuzeit.* Berlin; Wehr G. 1980: *Deutsche Mystik. Gestalten und Zeugnisse religiöser Erfahrung von Meister Eckhart bis zur Reforma-*

tionszeit. Gütersloh; Ruhbach G. und Sudbrack J. 1984: *Große Mystiker. Leben und Wirken.* München. Vgl. zum folgenden auch WREDE G. 1974: *unio mystica. Probleme der Erfahrung bei Johannes Tauler.* Uppsala.

51) Zitiert nach Auer a.a.O.:59

52) Vgl. dazu Haas A.M.: Meister Eckhart. In: Ruhbach G. und Sudbrack J. 1984:156-170.

53) Zitiert nach Auer a.a.O.:59f.

54) Vgl. zur Einführung Flasch K. 1986: *Das philosophische Denken im Mittelalter. Von Augustin bis Machiavelli*: 74ff. Stuttgart.

55) Vgl. Flasch K. 1980: *Augustin. Einführung in sein Denken.* Stuttgart.

56) Vgl. beispielsweise die Texte von Heinrich Seuse 1966: *Deutsche mystische Schriften.* Aus dem Mittelhochdeutschen übertragen und herausgegeben von Hofmann G. Düsseldorf, besonders 44ff. und 51ff.; siehe dazu auch Auer 1947:63.

57) Auer a.a.O.:71.

58) Ebda.

59) zitiert nach Auer a.a.O.:74.

60) Ebda.:79.

61) Ebda.

62) Ebda.:82 unter Berufung auf Erasmus von Rotterdam.

63) Im folgenden wird nach der 6. Auflage von 1984 zitiert, die ebenfalls in Stuttgart erschienen ist.

64) Sölle D. 1984:9.

65) Ebda.:26f.

66) Ebda.:29.

67) Ebda.:34f.

68) Ebda.:37.

69) Ebda.:116.

70) Ebda.:217.

71) Vgl. dazu den jüngsten Versuch auf diesem Gebiet: das Heft 1 des 3. Jahrganges (1988) der Zeitschrift *Glaube und Lernen* zum Thema: Leiden.

Selbstverstümmelung und Schmerz

Armando Favazza*

Zusammenfassung

Selbstverstümmelung stellt eine vorsätzliche Veränderung und Zerstörung von eigenem Körpergewebe dar. Die Untersuchung von kulturell sanktionierten verstümmelnden Praktiken und Ritualen enthüllt eine weite Skala von Schmerzerfahrungen. Manchmal ist die völlige Abwesenheit von Schmerz erwünscht: z.B. bei den Bauchschnitten der Abidji und dem Durchbohren der Zunge bei den Hindu; woanders wird die Schmerzverstärkung angestrebt, so etwa bei Initiationsritualen der Aborigines. Spezielle Prozeduren werden während solcher Handlungen vollzogen, um das Schmerzerleben der Teilnehmer zu beeinflussen. Unter Geisteskranken können abweichende selbstbeschädigende Praktiken durch die Letalitätquote, Anzahl der Krankenepisoden und durch die Direktheit des Vollzugs bestimmt werden. Solche Handlungen neigen dazu, impulsiv vollzogen zu werden und sind gewöhnlich schmerzfrei. Für gewohnheitsmäßige Selbstverstümmler sind ritualisierte vorbereitete Verhaltensweisen zur verminderten Schmerzwahrnehmung charakteristisch. Die symbolische Verbindung von Blut, Wunde und Schmerz stimuliert gewöhnlich die Selbstverstümmler positiv, während Zuschauer negativ betroffen reagieren.

Summary

Self-mutilation refers to the deliberate alteration or destruction of one's body tissue. Examination of culturally-sanctioned mutilative practices and rituals reveals a broad range of pain experiences. In some, the total absence of pain is desired, e.g. abdominal incisions among the Abidji, and Hindu tongue piercing; in others, an intensification of pain is desired, e.g. initiation rites among aborigines in Australia. Specific procedures are utilized during such procedures to modulate the participants' perception of pain. Among the mentally ill, deviant self-mutilative practices may be characterized on the basis of lethality, number of episodes, and directness of the method. Such acts tend to be impulsive and usually painless. For habitual self-mutilators, ritualistic preparatory behavior attenuates the perception of pain. The symbolic association among blood, scars, and pain usually affects self-mutilators positively, while on-lookers are affected negatively.

Selbstverstümmelung bezieht sich auf eine absichtliche Veränderung oder Zerstörung von Körpergeweben ohne bewußte suizidale Absicht. Das Verhalten wird in kulturell sanktionierten Ritualen und Praktiken vorgefunden, kann aber auch als abweichende Verhaltensausübung bei seelisch kranken Individuen auftreten (FAVAZZA 1987).

Kulturell sanktionierte verstümmelnde Praktiken

Dieses Verhalten wird bereits in 20 000 Jahren alten Handabdrücken an den Wänden der Gargashöhle in Südfrankreich belegt. An diesen 92 Abdrücken stellt das Fehlen der Spitzen der vier Finger, unter Aussparung des Daumens, die häufigste Verstümmelung dar. Obwohl der Grund für diese Verstümmelung unbekannt ist, ist sie doch sicherlich mit Trauerritualen verknüpft. In solchen kulturell sanktionierten Verstümmelungspraktiken zerstört der Einzelne entweder sein eigenes Körpergewebe oder er erlaubt anderen freiwillig die Zerstörung, oder – wie im Falle von Kindern – er ist zur Teilnahme genötigt, um von der Gesellschaft gesetzte Erwartungen zu erfüllen. Solche Handlungen finden sich in allen Teilen der Welt weit gestreut. Mit Ausnahme des Auges und des Afters finden alle Körperteile in diesen kulturell sanktionierten Verstümmelungen Verwendung. Vermutlich wurde das Auge ausgespart, weil es der meist geschätzte und zugleich magisch ausgestattete Körperteil ist. Der After ist wohl deswegen ausgespart worden, da sehr ernste Wunden entstehen und Wundheilungsverzögerungen zu einer chronischen Schwächung führen. Die

---

* Aus dem Amerikanischen übersetzt von Ekkehard Schröder

im Folgenden aufgeführten Beispiele von Körperteilen finden Verwendung in solchen normativen Verstümmelungspraktiken: *Knöcherner Hirnschädel*: die Kopfverformung begann im alten Ägypten und breitete sich über die ganze Welt aus. Bekannt sind die Flathead-Indianer Nordamerikas mit ihren klar unterscheidbaren Schädelformen. Das *Schlitzen der Kopfschwarte* bei marokkanischen Sufiheilern wird durchgeführt, damit Blut kräftig fließt; kranke Teilnehmer tunken Zuckerstückchen oder Brot in das Blut der Heiler und essen dies, da man ihm heilende Kräfte zuschreibt. *Nase*: periodisches Nasenbluten, als Äquivalent zur Regel der Frauen, wird von einigen Ureinwohnern Neuguineas herbeigeführt, um die eigene Kraft, Stärke und Anziehungskraft zu erhalten. *Mund und Zähne*: Abschneiden der Zunge und Entfernen von Zähnen in Initiationen für Jünglinge. *Hand*: Die Amputation einzelner Finger als Zeichen von Trauer und zur Behandlung von Krankheiten. Die ,Preishand' findet sich im europäischen Volksglauben, wonach die abgeschnittene Hand eines Gehenkten besondere Heilqualitäten besitzt. *Füße*: Das Einschnüren der Füße in China stellte eine besonders schmerzhafte Prozedur dar, bei der die Mittelfußknochen junger Mädchen gebrochen und die Füße eng umwickelt wurden, um das Wachstum zu verzögern. Sie sollte neben ästhetischen Begründungen das weibliche Verhalten kontrollieren. *Haut*: religiöses Flagellantentum zur Buße, Ritzungen im Rahmen von Adoleszenteninitiation und als Zeichen tribaler Zugehörigkeit. *Geschlechtsteile*: männliche und weibliche Beschneidungen und die Infibulation, auch Kastration aus religiösen Gründen, die Subinzision der australischen Aborigines, rituelle Zerstörung eines Hodens (Monorchie) bei südafrikanischen Ethnien.

Die kulturell sanktionierten selbstverstümmelnden Praktiken sind traditionsgebunden und spiegeln Geschichte, Symbolik und Glaubensinhalte einer Gesellschaft wider. Sie berühren das Individuum, sind aber in das soziale Leben verwoben und berühren daher zumeist auch die ganze Gemeinschaft. Die Rolle des Schmerzes variiert dabei und

zerfällt in zwei Muster.

Das übliche Muster erzeugt eine zentrale Schmerzerfahrung. Ein Beispiel hierzu ist der Sonnentanz der nordamerikanischen Prärieindianer, ein Ritual, das von Alexander beschrieben wird als „the index of an entire culture, not merely in a material sense but especially with respect to the whole pattern of life, social and ideal, which is guided into its development the particular genius of the hunters and the warriors of the prairie... The Sun Dance is essentially an interpretation and a philosophy of life" (ALEXANDER 1967). Der Höhepunkt des Rituals ist der Tanz „gazing at the sun", der die Gefahren eines Kriegerlebens aufzeigt, namentlich Gefangennahme, Folter und Befreiung. Die Tänzer werden von Kriegern ‚gefangen genommen', unterdessen singen Frauen Trauerlieder. Früher wurden sie auch gefoltert (derzeit ist durch Bundesgesetz das Blut- und Aderlassen verboten). Es wurden auf Rücken und Brust Einschnitte angebracht und Holzstücke mit befestigten Lederriemen in die aufgeschnittenen Muskeln eingesetzt. Die Riemen einiger Tänzer wurden an Büffelschädeln angebunden, von anderen wurden die Riemen an die Spitze des Heiligen Pfahls gebunden. Dann wurde getanzt. Die an den Pfahl Gebundenen wurden in die Höhe gezogen, während sie dabei in die Sonne blickten. Dann kämpften sie darum, sich von den Fesseln zu befreien. Einige, die die Schmerzen nicht aushalten konnten, wurden losgeschnitten. Andere kämpften so lange, bis die hölzernen Spieße durch ihr Fleisch rissen; manchmal belasteten Freunde die Tänzer zusätzlich mit dem eigenen Körpergewicht und zogen fest, bis das Fleisch nachgab. Den Auserwählten, der diese religiöse Mutprobe bestand, erwartete eine Vision, die ihm, wenn er sie verstanden hatte, den Sinn und Verlauf des Lebens erklären sollte. Die Botschaft des Sonnentanzes weist Parallelen zu vielen alten Philosophien und Religionen auf: Um den Fallstricken des Fleisches zu entkommen, muß man kämpfen und leiden. Nur so können die Bande der Materie überschritten und kann echte geistige Schau erreicht werden. Das schmerzhafte Reißen des Fleisches ermöglicht es dem Geistigen, zu triumphieren.

Ein anderes Beispiel der zentralen Bedeutung des Schmerzes ist die Jünglingsweihe der Kogoro in Neuguinea. Die Jungen werden mit Stöcken geschlagen und müssen sich schmerzhafter Skarifikationen unterziehen, um eine krokodilähnliche Haut zu erhalten. Die Kultführer schneiden mit Rasierklingen Doppelkreise um die Brustwarzen der Jungen und fahren in einem weiten Bogen fort, die Einschnitte in gerundetem Muster symmetrisch auf Arme, Brust, Rücken, Bauch und Hüften zu setzen.

Den Jungen der Yiwara in Australien werden die Zähne ausgeschlagen und die Nasenscheidewand durchbohrt. Dann wird der Junge beschnitten, während Episoden aus dem Leben des Kängeruhs, des Totemtiers, mit Tanz und Gesang inszeniert werden. Er liegt auf dem Rücken auf einem lebenden Tisch, der von Männern gebildet wird, die sich auf ihre Hände und Knie stützen. Ein Angehöriger hält den Penis des Jungen ruhig, während der Onkel mütterlicherseits mit einem Steinmesser die Vorhaut entfernt. Diese wird an einem Feuer niedergelegt und dann getrocknet vom Bruder aufgegessen. Monate oder eventuell auch Jahre später muß sich der Jugendliche noch einer Feuerlaufmutprobe unterziehen. Schließlich unterzieht er sich der Subinzision, bei der seine Harnröhre mit einem scharfen Steinsplitter von der Harnröhrenöffnung bis auf halbem Weg zum Hodensack aufgeschnitten wird.

In diesen Initiationsriten dient die schmerzhafte Verstümmelung verschiedenen wichtigen Funktionen. Sie verstärkt die Dramatik und Bedeutung des Rituals, richtet die Aufmerksamkeit auf die Adoleszenten und ermöglicht es ihnen, ihre innere Stärke zu beweisen. Zugleich dokumentiert sie den erhobenen Zeigefinger der sozialen Gruppe, die so ihre große Macht zeigt und keine Revolte gegenüber ihrer Autorität duldet. Kinder werden in Erwachsene gewandelt, wenn sie Herr ihrer Ängste werden und sich zugleich Schmerz und Verstümmelung aussetzen. Die intensiven Gefühle während des Rituals verfestigen auch die Bande zwischen den adoleszenten Teilnehmern und den Erwachsenen, die die Verstümmelung vollziehen. Tatsächlich schafft der schmerzhafte verstümmelnde Prozeß einen gefühlsmäßigen Höhepunkt, der nach Morinis (MORINIS 1985:167) das Potential hat „to mature consciousness by wasting the innocence of childhood and giving birth to the heightened self-awareness and greater consciousness of adulthood". Um in der geordneten Welt der Erwachsenen akzeptiert zu werden, muß der Adoleszent bzw. die Adoleszentin darin einwilligen, einen Teil der eigenen Autonomie aufzugeben, was in der Verstümmelung symbolisiert ist. Sich freiwillig Schmerzen zu unterziehen und die Verstümmelung zu akzeptieren, heißt ein sichtbares Zeichen dafür zu setzen, daß die Pfade der Kindheit verlassen worden sind. Es ist der Preis, der gezahlt werden muß, um an der Gemeinschaft der Erwachsenen teilzunehmen.

Im zweiten, weniger häufigen Muster wird die Schmerzerfahrung sorgfältig durch eine psychologisch induzierte Analgesie kontrolliert. Im Tharpusumfest der Hindu z.B. werden die Adepten sehr lange vorbereitet, bevor ihre Zungen und Wangen mit Stahlnadeln durchbohrt und Haken in ihre Haut gehängt werden dürfen. Die Vorbereitung umfaßt ein intensives Training, um den Trancezustand mit anhaltender Schmerzfreiheit zu erreichen. Das Ritual selbst findet unbarmherzig inmitten von Tanz und Musik statt. Ein anderes Beispiel ist das Neujahrsfest der Abidji (Elfenbeinküste). Am Vorabend des Festes werden Stammesmitglieder aufgefordert, an bestimmten Treffen teilzunehmen, wo persönliche und das gemeinschaftliche Zusammenleben betreffende Streitigkeiten ausgesöhnt werden. Am Festtag werden böse Geister ausgetrieben, wobei einige Individuen unter dem begleitenden rhythmischen Trommeln in Trance fallen. Von den *Seke* den wohlwollenden Geistern, die ihre Körper besetzen angeleitet, verstümmeln sie sich selbst, indem sie ein Messer in ihren Bauch stoßen. Die schweren Verletzungen werden anschließend mit warmen Breiumschlägen aus Kaolin, Kräutern und rohen Eiern behandelt. Die Heilung setzt ein, und die Tranceverstümmler sagen, daß ihre *Seke* sowohl die

Verletzung als auch die Behandlung vorschreiben. Obwohl die Abidji die Gründe dieses Rituals nicht klar erklären können, dient es doch ohne Zweifel einer körperlichen Demonstration des Heilens im sozialen Kontext, das sich im Schoße der Gemeinschaft ereignet hat.

Prince (PRINCE 1982) meint, daß die Analgesie in solchen Ritualen auf der Grundlage psychologischer Mechanismen (Trance und Placeboeffekt) und einem neuroendokrinen Effekt (motorische Hyperaktivität setzt Endorphine frei) verstanden werden kann. In allen diesen Fällen wird die Analgesie durch die Teilnehmer selbst und die Zuschauer als ein Indiz der Besessenheit durch einen wohlwollenden Geist erklärt.

Pathologische Selbstverstümmelung

Selbstverstümmelndes Verhalten als Symptom seelischer Störungen kann allgemein in zwei Typen eingeteilt werden. Der erste, relativ ungewöhnliche Typ schließt eine oder mehrere Handlungen ein, die psychotisches Denken widerspiegeln, z.B. Entfernung eines Auges, Kastration, Ablederung von Gesichtshaut, Gliederamputation.

Der zweite Typ, der in einer Prävalenz von circa 750 auf 100.000 Einwohnern zu finden ist, umfaßt wiederholte Handlungen wie Hautschnitte und Hautverbrennungen, Haare ausreißen, Störung heilender Wunden und Knochenbrechen. Dieses Verhalten beginnt zumeist in der frühen Adoleszens und kann Jahrzehnte anhalten (FAVAZZA und CONTERIO 1988). Die umfassendste Erklärung solchen Verhaltens hat der Autor selbst vorgelegt (FAVAZZA 1987). Auf der Datenbasis von dreihundert chronischen Selbststümmlern kommt er zum Schluß, daß es sich um einen primitiven, krankhaften Versuch der Selbsthilfe handelt, wodurch im Besonderen eine kurzfristige und schnelle Entlastung schmerzhafter Symptome erreicht wird. Dazu gehören schwer erträgliche intrapsychische Spannungen, Episoden der Depersonalisierung, einschließende Gedanken, quälende sexuelle Gedanken, negative Selbstwahrnehmungen, Ärger, Verlorenheitgefühle, sich

leer und ungeliebt Fühlen.

Die Entscheidung zur Selbstverstümmelung ist in der Regel eine momentane (78%), oder entstand eine Stunde vor der Durchführung (15%). Ist einmal der Entschluß zu solcher Handlung gefallen, wird die Verstümmelung immer in 30%, zumeist (51%), manchmal (15%), selten (4%) auch ausgeführt. Unmittelbar darauf fühlen sich 60% besser; Stunden später flaut dieser Effekt ab und nur 30% fühlen sich besser, und nach einigen Tagen nur noch knapp 20%.

Die Mehrzahl der Selbstverstümmler berichtet über nur geringfügigen (30%) oder gar keinen (29%) körperlichen Schmerz während der Tat. Ein möglicher biologischer Mechanismus erklärt diese Analgesie mit einem Ausstoß angenehm empfundener Endorphine. Nimmt man jedoch an, daß Endorphine bei solchen selbstzugefügten Wunden ausgeschüttet werden, dann müßte man auch eine kurze Zeitdauer erwarten, bevor solch ein chemisch ausgelöster Effekt auftritt. Auch wird eine Mitbeteiligung des Neurotransmitters Dopamin angenommen, aber ein spezieller Mechanismus wurde bislang nicht ans Licht gebracht außer der Beobachtung, daß bei Ratten eine stereotype Selbstverletzung durch solche Drogen induziert werden kann, die den Dopamin-Spiegel im Gehirn steigern.

Die häufigste Abwesenheit von körperlichem Schmerz wird vor allem der überwältigenden Stärke des psychischen Schmerzes (starke Angst und Depression) angelastet, der starken Emotionen (Ärger, Wut), den ablenkenden Reizen (einschießende Gedanken, Halluzinationen) sowie einer partiellen Trance (Depersonalisation), die vom Selbstverstümmler erfahren wird. Im Moment der Selbstbeschädigung findet oft eine intensive Konzentration auf die ausgewählte Stelle statt. Viele Selbstverstümmler unterziehen sich trotz der Dranghaftigkeit ihrer Handlung persönlicher Rituale, bevor sie sich selbst beschädigen, z.B. wird das Tatwerkzeug in einem spezifischen Muster ausgerichtet und eine bestimmte Abfolge der Tat wird eingehalten. Diese Ritualisierung scheint ein kontraphobisches Manöver zu sein, um Angst und Schmerz abzublocken. Aus der Geschichte mag uns eine Episode zu Beginn des Märtyrertums von Thomas Bilney, dem ersten Tudor-Märtyrer, einfallen, bei der er sich über einer Kerze einen Finger abbrannte. Als er gefragt wurde, was er da tue, antwortete Bilney: „Nothing but frying my flesh by God's grace, and burning one joint, when tomorrow God's rods shall burn the whole body in the fire". Byman (BYMAN 1978) berichtet weitere Beispiele kontraphobischer Ablenkungen, die von Märtyrern durchgeführt werden, um Angst und Schmerz zu überwinden, z.B. Umarmen des Brandpfahls, mit dem sie gebrannt werden sollen, Heben der Arme zum Himmel und Singen von Gebeten, während ihre Körper brennen.

Schließlich beschreiben Selbstverstümmler ihre Akte der Selbstverletzung oft als eine Form von Sucht. Tatsächlich produzieren solche Patienten unter Fremdbeobachtung und Verhinderung von Selbstverletzungen Symptome von Reizbarkeit, Ruhelosigkeit, Angst usw., die an einen Entzugsprozeß erinnern. Wenn die wiederholte Selbstverstümmelung Suchtcharakter hat (wobei möglicherweise das Endorphin eine Rolle spielt und der Patient lernt, daß Selbstbeschädigung mit angenehmen Gefühlen einhergeht), dann bedeutet dies, daß die Erwartung der Entlastung die Schmerzerfahrung negiert.

Literatur

ALEXANDER H.-G. 1967: *The World's Rim: Great Mysteries of the North American Indian.* University of Nebraska Press: Lincoln.

BYMAN S. 1978: Ritualistic Acts and Compulsive Behavior: The Pattern of Tudor Martyrdom. *American Historical Review* 83:625-643.

FAVAZZA A. 1987: *Bodies Under Siege: Self-mutilation in Culture and Psychiatry.* John Hopkins University Press: Baltimore.

-- und CONTERIO C. 1988: The Plight of Chronic Self-mutilators. *Community Mental Health Journal* 24:22-30.

MORINIS A. 1985: The Ritual Experience. *Ethos* 13:1150-174.

PRINCE R. 1982: Shamans and Endorphins. *Ethos* 10:409-423, repr. *curare* 11 (1988).

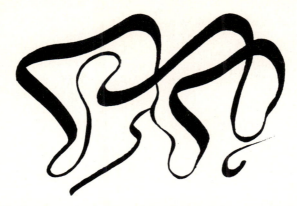

Schmerz, „dard": Gift und Gegengift
Der Stellenwert des Schmerzes im Spiegel der persischen Dichtkunst

Hortense Reintjens-Anwari

Kalligraphien: Shams Anwari

> Das Wort ist Gift und Gegengift /
> Es ist warm, und es ist kalt
> Das Wort ist bitter und süß / Und
> es ist eine Heilung...

Zusammenfassung

Das Wort, das hier im Gedicht gemeint ist, ist *dard*. *dard* heißt im Persischen: Schmerz, sowohl körperlicher als auch seelischer. Die vielen Wortzusammensetzungen und Idiome zeigen, wie offen das Phänomen verbalisiert wird. Die persische Dichtung – Kollektivkulturgut eines jeden traditionsgebundenen Persers – erweist *dard* einen Ehrenplatz neben den Hauptdarstellern Liebe und Tod. *dard* wird als Schimpfe und Fluchformel benutzt, als Gift empfunden. Er ist manchmal „so irrsinnig, daß man seinen Esel mit ‚gnädige Frau' anredet". Er ist das Tor zum Erwachsenwerden und zur inneren Reife. In der Mystik wird er der Verliebtheit und Liebe gleichgestellt. *ahl-e-dard*, die, die durch den Schmerz leben, frei übersetzt, nennen sich die Sufis. Auf dem Hintergrund der Schia-Praxis und des Glaubens wird die Hofierung des Schmerzes, des *dard* verständlich. Der Beitrag – im Taschenspiegelformat – ist eine Quellenstudie des eigenen Feldforschungsmaterials und der persischen Dichtung.

Summary

Pain, *dard* in Farsi language, is according to the Persian experience poison and antidote. It is something to get rid off and at the same time a conditio sine qua non for maturity in human and spiritual life. Pain is, besides Love and Death, a topic in Persian poetry and reflects its real experience and sublimation. Pre-islamic and Islamic Persian religious tradition is built on suffering and sacrifice. So, being in pain is the only way to become a real Schi'it. Poetry is not at all the privilege of the educated ones. All people know hundreds of verses by heart which they quote in every moment of daily life. In mysticism, which is the core of Shia belief, the sufis (this can be anybody on the path to God) experience pain as beauty, as love. Pain to them is the only way to loose oneself and become nothing as is reflected in the word of Rumi: „The mirror is without image." The material for this paper was collected from the original poetry, translated by Dr. Shams Anwari, and my fieldwork results during the seventies. The selected quotations are from the 10th to the 20th century. The transcription follows german pronounciation.

Die persische Dichtkunst ist das kollektive Kulturgut eines jeden traditionsgebundenen Persers. Es gibt wohl kaum ein anderes Volk, das in seinem Alltag so sehr mit und von der Dichtkunst lebt. In allen Phasen und Momenten des Lebens ist sie die ständige Begleiterin, die jede Last und Freude auf sich nimmt. In der oralen Tradition hauptsächlich und auch in der Kalligraphie, der verschönerten Schrift, lebt sie seit Tausenden von Jahren in ihren Versen, zahllos wie die Sandkörner der Steppen. Anonym oder mit einem klingenden Namen versehen, stellt sie den größten immateriellen Reichtum Persiens dar. Rezitiert, gesungen und von Instrumenten begleitet, ist sie nicht nur das Privileg der ‚Gebildeten‘; sie ist vor allem das geistige Rüstzeug, das *savoir vivre* der einfachen Menschen, deren ganze Lebenspalette sie widerspiegelt.

Die persische Kunst- und Volksdichtung im Urtext, meine Feldforschungsergebnisse aus den siebziger Jahren und meine Erfahrungen mit dem persischen Leben lieferten das Quellenmaterial für diese Untersuchung. Die Übersetzungen wurden von meinem Mann Shams Anwari vorgenommen. Die Transskription folgt nach den Regeln der deutschen Aussprache. Sekundärliteratur wurde nicht herangezogen. In einem Querschnitt vom 10. bis zum 20. Jhdt. wurden die Verse ausgewählt, die das vielschichtige persische Schmerzerlebnis am treffendsten darstellen, ohne dabei der europäischen Denkart allzu fern zu sein. Ethnologische Interpretationen habe ich auf ein Minimum reduziert.

Die Dichtung möge sprechen, die Wissenschaft schweigen und das Herz hören.

Manutschehri, 11. Jhdt.:

„Tulpe, Mohnblume und Dornrose haben durch den Schmerz ihres Brandmales Entsagung uns gelehrt.“[1]

Iradsch Mirza, 18. Jhdt.:

„In dem Garten der Menschheit
Ist keine Blume ohne Brandmal.“[2]

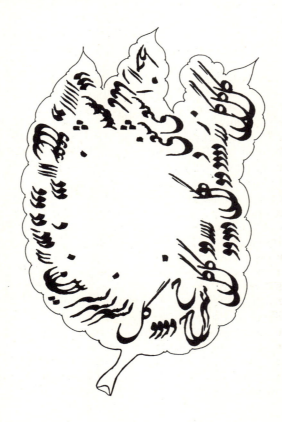

Abb. 2

Einleitung

Schmerz, Liebe und Tod hinterlassen im Herzen eines jeden Sterblichen ihre Brandwunden. Sie durchziehen wie ein weißglühender oder schwarzverkohlter Faden die persische Dichtkunst von den frühesten zoroastrischen Gesängen bis in die Moderne. Sie bedingen sich gegenseitig. Sie manifestieren das sich immer wieder versöhnende persisch-dualistische Denken. Schmerz, Liebe und Tod, ein mystisches Dreieck im Kreislauf des Lebens.

Dschalaleddin Rumi, 13. Jhdt., – wohl der größte mystische Dichter Persiens –, stellt in der Einleitung zu seiner *massnawi*, einer Folge von gepaart gereimten Distichen, den Menschen dar als eine Flöte, die ihr Schicksal beweint:

„Hör, wie der Flöte Rohr eine Geschichte erzählt.
Hör, wie es singt, von Trennungsschmerz gequält:
Als man mich abschnitt von dem Schilfwald,
Stöhnten mit meinem Seufzen Mann und Frau alsbald.
Ein Herz such ich, durch den Trennungsriß verwundet,
Dem mein Sehnsuchtsschmerz diese Leidenschaft bekundet.
Jeder, der fern lebt von seinem Ursprung
Sucht nach der Zeit seiner Vereinigung...
Wer hat gesehen so wie die Flöte
Gift und Gegengift, Harmonie und Nöte?"[3]

Dieses Menschenbild Rumis hat in der persischen Anthropologie den Stellenwert eines Schöpfungsmythos: Das vom Schilf abgeschnittene, getötete Rohr – vom göttlichen Atem wieder beseelt – beklagt seine Wunde, seinen Leibes- und Liebesschmerz. In seinem durchlöcherten Körper saust der Liebe Glut. Dieses Rohr ist der Mensch, dessen von Schmerzen geplagtes Wesen zu einem unsterblichen Instrument wird, sein Seufzen zum Gesang der Flöte. So bewirkt der Schmerz zugleich die Heilung, das Gift das Gegengift, das Stöhnen den dichterischen Gesang. Die persische Flöte, Naj, war – wie in der japanischen Musik die Schakuhatschiflöte – u.a. den Mystikern vorbehalten. Weil vom Atem Gottes beseelt, war sie ein heiliges Instrument.

Der Rahmen des Spiegels

Der große Stellenwert des Schmerzes im persischen Leben – so verschieden die Völkerschaften Persiens auch sein mögen – profiliert sich unverkennbar im schi'itischen Glauben. Der Glaube gestaltet den Alltag: das Profane und das Sakrale. Schi'it sein bedeutet, potentieller Märtyrer sein, einen qualvollen Tod sterben, gleich dem Imam Hussein, Enkel des Propheten. Imam Hussein ist der ‚Schmerzensmann' der Schi'iten. Seinesgleichen zu werden ist ein sehnlich erwünschtes Ideal, das zur Zeit in Persien eine Renaissance erlebt. Tausende von Menschen nehmen freiwillig den Trennungsschmerz von der Familie, die Verwundung oder sogar den Tod auf sich.

Die Schia setzt mit der Verherrlichung des Schmerzerleidens eine altpersische Tradition fort. Mythische Ahnen waren Helden, die durch Mörderhand starben. Ihnen zu Ehren wurden alljährlich Klagelieder gesungen. Die Klagelieder für die Imame, die an die Stelle dieser vorislamischen Helden getreten sind, sind sehr beliebt und aus der persischen Volksdichtung nicht wegzudenken. Bei jedem schmerzvollen Ereignis werden sie gesungen.

Die Schmerzen des Imam Hussein sollen nicht nur besungen, sondern auch erlitten werden. Am Vorabends seines Todestages sammeln sich männliche Selbstkasteier aller Altersklassen. Sie bilden Passionsprozessionen. Von rhythmischen Gesängen begleitet schlagen und verletzen sie sich. Dazu benutzen sie Eisenketten, Hängeschlösser, die sie durch die Muskeln von Brust und Rücken stecken, und Säbel, mit denen sie sich zur Mittagsstunde des folgenden Tages die kahlgeschorene Kopfhaut aufschlagen. Derwische bringen sich auch außerhalb des Trauermonats ähnliche Wunden zu, um ihre Verliebtheit in Gott kundzutun. Die Wunden werden oberflächlich versorgt und heilen in ein paar Tagen aus. Im Volksmund heißt es: „Nur dessen Wunden heilen nicht und nur der empfindet auch Schmerz, der Gott nicht ganz

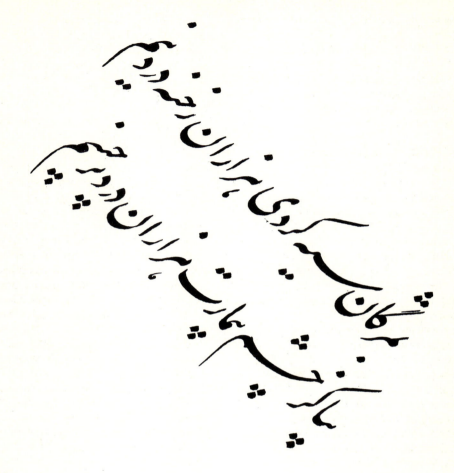

Abb. 3

hingegeben war"[4].

Der Schmerz hat einen sehr ambivalenten Wert. Einerseits sieht der Gläubige ihn als Mittel zur Gottesfindung, andererseits möchte er ihn loswerden. Wenn er seine Schmerzen, seinen Kummer oder sein Leid keinem menschlichen Ohr anvertrauen will, sucht er einen tiefen Brunnen auf und schreit seine Qual hinein. Eine andere Möglichkeit, den Schmerz loszuwerden, bietet die *arusak-e sang-e sabur*, die ,Geduldsteinpuppe'. Auf einem etwa handgroßen Stein wird ein schönes Mädchengesicht mit geschminkten Augenbrauen und -lidern gemalt. Versehen mit einem Kopftuch, Zöpfen und einem bunten Kleidchen schaut der Stein wie eine Puppe aus. Ihr vertraut man an, was man keinem erzählen kann. Es heißt, manchmal ist der Schmerz so groß, daß der harte, geduldige Stein platzt. Der Ausdruck: „Ich bin deine *arusak-e sang-e sabur*" bedeutet, daß man bereit ist, bis zum ,Platzen' geduldig und stillschweigend zuzuhören[5].

Das Bild

dard -**Definition**

dard = Schmerz wird im Lexikon des modernen persischen Philologen Dehchoda als „eine Qual des Körpers, der Seele (= Gemüt), des Geistes und des Herzens" (= Organ, mit dem man Gott erkennen kann) gedeutet[6]. Padeschah, 19. Jhdt., stellt *dard* gleich mit Gift: „Es ist etwas, was man als widerwärtig empfindet, ein unerträglicher Zustand"[7]. Buschakur, 10. Jhdt., sieht *dard* als „Qual und Heilung, als Gift und Gegengift."

„Das Wort ist Gift und Gegengift,
Es ist warm und es ist kalt.
Das Wort ist bitter und ist süß
Und es ist Heilung..."[8].

dard -Wortfeld und Begriffskombination, Schmerzvokabular

dard wird als Schimpfwort und als Fluchformel benutzt. *dard-a* bedeutet, o weh, schade. *dard* ist gleichbedeutend mit *zahr-e mar*, Schlangengift, auch ein Schimpfwort. Es gibt die körperbezogenen Schmerzen, wie z.B. *ostechundard*, Knochenschmerzen; *dard-e zeh*, Geburtswehen. Im psychischen Bereich bietet die persische Sprache ein reiches Schmerzvokabular, das mit unseren Kategorien nicht abgedeckt werden kann. Auch die Zusammenstellungen mit *dard* können wir nur umschreiben:
Persisch, wörtlich übersetzt / Deutsch übertragen[9]:
Mitschmerz / Leidensgenosse
Schmerzpartner / Leidensgenosse
Im Schmerz sitzen / Jemanden bemitleiden
Schmerzinhaber / der Leidende
Mit Schmerz essen / nützlich sein
oder nicht essen / nutzlos sein
Schmerzgüte / Fürsorge der Eltern
Schmerzessen / im Schmerz ausharren
Brennschmerz / Verlustschmerz
Schmerzweinen, Herzschmerz machen /
Kummer, Freude mitteilen
Schmerzgeschlagen / krank
Schmelzschmerz / Sehnsucht nach Gott
Schmerzpflücken / küssen, heilen, Krankenpflege

Spiegelbilder

‚Schmerzpflücken'

Das ‚Schmerzpflücken' in der Bedeutung von Heilen ist eine bis heute bestehende therapeutische Maßnahme, bei der der Kranke an der befallenen Körperstelle mit dem Mund ‚abgesaugt' oder geküßt wird. Kinderkrankheiten der oberen Luftwege werden von den Müttern ‚gepflückt'. Diese Therapie heißt demnach: ‚Kinderschmerzpflücken'. Sie soll nicht nur kurativ, sondern auch präventiv vorgenommen werden. „Küsse deine Kinder oft, damit sie nicht erkranken", sagt die Volksweisheit[10].

Der Terminus ‚Schmerzpflücken' wird häufig in der Liebespoesie verwendet:
Hafez, 14. Jhdt.:
„Deine schwarzen Wimpern haben meinen
Glauben
Tausendfach durchlöchert
Komme, damit ich aus deinen kranken Augen
Tausend Schmerzen pflücke."[11]

Die Geliebte mit den schwarzen Wimpern kann sowohl irdischer als auch göttlicher Herkunft, d.h. Gott selber sein. Der Verliebte möchte die ‚kranken Augen' – auch zu verstehen als krankmachende Augen, nämlich

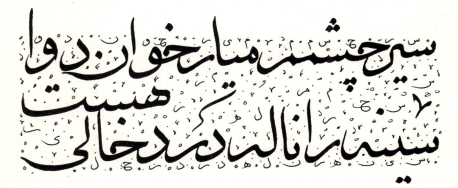

Abb. 4

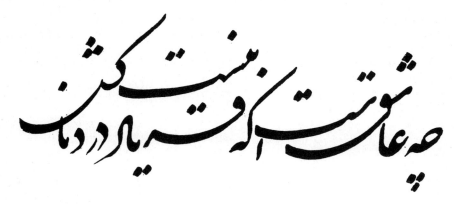

Abb. 5

durch Sehnsuchtsschmerz – durch eine un-
endliche Zahl von Küssen, d.h. durch eine
totale Hingabe heilen. Subjekt und Objekt
fließen hier ineinander. Die kranken Augen
der Geliebten sind die des Verliebten. Der
Leidende bietet die Heilung an. So wird
Schmerz Kausa und Therapie zugleich.
Ebenso in dem Vers vom Amoli, 17. Jhdt.:
„Die kranken Augen der Schönen pflücken
Die Schmerzen aus seinem Körper.“[12]

Der krankmachende, schmerzverursachende
Blick ist zugleich Antidot, Sa'eb, 17. Jhdt.:
„Jeder, der ein Herz hat,
Pflückt die Schmerzen deiner Augen.
Jeder, der anmutig ist,
Ist der Krankenpfleger deiner Augen.“[13]

Der zeitgenössische Ebtehadsch beklagt sich
auf ähnliche Weise:
„Wer wird in dieser Zeit,
Wo die Schale unseres Herzens
Mit Blut gefüllt ist,
Von dem Auge der traurigen
Weinschenkerin Küsse pflücken?“[14]

Schmerz und Heilung

Es gibt eine Grußformel, die deutlich die Re-
ziprozität von Schmerz und Heilung ausdrückt: „Was macht dein Schmerz?“ Sie bedeutet einfach: „Wie geht es dir?“, und hat
den gleichen Wert wie die geläufige Begrüß-
ung: „Ist deine Gesundheit gut?“ Manut-

schehri spricht von der „heilsamen Wirkung
dieses Giftes *dard*“[15]. Zohuri, 17. Jhdt.,
wünscht sich keine andere Arznei als den
Schmerz:
„Mein Auge ist satt. Bring mir keine Arznei.
Meine Brust ist nur von Klageschmerz
erfüllt.“[16]
Hablerudi, 15. Jhdt., stimmt dem voll zu:
„Nimm Schmerz auf dich, damit du Heilung
findest.“[17]
Chaqani, 12. Jhdt.:
„Mein Herz ist voller Schmerz.
So ist es gut.
Ich bin der Arzt des Herzens,
Da ich vor der Arznei fliehe.“[18]
Nezami, 12. Jhdt., betont: „Mit dem Herzen
muß Schmerz sein.“ Er vergleicht die „wohl-
tuende Wirkung des Schmerzes“ mit dem
„kühlen Wind in der Sommerhitze“[19].
Attar, 12. Jhdt., dessen gesamtes Werk von
dem dreifachen Leitmotiv Liebe, Schönheit
und Schmerz beherrscht wird, sieht Schmerz
als eine Bedingung zur Reife:
„Wenn du ein Mann sein willst, oh Jüngling,
Wisse, daß nichts so heilsam ist wie
Schmerz.“[20]
Nezami vergleicht die Reife mit einer Frucht,
die den Baum losläßt und auf die Erde fällt:
„Jede Frucht, die Schmerz hatte,
Ist auf die Erde gefallen.“[21]
Qasi Scharif, 12. Jhdt., bewertet Schmerz als
den Zustand der Wahrheit:
„Sowie der Schmerz deiner Krankheit
Einen Goldschatz fruchtet,
Wird der Schmerz durch seine

Wahrheit Heilung finden. "[22)]

Schmerz empfinden ist nicht nur eine Angelegenheit der Menschen, es ist ein universales Phänomen; Ferdousi, 10. Jhdt., lehrt:

„Schaue auf dieses drehende Universum:
Von ihm kommt Schmerz und Heilung. "[23)]

An einer anderen Stelle:

„Schmerz bringt die Sonne zum Weinen,
Brennt in der Brust des Mondes. "[24)]

Schmerz und Liebe

„Welcher Verliebte hat keinen Schmerz?" fragt Saadi, 13. Jhdt.[25)]. Zahir, 12. Jhdt., gibt die Antwort: „Jeder, den du siehst, hat diesen gleichen Schmerz", nämlich die Verliebtheit[26)]. Damit man diese nicht verliert, soll man den Schmerz behalten.

Hafez:

„Auf dem Pfad der Liebe ist
Sicherheit und Bequemlichkeit ein Unheil.
Möge das Herz, das gegen diesen
Schmerz einen Balsam verlangt,
Zerfetzt werden. "[27)]

Kein Balsam, keine Arznei kann Linderung verschaffen, nur die Liebe selbst;

Chaqani:

„Durch dich habe ich tausend Schmerzen.
Schicke endlich eine einzige Arznei! "[28)]

Gemeint ist hier die Beantwortung der Liebe. Ohne Liebesschmerz zu sein, bedeutet sogar unheilbar krank zu sein.

So fragt Hafez:

„Der Arzt der Liebe hat den Atem des Messias
und Mitgefühl.
Wenn Er keinen Schmerz in dir findet,
Wie soll Er dich heilen? "[29)]

In einem anderen Vers empfiehlt er den Ärzten:

„So wie ein Verliebter von seiner
Geliebten angenommen wird,
So soll auch der Schmerz
Von den Ärzten verstanden werden. "[30)]

Rumi weist in seinem *„fihi ma fihi"*, einem Werk voll praktischer und tiefsinniger Lebensanleitungen, darauf hin, daß es der Schmerz überhaupt ist, der den Menschen im Leben leitet. Solange Schmerz und sehnsüchtige Liebe in einer Handlung fehlen, wird der Mensch nicht danach streben. In diesem Zusammenhang zitiert er einen koranischen Vers, in dem Maria beim Beginn ihrer Wehen sich an eine Palme stützte, die daraufhin zu blühen anfing. Hätte der Schmerz sie nicht zum Baum geführt so Rumi hätte dieser nie Früchte getragen, weil er schon dürr war[31)].

An der gleichen Stelle fährt er fort:

„Unser Körper ist wie Maria,
Jeder von uns trägt einen Jesus.
Wenn wir Schmerzen bekommen,
Wird Jesus in uns geboren.
Wenn kein Schmerz da ist,
Kehrt Er zu Seinem Ursprung zurück,
Und wir bleiben allein, ohne Hoffnung. "[32)]

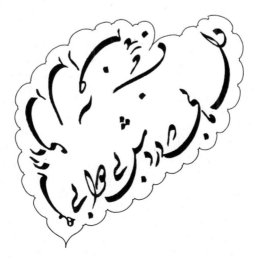

Abb. 6

Schmerz und Mystik

Rumi vergleicht das Eingehen in die Vereinigung mit Gott mit einer leiblichen Geburt:
„Solange die Gebärende den Schmerz
Des gespannten Bogens nicht bekommt,
Kann das Kind keinen Weg finden."[33]
Auch die mystische Geburt ist schmerzhaft. Der Liebeskummer, die Liebessehnsucht nach Gott, wird nach Baba Taher, 11. Jhdt., in dem diesseitigen Leben kein Ende finden:
„Alle Schmerzen werden zum Schluß
Eine Heilung finden.
Nur unser Herz hat einen
Schmerz ohne Heilung."[34]
Das Herz ist das Organ, mit dem man Gott erfahren kann. Seine Anatomie und Physiologie gehorchen göttlichen Gesetzen. Bis dieses Herz nicht in die Unio mystica eingegangen ist, ist es von Sehnsucht nach seinem Ursprung erfüllt. Dichterische Bilder der irdischen und transzendentalen Liebe sind in der persischen Lyrik nicht voneinander zu trennen. In der verschlüsselten Sprache der Sufis gibt es daher viele Wortkombinationen mit dard. ‚Voller Schmerz‘ ist ein Synonym für Herz. ‚Mit Schmerz sein‘ ist gleich Seele, Geist. ‚Suchschmerz, Glaubensschmerz‘ bedeutet einfach Liebe. ‚Erlöserschmerz, Hoffnungsschmerz‘ ist die Sehnsucht nach Gott. ‚Im Schmerz sein‘ ist das Wesen des Sufitums. *ahl-e dard*, die Leute des Schmerzes, oder frei übersetzt, die Schmerzkünstler Gottes, nennen sich die Sufis. Schmerz ist nicht nur der ‚Weg‘, das ‚enge Tor‘, sondern auch der uferlose Zustand des ‚Seelenmeeres‘, das Elixier der Glückseligkeit.

Schmerz ist lieben und geliebt werden, werden und sein. Das Subjekt wird zum Objekt. So konnte Halladsch, 10. Jhdt., sagen: „Ich bin Gott". Die Polarität wird aufgehoben: Schmerz wird dem Gottsuchenden Balsam. Balsam und Schmerz werden eins: Liebe.
Attar sagt:
„Obwohl ich vom Kopf bis Fuß Schmerz bin,
Wäre ich ein Heide,
Wenn ich von Deinem Schmerz satt wäre."[35]
Chaqani:
„Dein ganzes Dasein besteht aus deinen Augen-
schmerzen.
Suche in dem Nichtsein das Antimon."[36]
Rumi:
„Verstehe, oh du Wahrheitssuchender, dieses
Prinzip:
Nur der, der Schmerz hat, kann verstehen."[37]
Hafez:
„Wie bedauerlich, daß ich nicht verstand, daß
Das Elixier der Glückseligkeit (Schmerz)
Der Freund (Gott) war."[38]

Schmerz: Sprichwörter

Die nun folgenden Sprichwörter aus der Volksdichtung sind der Sammlung Dehchodas entnommen.
„Schmerzt dir die Zunge, weil du nicht redest?"[39]
„Eifersucht ist ein Schmerz, der keine Heilung hat."[40]
„Ist der Schmerz meines Herzens so wenig, daß die Nachbarin auch noch bei mir anklopft?"[41]
„Schahchanom gebiert, Mahchanom hat Schmerzen."[42]
„Zu welchem Schmerz paßt das?" (= Was soll das?)[43]
„Schmerz kommt wie ein Berg und geht wie ein Haar."[44]
„Erzähle deinen Schmerz einem, der Schmerz hat."[45]
„Gott gibt den Schmerz seinen Freunden."[46]
„Gott gibt soviel Schmerzen, wie man ertragen kann."[47]
„Von Gott ist Schmerz und Heilung."[48]
„Jeder hat einen Schmerz in seinem Herzen."[49]
„Schmerz schmelzt den Berg."[50]
„Ich muß (das Feld) bewässern, die Kuh gebiert und meine Frau hat Wehen." (= Ein Unglück kommt selten allein)[51].
„Schmerz macht dermaßen von Sinnen, daß man einen Esel mit ‚gnädige Frau‘ begrüßt."[52]
„Möge dein Schmerz auf meine Seele kommen."[53]

Nachschau

Schmerz, neben Liebe und Tod ein Brennpunkt in der persischen Dichtkunst, zeigt sich als ein unvermeidliches sine qua non zur menschlichen und spirituellen Reifung. Eingerahmt in die altpersische Tradition der Verherrlichung des Leidens, wird er zu einer wahren Ars patiendi und einem Modus vivendi. Schmerzerlebnis und -sublimierung finden so in einer Gesellschaft eine breite Bühne und sind Angelegenheit der gesamten Gemeinschaft. Der Spiegel der persischen Dichtkunst zeigt Schmerz als das Bild der schön geschminkten und geschmückten *arusak-e sang-e sabur*, die vor Qual platzt. In der mystischen Versenkung heben Schmerz und Schönheit sich gegenseitig auf und fließen zu einem Nichtsein zusammen. Sagt nicht Rumi: „Der Spiegel ist ohne Bild."[54]

Anmerkungen

Zum Quellennachweis sei auf die Schwierigkeit hingewiesen, daß die alten persischen Handschriften ohne Seitenzahl sind und einige der hier zitierten Texte der oralen Tradition entnommen sind. Anhand von Neuauflagen konnten in fast allen Fällen die Seitenzahlen angegeben werden.

1) MANUTSCHEHRI: *Diwan*.
2) MIRZA: *Diwan*: 110.
3) RUMI: *Massnawi*: 2.
4) Die Darstellung entstammt Berichten von Augenzeugen. Während meines Aufenthalts in Persien 1972 konnte ich in der Nähe von Isfahan eine solche Passionsprozession – obwohl vom damaligen Schahregime verboten – beobachten.
5) Die *arusak-e sang-e sabur* ist ein stehender Begriff in Persien, zu vergleichen in etwa mit der Klagemauer in Jerusalem, was die Funktion betrifft. Vgl. dazu die Erzählung: *arusak-e sang-e sabur* von BEHRANGI.
6) DEHCHODA: *Loqatnameh*: 383.
7) PADESCHAH: *Farhang anandradsch* Bd.III:1821.
8) BUSCHAKUR: In: *Tarich-e adabiyat-e iran*: 406.
9) Übersetzt nach DEHCHODA: *Loqatnameh*: 383.
10) Eigene Beobachtung.
11) HAFEZ: *Diwan-e Hafez*: 169.
12) AMOLI: *Taskereh-ye nasrabadi*: 223-225; vgl. Anm.6) DEHCHODA a.a.O.:392.
13) SA'EB: *Kolliyat*: In: PADESCHAH: *Farhang anandradsch* Bd. III:1823.
14) EBTEHADSCH 1987: In: Musikkasette: *Be yad-e aref dar naqme-ye tork*, Gesang von Moh.-Reza Schadscharian.
15) s. Anm.1).
16) ZOHURI: In: DEHCHODA: *Loqatnemeh*: 386.
17) HABLERUDI: *Dschame' at-tamssil*.
18) CHAQANI: *Diwan*: 288.
19) NEZAMI: *Kolliyat*.
20) ATTAR: *Elahinameh*.
21) s. Anm.19).
22) QASI-SCHRIF: In: *Katalog der Mss der Zentralbibliothek der Universität Teheran*: 4332/13.
23) FERDOUSI: *Schahnameh*; vgl. Anm.6) DEHCHODA a.a.O.:385.
24) Ebda.
25) SAADI: *Kolliyat*: 748 unter Buchstabe D.
26) ZAHIR: *Kolliyat*.
27) s. Anm.11) HAFEZ a.a.O.:260.
28) s. Anm.18) CHAQANI a.a.O.:559.
29) s. Anm.11) HAFEZ a.a.O.:73.
30) Ebda.:31
31) RUMI: *Fihi ma fihi* Kap.5:20; vgl. *Koran*, Sure 19/23.
32) Ebda.:21.
33) s. Anm.3).
34) BABA TAHER: *Diwan*: 21.
35) s. Anm.20) ATTAR a.a.O. Einleitung: 16.
36) s. Anm.18) CHAQANI a.a.O.:795 (Das Prinzip des Nichtseins, der Entwerdung ist auch in der christlichen Mystik stark vertreten).
37) s. Anm.3).
38) s. Anm.27) HAFEZ a.a.O.:158.
39) DEHCHODA: *Amsal wa hekam* Bd.IV:1727.
40) Ders.: *Amsal wa hekam* Bd.II:695.
41) Ders..: *Loqatnameh*: 393.
42) Ders.: *Amsal wa hekam* Bd.II:1008.
43) HEDAYAT: *Sayeh rouschan*: 20.
44) DEHCHODA: *Amsal wa hekam* Bd.II:788.
45) Ebda.:787.
46) Ebda.:718.
47) Ebda.:718.
48) Ebda.:718.
49) Ebda.:789; ders.: *Amsal wa hekam* Bd.IV:1938.

50) Ders.: *Amsal wa hekam* Bd.II:788.
51) Ders.: *Loqatnameh*: 385.
52) Ders.: *Amsal wa hekam* Bd.I:129.
53) Ders.: *Loqatnameh*: 385.
54) s. Anm.31) RUMI a.a.O. Kap.11:41.

Literatur

AMOLI T. 1974: In: Nasrabadi Moh.-T. (Dastgerdi Hrsg.): *Taskareh-ye nasrabadi*: 223-225. Teheran.

ATTAR F. 1980³: In: Rouhani (Hrsg.): *Elahinameh*. Teheran.

BABA TAHER. 1956: In: Qomschei (Hrsg.): *Diwan*. Teheran.

BEHRANGI S. o.J.: *Arusak-e sang-e sabur*. Tabris.

Buschakur BALCHI: In: Safa S.: *Tarich-e adabiyat-e iran* Bd.I.

CHAQANI A. 1978: In: Sadschdschadi (Hrsg.): *Diwan*. Teheran.

DEHCHODA, A.-A. 1946ff.: *Loqatnameh*. Teheran.

-- 1982: *Amsal wa hekam* 4 Bde. Teheran.

EBTEHADSCH H. (SAYEH) 1987: In: Musikkassette: *Be yad-e aref dar narme-ye tork*, Gesang Schadscharian Moh.-R.

FERDOUSI A. 1965: In: Dabirsiyaqi (Hrsg.): *Schahnameh*. Teheran.

HABLERUDI M.-Moh. 19. Jhdt.: *Dschame' at-tamsil*. Steindruck. Teheran.

HAFEZ S. 1983: In: Andschawi (Hrsg.): *Diwan-e Hafez*. Teheran.

HEDAYAT S. 1933: *Sayeh roschan*. Teheran.

MANUTSCHEHRI DAMQANI A. 1947: In: Dabirsiyaqi (Hrsg.): *Diwan*. Teheran.

MIRZA I. o.J.: In: Mosaffari (Hrsg.): *Diwan*. Teheran.

NEZAMI GANDSCHAWI Moh. 1972: In: Amirkabir (Hrsg.): *Kolliyat*. Teheran.

PADESCHAH, Moh. 1956: *Farhang anandradsch* Bd. III. Teheran.

QASI-SCHARIF 1969-1966: Handschrift in: *Katalog der Mss der Zentralbibliothek Universität Teheran* 4332/13.

RUMI D. 1983: In: Ramasani (Hrsg.): *Massnawi*. Teheran.

-- 1984: In: Forusanfar (Hrsg.): *Fihi ma Fihi*. Teheran.

SAADI M. o.J.: In: Qarib A. (Hrsg.): *Kolliyat*. Teheran.

SA'EB TABRISI. 1954: In: Firuskihu (Hrsg.): *Kolliyat*. Teheran.

ZAHIR FARIABI. o.J.: *Kolliyat*. o.O.

ZOHURI N.: In: Dehchoda: *Loqatnameh*.

Die Autoren dieses Sonderbandes

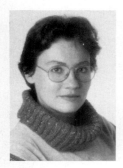

Beate Dillmann *1.9.52
M.A., Archäologin (Vorderasien), Grabungen in der Türkei und im Irak. Archäol. Fachgraphik; derz. Doktorandin. Mitarbeit an diesem Sonderband
Graphik und Organisation für wissenschaftliche Arbeiten
Eichwaldstraße 4
6000 Frankfurt/Main 60

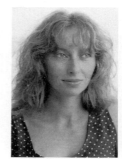

Sylvie Fainzang *22.2.54
Dr. (3ème cycle, Paris EHESS), Ethnologin. Medizinanthropol. Forsch. in Burkina-Faso, Publ., ethnol. Forsch. in pluriethnischen Kommunen der Pariser Region, redaktionelle Mitarbeit bei „Sciences sociales et santé", wiss. Mitarbeiterin bei der
CERMES (INSERM)
201 rue de Vaugirard
F-75015 Paris
S. 53—55

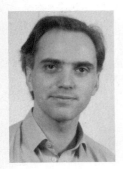

Herrmann Faller *6.5.53
Dr. med., Dr. phil., Dipl. Psych. Forschungen und Veröffentlichungen über subjektive Krankheitstheorie, Krankheitserleben, emotionale Krankheitsverarbeitung, Herzinfarkt, Psychoonkologie. Wiss. Mitarbeiter der
Abt. für Psychotherapie und med. Psychologie der Psychosomatischen Klinik der Universität
Landfriedstr. 12
6900 Heidelberg
S. 43—52

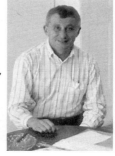

Armando Favazza *1942
M.D., Prof., Psychiater. Transkulturelle Fragestellungen und Forschungen, Fachpublikationen (Monographie: Bodies under Siege, self-mutilation in Culture and Psychiatry), Forschung und Lehre am
Dept. of Psychiatry at the Univ. of Missouri
3 Hospital Drive
Columbia Missouri, 65 201
USA
S. 173—177

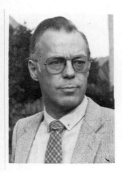

Horst H. Figge *1932
Prof. Dr. phil., Psychologe, Arbgeb.: Bewußtseinsphänomene, insb. unter kulturellem und sozialpsychologischem Aspekt, ausgedehnte Studien zur Umbandareligion und zur Kulturgeschichte in Brasilien, Lehrtätigkeit.
Burgerstr. 23
7815 Kirchzarten
S. 23—32

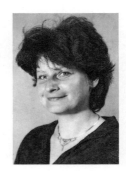

Katrin Greifeld *5.4.56
Dr. phil., Ethnologin, Feldforsch. in der BRD, Mexiko u. Kolumbien. Arb.geb.: Mittelamerika, traditionelle Med., Stadt-Land-Beziehungen, Identitätsproblematik, Museumstätigkeit, Öffentlichkeitsarbeit (Volkmund, Frankfurt), 2. Vorsitzende der Arbeitsgemeinschaft Ethnomedizin
Mauerweg 10
6000 Frankfurt/M.
S. 9—15

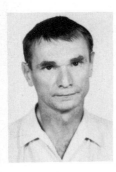

Tamás Grynaeus *26.9.1931

Dr. med. Psychiater, Neurologe, Ethnologie, Arbeitstherapeutische und ärztliche Tätigkeit (jetzt Klinik Hl. Johannis Khaus, Budap.); Forsch. und Publ. in Ethnomedizin, -botanik, Medizingeschichte, Paläopathologie, Psychiatrie

Széher ut. 76
H-1021 Budapest
S. 57—64

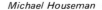

Michael Houseman

Ph.D., Ethnologe, Wissenschaftlicher Mitarbeiter (CNRS) am ,Laboratoire d'ethnologie et de sociologie comparative' (Parix X, Nanterre), Feldforsch. in Zentralafrika.

267, Boulevard Voltaire
F-75011 Paris
S. 67—74

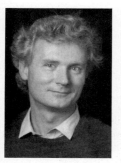

Dieter Kallinke *1.3.1938

Dr. med. Dipl. Psych., A. f. Allgemeinmedizin, Psychotherapie (Verhaltenstherapie), 68—75 Leiter einer Studentenberatungsstelle, seit 75 Leitungsfunktion bei der Stiftung Rehab. Heidelberg, Fachpublik.

Berufsförderungswerk
Postfach 10 14 09
6900 Heidelberg
S. 17—21

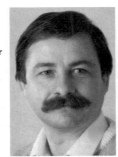

Norbert Kohnen *8.2.1948

Priv. Doz., Dr. med., Internist und Medizingeschichtler. Nebenfächer: Völkerkunde u. Philosophie. Feldforschungen in Malaysia (1981) u. auf den Philippinen (81 ff.), Veröffentl., Fotodokumentation. Mitarbeiter am Inst. für Gesch. der Medizin der Univ. Düsseldorf

Werderstr. 31
5000 Köln 1
S. 87—96

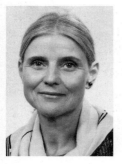

Lieselotte Kuntner *19.2.1935

Physiotherapeutin, versch. Methoden der Bewegungs- und Atemtherapie. Spez. Arb.geb. u. Publ.: Gebärhaltung, Gebärverhalten, Geburtssysteme im Kulturvergleich, Geburtsvorbereitung, Feldaufenth. in Sri Lanka u. VR China.

Kornweg 6
CH-5024 Küttingen
S. 139—142

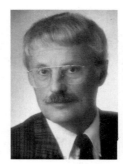

Wolfgang Larbig *3.3.41

Prof. Dr. med., Dipl. Psych., A. f. Neurologie u. Psychiatrie, Psychotherapie (Verhaltensf.), Schmerzforschung (Psychophysiol. u. transkulturell), Feldf.: Indien u. Griechenland, Publ.

Psychologisches Inst.
Arbeitsbereich Klinische und Physiologische Psychologie
Gartenstr. 29
7400 Tübingen 1   S. 105—113

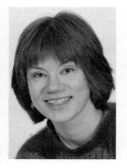

Emanuela Maria Leyer *27.7.1951

Dipl. Psych., Ausb. z. Psychoanalytikerin, bis 1987 wiss. Mitarbeit am Inst. f. psychosomatische Medizin Gießen, Modellprojekt ,,Psychosomat. Beratung türk. Arbeitnehmer und ihrer Familien'', seit 1988 wiss. Mitarb. der

Abt. f. Psychotherapie und Psychosomatik im Klinikum der Univ.
Heinrich-Hoffmann-Str. 10
6000 Frankfurt/M. 71
S. 35—41

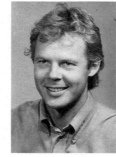

Thomas Ots *3.5.1947

Dr. med., Gynäkologe, Studium der Ethnologie, protgrad. Stud. der chin. Sprache und trad. chin. Medizin in der VR.; Forschungen in Nanking und Peking; Schwerpunkte u.a. trad. Psychosomatik, kulturspezifische Rolle der Emotionen, ,,Organsprache''; Publ.

Loehrsweg 5
2000 Hamburg 20
S. 115—127

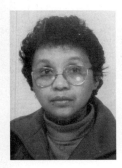

Bodo Ravololomanga *19.4.40
Dr., Ethnologin, Hebamme. Arb.
geb.: Geburt im traditionellen
Milieu, Faktoren der kindlichen
Entwicklung, Marginalisation von
Kindern; arbeitete in Madagaskar
und Sumatra.
151 Avenue du Général de Gaulle
F-92160 Antony
S. 181—188

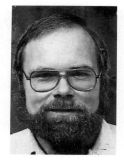

Hortense Reintjens-Anwari *8.4.38
Dr. phil., Ethnologin. Nebenf. Psy-
chologie, Iberoamerk. Geschichte,
Islamwissenschaft. Museumstätig-
keit, Forschungen Vorderer Orient
(Beduinenkultur, Mann-Frau-Rela-
tion), Publ., Volksmedizin. Jetzt
Ausbildung zur homöopathisch-
orientierten Heilpraxis.
Schillingrotter Weg 5
5000 Köln 51
S. 179—180

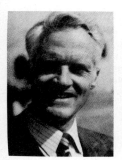

Ebermut Rudolph *23.7.1931
Dr. theol. et phil., Theologe und
Volkskundler. Religionssoziolo-
gische Feldforschung bei deutsch-
sprachigen Gesundbetern u.
Spruchheilern, okkulter Phäno-
mene in den Philippinen u.a.,
ev. Pfarrer der Gemeinde
D-8852 Rain/Lech
Klausenbrunnenweg 16
S. 97—102

Wulf Schiefenhövel *2.10.1943
Dr. med., Priv.-Doz. für Med.
Psychologie u. Ethnomedizin
an der Universität München.
Ethnomedizinische (seit 1965)
und humanethologische (seit
1975) Feldforschung und wiss.
Filmdokumentation v.a. in
Melanesien und Indonesien
Forschungsstelle für Human-
ethologie in der Max-Planck-
Gesellschaft
von-der-Tann-Str. 3—5
8138 Andechs   S. 129—137

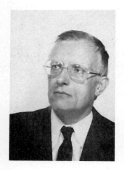

Hermann Schmitz *16.5.1928
Prof. Dr. phil., Ordinarius für
Philosophie der Universität Kiel
Arbeitsgebiete: Systematische
Philosophie, Geschichte der
Philosophie, Hauptwerk: System
der Philosophie in 5 Bdn. (Bonn,
1964—80).
Phil. Seminar
Olshausenstr. 40—60
2300 Kiel
S. 145—151

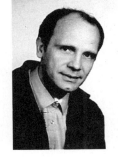

Ekkehard Schröder *24.3.1944
Arzt für Neurologie und Psychiatrie. Studium der Ethnologie
und Philosophie, psychothera-
peutisch tätig an einer psychosomatischen Klinik. Schrift-
leitung curare, derzeit Vor-
sitzender der Arbeitsgemeinschaft Ethnomedizin.
Fasanenweg 6
6601 Scheidt

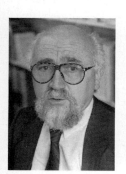

Josef Franz Thiel *18.9.32
Prof. Dr. phil., Ethnologe, Forsch.
Gebiete: Bantu, Religionsethnol.,
Probleme zur politischen Organi-
sation. Früher Redakteur der Zeit-
schr. „Anthropos", St. Augustin.
Direktor des
Museum für Völkerkunde
Schaumainkai 29
6000 Frankfurt
S. 75—80

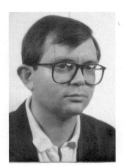

Markus Wriedt *31.7.58
Theologe, Dr. des., wiss. Mitarbeiter am Inst. für Europ. Geschichte
der Univ. Mainz. Arb.geb.: Ideen-
und Theologiegeschichte des Spätmittelalters und der frühen Neuzeit, Ethnik.
Sauerbruchstraße 1
6200 Wiesbaden
S. 153—171

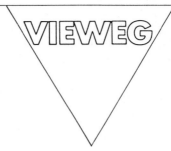
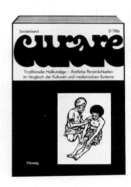